叢書・ウニベルシタス　1015

創造と狂気

精神病理学的判断の歴史

フレデリック・グロ
澤田 直・黒川 学 訳

法政大学出版局

Frédéric GROS
"CRÉATION ET FOLIE : Une histoire du jugement psychiatrique"
© Presses Universitaires de France, 1997
This book is published in Japan by arrangement with Presses Universitaires de France, through le Bureau des Copyrights Français, Tokyo.

創造と狂気　目次

はじめに ────── 3

1　問題提示の原則
2　内在性の原則
3　言表主体の中立性の原則
4　フィクションの原則

第Ⅰ部　法医学的アプローチ ────── 13

2 触知可能な狂気
3 書くことの罠
第2章 分類の魔 38
第3章 エクリチュールの震え 59
第4章 ヒステリーのエクリチュール、自動記述《エクリチュール・オートマチック》 68
第Ⅱ部 病んだ天才の歴史 77
第1章 シャラントンの偉人廟《パンテオン》 83
1 文学の中の狂気
2 狂人《アンサンセ》たちの回廊

第2章　幻覚にとらわれた人——120
1　民主的な狂気
2　聖なる幻覚

第3章　神経のトランス——137
1　神経症としての天才
2　真なるもの、健全なるもの、同一なるもの

第4章　優秀変質者——152
1　神経障害の一族《ファミリー》
2　ロンブローゾ——天才の癲癇気質の変質的精神病
3　ノルダウ、民族の黄昏

第5章　標準を超えるもの——186

第Ⅲ部　芸術家としての狂人の肖像

第1章　詩人とその狂気
　1　狂気のエクリチュール
　2　狂人文学者と文書資料

第2章　裁き手を前にした狂人芸術家
　1　精神科医と裁判官
　2　精神科医とジャーナリスト

第3章　子ども、芸術家、野蛮人、狂人

凡例

一、本書は Frédéric Gros, *Création et folie : Une histoire du jugement psychiatrique*, Presses Universitaires de France, 1997 の全訳である。

二、原文で強調のためにイタリックとなっている箇所には傍点を、また文脈に応じて「 」を付す。書名の場合は『 』とする。また、原文が大文字で強調されている場合や、訳者が文脈上で強調すべきと判断したものには〈 〉を付けている。

三、原文の « » は「 」とする。原文の［ ］は本訳書でも［ ］とした。〔 〕は訳者が読者の便宜を考慮して新たに挿入したものである。

四、原注は＊とともに章ごとに番号を付け、訳注を〔 〕として番号を付けた。なお一部の人名については、「人名索引」に簡単な紹介を附した。

五、邦訳があるものはそれを参考にしつつも、訳者があらためて訳し直した場合がある。その際、邦訳からの改変の旨などは特に記していない。

ジャン＝ジャック・マルタンに
フランク・ショモンとロジェ・フェレリに

「人生のあらゆる状況の樟脳《カンフル》を彼らが読みとれるようにするために、私はジュミエージュを創造することはできない。煙突掃除をして、カリンの木とリスを生む酔った女はきわめて豊かな富の持ち主だ。私は三つの革袋の発案者だ。もしあなたに狂犬がいたならば、あなたは文字通り飢え死にしてしまうだろう。わたしたちが犬を大きな石に変えておいたのだ」。

マルセ博士『精神病実践概論』（一八六二）に引用された精神病者の文章

はじめに

本書にもひとつの歴史ないしは物語がある。その痕跡は残っているだろうから、まずはそれについて話しておきたい。ある日、「狂気の実践」協会のフランク・ショモンから講演を頼まれた。サン＝タンヌ病院で行われている彼のセミナーで、ミシェル・フーコーの「作品の不在」という概念について話してほしいというのだ〔訳注1〕。私は常々この考えが難解であると思っていた。素晴らしい思想を展開することもできるだろうが、ひとつの形而上学として抑圧的に機能してしまうかもしれない。そう考えて、私はこの概念を疑わしいものと見なすようになった。「作品の不在」が放つ威光を回避する唯一の方法は、直接的な輝きを弱める灰色の外在性によって、間接的にアプローチすることであろう。この灰色の外在性こそ、フーコーの仕事によって、資料体《アルシーヴ》の内に構成すべきだとされたものであった。そこで私にとって問いは、「フーコー以前には、芸術と狂気との関係はどのように考えられていたのか」というものになった。私は、最初の系譜を点検しようとした。精神医学では、カール・ヤスパースの『ストリンドベルクとヴァン・ゴッホ』やH・プリンツホルンの著名な『精神病者の絵画』（仏題『狂気の表出』）、精神分析学ではフロイトのレオナルド・ダ・ヴィンチ論、芸術批評では雑誌『シュルレアリスム革命』〔訳注2〕などである。しかし、これらのテクストに目を通すうちに、自分が現代の常識に囚われていると感じた。なんの違和感もなく読むことができ、分かりすぎてしてしまうのだ。病理学的芸術に関するこれらの批評は、まさに二〇世紀初頭における狂気の芸術の発見をよりどころとしている。これらの著書はみな同じ光のもとにあると思われた。創設的な発見の場に捉えられているからだ。だとすれば、芸術療法という常識の成立以前へと、のみならず、アルトーの錯乱だとかアロイーズの色彩り豊かな強迫観念以前へと遡る必要がある（私たちは教養ゆえにそれらに敬意を払っている）。こうして私は十九世紀の精神医学と出会うことになった。

芸術と狂気の関係をどのように問うことができるだろうか。物事の本質を問う哲学的なアプローチならば、〈狂気〉や〈芸術的霊感〉なるものを基盤として想定したうえで、両者の共通点は何かと問うだろう。哲学が語るのは、たとえば、存在をかっこに入れる（判断中止）こととか、世界秩序を前にした極度の不決断だとか、予期に縁取られた現前といったものだ。つまり、そこで画家と分裂病者が不可思議な共有地を見出すような不明瞭な覚醒である。こうして、諸概念が構成され、根源的経験の輪郭が描かれるのだ[*1]。

一方、歴史学的アプローチは、ある時代を選んで、狂気に陥った芸術家たちの生活や、病院内で造形活動に与えられた場や、狂人の作ったものに関心を寄せる精神科医たちの理論的かつ社会的な立ち位置などを描写するだろう[*2]。また、精神科医たちの芸術的素養を検討したり、過去と断絶した現代芸術が精神病院で作られた作品に反応を示す瞬間を見出したり、さらには、精神医学に関する芸術家の知識や、狂気の経験に対して芸術家がどんな関心を示していたかなどを研究するだろう。

人間科学に類する企てならば、芸術家、精神科医、〈気の狂った人〉とおおまかに呼ばれる人たちを取りあげ、三者の間に生じる斥力や引力といった力関係や階級的関係を分析するだろう。あるいは、人間の心理において、何が錯乱の必然性と表現の秘密を一致させるのだろうかと問うかもしれない。

本書は、以上のような試みの手前に位置づけられる。本書は、様々なことを除外することから成り立っているのだ。本書が目指すのは、哲学でも人間科学でもない。芸術と狂気の関係に関して、歴史を超えた不変の真理を探り出そうというつもりはない。つまり、人類学のいう恒常的なもの（常数）とか、

〔訳注1〕「作品の不在」に関して、『狂気の歴史』初版の序文（後の版では削除された）では、次のように記されている。「知による狂気のあらゆる統御のいっさいをはじめから忌避する者にとって、最も一般的で最も具体的な形態において、狂気とはいったい何であろうか。それはおそらく作品の不在以外のなにものでもない」。さらに、一九六四年に発表された「狂気、作品の不在」では、歴史は通常「作品」の歴史、すなわち「なされたこと」の歴史と考えられているが、作品の不在とは、そのような歴史においては場をもたないもの、通常の歴史の構成要素とみなされないもののことだとされる。そして、この「不在の作品」なしには歴史は成立しないというのがフーコーの立場である。また、論考の最後で、狂気の言語活動と文学の言語活動の接点についての言及があるが、これこそグロの著作の出発点である。

〔訳注2〕『シュルレアリスム革命』は一九二四年、アンドレ・ブルトン、ルイ・アラゴン、ピエール・ナヴィル、バンジャマン・ペレによって創刊される。これは『シュルレアリスム宣言』の直後のこと。最終号は一九二九年の第一二号で、『第二宣言』が掲載されている。

＊1——たとえば、J・ウリが、とりわけH・マルディネ（H. Mardiney）の研究に依拠しつつ、その見事な著作のうちで行っている。J. Oury, *Schizophrénie et création*, Galilée, 1989〔ジャン・ウリ『精神分裂と創造』〕.

＊2——たとえば、以下の著作を参照のこと。George Becker. *The Mad Genius Controversy* (Beverly Hills, California, 1978)〔ジョージ・ベッカー『狂気の天才論争』〕.

諸々の本質の連携とか、根本的な真理とか、無意識の絶対的な論理とか、意味の最初の贈与などといった学術用語で真理を語ろうとはしない。それでも、いつの日かこんな逆説的《アイロニカル》な仕方で、理論家たちが作り上げる歴史的な総括なるもの（内容希薄で脆弱なくせに頑固な構築物）に一撃を与えることができたらという漠たる思いがないわけではない。本書は、精神医学の歴史といった様相を呈しているし、じっさい、取り上げたテクストの大部分は、精神科医の書いたものだ。だが、それらを使用する際に立てた原則について述べておく必要があるだろう。ここで示す方法の公準は、あからさまに模倣と言えるほど、フーコーの批判的仕事に負っている[*3]。

1　問題提示の原則

本書では、芸術と狂気の関連という問題系を、精神医学の文献という明確に限定された資料体《アルシーヴ》を研究することによって検討する。もちろん、ときには限られた範囲で、他の資料体を取り上げる場合もある。「狂人《アンサンセ》たちの回廊」の章では、文芸批評のテクストを参照しているが、それは精神医学の研究と対応している場合である。「詩人とその狂気」の章では、作家のテクストが、狂人の文学者の姿を素描する際に取り上げられる。しかし、いかなる文章も、そのごつごつした外皮の下に狂気の純粋な核が隠れているのではないかなどという問いかけの対象とはならない。解釈は厳に慎み、せいぜいのところテクストの表面において理論的方向性の表面をたどるだけだ。例えば、絵画や文学を問う際に最近の臨床学によって明らかにされた狂気について語ることはしない。そうではなくて、資料体の中で狂人の書いたものが病理学的範疇に対応するものという意味を持ちはじめる時期を明らかにしようというのである。したがって、例えばネルヴァルの文章の動きのうちに彼の狂気を理解するのではなく、精神病理学が文学テクストを分析することが文化の一部となる瞬間を記述しようと思うのだ。要するに、ネルヴァルの「真の」狂気なるものに我々に関心がない。ここで扱われるテクストは、芸術と狂気との綜合が考察されている問題提起のテクストである。このような問題提起の歴史的論理を解明しようと思うのだ。だが、問題を解決しようというのではなく、ある歴史的期間（一八五九年から一九〇七年までにわたる期間）[*4]において、そして限定された資料体のある層（この期間のフランスの精神科医の文書）[*5]のなかで、いかにしてこのような問題が立てられるにいたったのかを記述するためである。中にはまったく顧みられない資料もある。たとえば、シャルコー学派の周辺で展開された絵画作品に関する臨床的分析がそれである。また、G・ディディ＝ユベルマンとP・フェディダ[*6]の研究はすでに定評のあるもので、それに付け加えるべきものはないと判断した。我々としては、複雑な構造をもつ臨床の現場における視線の歴史をたどるのではなく、錯綜とした言説における問題の歴史を描き出したかったからである。

＊3——この論考の第一稿は以下に掲載された。*Revue d'Histoire du XIXe siècle*, n° 13, 1996/2 (p. 87-92)〔『十九世紀史』誌〕.

＊4——一八五九年は、天才とは本質的に神経症であると断言するモロー・ド・トゥールの著作『病の心理学』が出版された年であり、一九〇七年はマルセル・レジャの著作『狂人たちの芸術』が著された年である。

＊5——さらに、チェーザレ・ロンブローゾの『天才論』とマックス・ノルダウの『退廃論（変質）』という外国人による著作を真剣に考察することになろう。いずれもすぐにフランス語に訳され、多くの論争の源泉となったものである。

＊6——たとえば、彼らの校訂した以下の書を参照のこと。Charcot et Richter, *Démoniaques dans l'art*, Macula, 1984〔シャルコー／リシェ『芸術における悪魔憑き』〕.

2 内在性の原則

ひとつの問題の歴史を書くことは、資料体に対して内在的であることを前提とする。もちろん別のやり方で進めることもできるだろう。狂気と結びついた芸術に関する問いを本質的なものと見なし、そのような考えに歴史上のこれまでのさまざまな解答を対置すること。また、狂気の芸術という一般論を立て、これまでの諸理論が示唆を与えるのか、それとも批評の特権的な対象なのかと問うたり、あるいは、非常に古いテクストのうちに、現在のものと近似した定式を見出すとすることもできるだろう。しかしこのような進め方では、歴史上の資料体と哲学的問いかけは、互いに外在的なものとなってしまう。それは、問いかけに用いられる言葉が歴史のうちでの解答以前に超歴史的に存在していると信じることである。ひとつの問題の歴史を書くことは、むしろ、いかなる予断も下さず、実証的な表明の偶然に身をゆだねることである。見事な解答が天から降ってくるのを見ることも、その解決を模範にすることも望まない。ここでは、芸術的狂気に関する様々な言表が再び秩序づけられるだけである。資料体を限定したうえで、その領域がどのように秩序づけられているのかを理解し、様々な叙述のそれぞれの立ち位置と戦略的論理を記述する。その際つねに文字面に留まることを旨とし、隠された秘密を解き放とうとして文書を押し開けることはしないのである。それぞれの文章の言葉はそのままにしながら、理論の力動性を表層から捉えるのである。私たちにとって重要なのは、芸術と狂気の関係に関する真理ではなく、ひとつの問いかけの内在的で壊れやすい歴史なのである。こうした研究に理論的収穫があるとすれば、それは狂気の芸術という主題について昨今行われている問題設定もまた歴史性のうちにあることを、またそれが本質的に脆弱さを持っていることを、多少とも強調できることであろうか。確信しきった思想が「それほど自明ではないこと」を教えてくれるのは、歴史だけである。

3　言表主体の中立性の原則

ひとつの問題の内在的な歴史を書くことは、歴史上の個人の特性を考慮しないことである。作家の紹介はほとんどされない。もちろん、一章をまるまる医学の重要人物（レリュ、モロー・ド・トゥール、ロンブローゾ、ノルダウ、サントゥー、レジャ）に割りあてることもできるだろうが、なすべきことは、言表の総体について述べることなのだ。私たちにとって、固有名とは、資料体の中のより細かい結節点、言説が集中した場所、つまり、問題系が不意に異なった様相のもとに姿を現すような点でしかない。そこで、作家の具体的な状況や、実際の生活については、割愛することにした。トレラ博士（『明晰な狂気』の作者）は、はじめ共和主義の活動家であったが、のちに帝政派の道徳観に転じたとか、レリュ博士（『ソクラテスのダイモーン』の作者）はナポレオン皇帝の偉業を頌える壮麗な詩を書いたなどといった知識は、どうでもよいのだ。我々にとって重要なのは、科学雑誌の冴えない論文や、後世に残ることもない医学博士論文、要するにほとんど無名の灰色文学とでも呼ぶべきものだ。このような中立化は少々わざとらしく見えるかもしれない。だが、こうして、少なくとも問題の歴史的論理を現場で捉えることができる。もちろん、この歴史的論理は、他とは没交渉な、運動の進展のうちのみに探られるべきではない（社会的関係、利害対立、制度的圧力などが作り上げる外在性もまた、問題の諸々の点の配置に関与している）。

4　フィクションの原則〔訳注3〕

最後に、「ばらばらの資料体のうちに我々はひとつの問題の歴史を発見するのだ」とか、「その脈絡を暴きだすのだ（我々にとって脈絡は執拗に表層であり続けるから、隠れてはいないが、少なくとも混濁している）」などと言うべきではない。むしろ「我々はひとつの問題の歴史を創出する」と言うべきであろう。その意味は、我々が、秩序だった物語構造や、概念の急展開や、理論的立場の劇的な切迫性といったものを、テクストからかなり暴力的に引き出すということである。問題の歴史というものは、芸術家とその作品を無視するという点でもまた、ひとつのフィクションである。それは芸術における狂気の歴史であるのだが、『オルラ』（モーパッサンの小説）のイメージやモーパッサンの少年時代は決して問われないのである。同様に、ブランシュ博士のサロン的診療所での生活についても、ゴッホの画布の光り輝く揺らめきについてもまるで問題とされない。このような心揺さぶられる場面よりも、淡々と執筆された医学論文の中立的な凡庸さや、『医学心理学年報』の概念的な味気なさの方を選ぶ。これは、狂人芸術家と芸術的狂人の歴史ではなく、思想の歴史であり、芸術／狂気の関係についての精神科医による問題提起の歴史なのである。[*6]

要するに、ひとつのフィクションが我々に告げようとしているのかもしれない。その究極の意味が拠りどころとするのはフィクションにとってはやや外部にある命令、つまり、芸術的狂気に関して同時代になされた問題提起の凡庸さに、諸々の謎によって濃度を与えよ、というものである。

十九世紀の精神医学は、天才と狂人の血縁関係を知らなかったわけではないし、狂人の作ったものに作品の地位を与えることを拒んだわけでもなかった。それどころか、精神科医は狂人の文章についての臨床科学を綿密に作り上げ、素朴な情熱と信じがたい傲慢さで〈病める天才〉という命題を打ち立て、結局、狂気に固有の創造性を率直に主張したのである。しかし、この関係性は、我々からすると、きわめて奇妙な問題提起において考察されているので、軽蔑や頑迷としか思えず、そのために狂人の芸術が発見されるのは二〇世紀になってからなのだと解釈されているのだ。しかし、十九世紀の精神科医たちは、狂気の芸術を見誤っていたわけではない。彼らはそれについて「別の仕方で」問題提起を行ったのである。我々がここで再構成しようと試みるのは、このかつての仕方である。

〔訳注3〕フーコーは「フィクションとしての歴史」という独自の歴史観をもっていた。それゆえ、現実／虚構、主観的／客観的といった単純な二項対立を斥け、言語化された現実、言語化される実践こそが問題だとした。したがって、ここで言われるフィクションとは、現実と対立するものではなく、むしろ、語りの様態のことを指すと思われる。一九六六年に発表したジュール・ヴェルヌ論「物語の背後にあるもの」で、フーコーはファーブルとフィクションを区別し、「フィクションとは物語を機制する語り様態、というよりもむしろ、その物語が「物語られている」様々な語りの様態のことである」としている。つまり、語り手が語られる物語にたいして、どのような位置関係（参与しているのか、離れているのか、排除されているのか、外部から目撃するのか）にあるかがフィクションの問題である。「フィクションとはファーブルを切り取る「アスペクト」（視界）なのである」とも述べている。

＊6――人びとの経験についての歴史はしばしば書かれるが、それらの経験についてどのような考察がなされたかについての歴史はあまり書かれてこなかった。

最後に、本書のきっかけとなった人びとにあらためて感謝せねばなるまい。まず、この研究の発端となった「狂気の実践」協会とその代表者たち（F・ショモン、P・メロー、R・フェルリ、A・リュア、P・ブレテシェ、D・デュクロ、L・コルナ等）。そして、ジャン＝ジャック・マルタン。私が、思いがけない掘り出し物に有頂天になり、『マッドポリスの落ち穂拾い』の全貌と、そこ見出した重要性について初めて報告したのは、ラ・シェネ病院〔訳注22〕で月曜の晩に行われた彼のセミナーにおいてであった。

結局のところ、私がここで行ったことも落ち穂拾いにすぎない。狂気とその不安な作品をめぐるすべての言説の表面で、ひとつのフィクションをなすきわめて細い糸を拾いあげただけなのだ。

〔訳注4〕一九五六年にロワール地方の中核都市ブロアに作られた精神療法を専門とした私立の精神科病院。

第Ⅰ部　法医学的アプローチ

狂気の産み出す文学や造形に対して精神医学が下す評価は多くの場合、診断の問題に条件づけられている。精神錯乱者の文章や描画《デッサン》が最初に登場したのは、法医学の領域である。この主題に関する最初のまとまった医学論文のタイトルが『法医学と症候学の観点からみた精神病者の文章の価値について』（Marcé, 1864）だったのは示唆的である。一八三八年の精神病者に関する法律〔訳注1〕は彼らの措置を精神科医の責任に帰していた。狂気に関する科学的な症候学を作ることは、精神科医に課された社会的要請であった。狂人の制作物が考察の対象になったのもこの枠内（さらに精神病院内で、治癒の進み具合を見るため）[*1]である。この時点では美的価値の評価は周辺的なものにすぎず、たまたま得られた感想にすぎない。医者たちは症例をたて、作品を流動的な分類に従ってピンでとめることに専心したのである。[*2]

第1章　診断の諸原則

1　決定的証言

トレラ博士の『明晰な狂気』（一八六一）は、精神病者たちの文章を集めた最初期の、最重要な「文集」である。とはいえ、その構成からしてマルセの論文の域には達してない。マルセ論文によって初めて、精神疾患者たちの文章に決定的な光が投げかけられ、この態度が長期にわたって読解の基本となる。「明晰な狂気」という概念を打ち出すことで、トレラ博士は次のことを示そうとした。

〔訳注1〕精神医療の改善のため、ルイ＝フィリップ治下の議会において審議され、制定された精神病者に関する法律（一八三八年六月三〇日法）。精神病者の施設、入院の要件や経費などを細かに規定しており、公衆衛生法において一部改正された形で現在も施行されているその策定にはピネルなどの精神科医が深く関与した。

＊1――「通常の臨床では、文章の分析によって、病気の進行を重症度の観点からも偶発症候の観点からも、ある程度追うことができる」（Rogues de Fursac (1), p. VI）。

これらの病人たちは狂っているが、明晰に自分の考えを述べるので、狂人には見えない。彼らが狂っているのは、話す言葉においてではなく、行動においてである。彼らが十分な注意を払い、自分が耳にしていることを何も逃さないようにするのは、計画を遺漏なく実現するためだ。彼らは妄想的な発想においてすらも明晰である。彼らの狂気は明晰なのである。[*3]

狂気に関するなんとも奇妙な区分けである。理性的な態度をとり、記憶力がよく、高度な会話ができ、妄想のかけらもみせず論理の連鎖を繰り広げることができる精神病者がいる、というのだ。それでも彼らは厳しい警戒を必要とする狂人である。彼らは世間を欺いており、この欺きは手遅れになるまで続くからだ。取り返しのつかないことが起き、家庭は崩壊し、家族は恥辱にまみれる。それは理性によって魅了する危険な狂気なのだ。

明晰な狂人は、その病気がすぐに見て取れないだけによけいたちが悪い。表面的な検査では、理性的な様子をしており、たまに会うだけの人には相当の信望も得て、味方をつくることもある。[*4]

このドラマチックな紹介は、犯罪者予備軍や政治的陰謀を起こしそうな者を見分けようとしているふしがある。しかし、「明晰な狂人」という語は悪徳と同じぐらい漠然としている。あらゆる点で健全な家族の素朴な喜びを家庭から奪う「痴愚者」もいれば、「消えることのない不当な恥辱で家名を汚す」

「色魔」や「色情狂の女性」（p. 314）もいるし、「信頼と安全」の結婚生活を乱す嫉妬深い者や臆病な恋人や、アル中（「渇酒症」）、「義務から離れないようにできている本性を邪な行為へと引きずりこむ」浪費家や遊び人もいる。これらがみな明晰な狂人なのだ。つまり所有制度、家族の調和、社会一般の繁栄、道徳秩序を脅かす連中のおぼろげなシルエットなのだ。

彼らとでは、そして彼らに対しては、いかなる労力も努力も犠牲も献身も実を結ばない。なすべきことは何もない。何をしたところで、連中は変わることなく危険で、たちが悪く、悪事を働こうと虎視眈々と狙っている。係わりがあるなら、できるだけ縁を切るべきである。明晰な狂人たち、とりわけ色魔、渇酒症、傲慢、意地悪なものたちとの共同生活は絶対不可能である。彼らを避けよ。それは権利以上のこと、義務である。人生は短い。最も恵まれた者でさえ、現役生活として許されているのは、たかだか一世紀の三分の一か四分の一にすぎない。決算の時はすぐにくる。わたしたちに与えられたささやかな富を確かなものとし、尊重させる術を知り、心置きなく用いようではないか。[*5]

*2――頻出する区別のひとつに、描画の分析と文章の分析の区別がある。便宜上、これをそのまま使うことにする。ただしこの区分には方法上の根本的な対立はない。

*3――*La folie lucide*, p. XXXII-XXXIII〔『明晰な狂気』〕.

*4――ゾラの『プラッサンの征服』〔一八七四〕においては、まさに「明晰な狂気」のために、ムーレ老人は告発され、精神病院送りになる。共和主義に汚染される危険が標的だったのだ。

*5――*Ibid.*, p. 325.

トレラは本の終わりで大規模な予防計画を明言する。[*6] 少しでも逸脱、奇行、倒錯を思わせる者はすべて閉じこめよ、というのである。自分の妄想を大声でわめいている精神錯乱者は、燃えるような狂気の明るく透明な顔つきをしており見てとりやすい。社会を脅かすのはむしろ、自らを隠し、偽る、表に現れない狂気であり、これが無秩序の毒をまき散らす。恐るべき狂気は理性的なすべすべした顔をしている。それではいかなる罠によって、その正体を暴くことができようか。

明晰な精神病者には特徴がある。「彼らが正体を現すのは文章を書くことによってのみだ。彼らのことがよく分かるまで、いつまでも書かせておくのだ」(p. XXXVI)。こうして狂気の文章が取り上げられる最初の通路が開く。それは彼らの悪徳、危険性、病的悪意の明白な証言であり、扇動者自身が提出する証拠物件であった。丹念に集められたこれらの文章は、いずれも、堕落した人間の病的な弱さ、恥ずべき卑劣さ、病的悪意といったものの典型的なおぞましい肖像として提示されている。ここでは道徳的観点によって美的アプローチは完全に封じられている。被害妄想的単一狂《モノマニー》〔訳注2〕や「幻想的なまでの傲慢な人間」の大言壮語がもつ文体の力については何も記されていない。二十年間にわたって毎日三十ページも書き続けたコンスタンス＝アンジェリクの文学的エネルギーにたいしては単なる嫌悪が示されるだけだ。トレラはその数ページを写しているが、明らかにうんざりしているようで、読者に不快感を与えそうな言葉はラテン語に書き換えている。「しかし、ある晩、私は服を脱ぎながら、ふと祖母に言った。『ねえ、おばあちゃん、えどわるどノオ腹ノ下ニ置イタ小指ハ快感デハナイカシラ？　快感デスッテ！　祖母ハ叫ンダ』」。このあとかわいらしいドタバタ劇が続く。急いで（真相究明のため）医者が呼ばれたあと、結局は禁断の歓びを教えたのが女中のマドレーヌだと分かり、女中は殴られることになる。ブルジョワ少女が堕落したのは一瞬のことであり、彼女の無垢はさりげなく渡された銀貨によって買い戻されることになる。このように道徳心のために吐き気を覚えずには文章を書き写すことができなかったトレラ博士だが、それでも、ある色情狂の女性だけは例外扱いだった。普通ではない表現力さえも彼女には認めていた。崇高で、我を忘れた情熱的な何かは、それだけで文学的な噴出をもたらすかのように。

彼女は手に入るあらゆる紙を使ってP氏に手紙を書く。彼女は教育を受けていない。哀れな女工でしかない。〔…〕彼女のどの手紙も情熱的で熱く、アベラールとエロイーズの手紙、コラルドーの詩、ミラボーの手紙、ジュリーとサン＝プルーの手紙〔訳注3〕に匹敵する。このように情熱が高まると、最も無学なものにも神々の言葉が開かれるのだ。*7

しかし、その手紙は甘ったるく素朴なものだ。「愛しのテオドール、あたしを迎えに来て。ここには

*6——たとえば、「結婚に際しては、精神病者の家庭、癲癇病者の家庭、痴愚者の家庭、とりわけ、なんらかの精神病者のいる一族は避けなさい。正常な状態からのあらゆる逸脱はそのまま、またはいささか変化して伝染することがある」。

〔訳注2〕エスキロールは、他の狂気とは異なり、知能が損なわれない、部分的狂気あるいは部分的妄想を指す語として単一狂《モノマニー》という語を用いた。この語はさらに知的モノマニー、感情的モノマニー、本能的モノマニーなどに分類される。彼の後継者たちはこの語をさらに多くの症例に結びつけて分類することになる。詳しくは「訳者解説」を参照されたい。

〔訳注3〕ジュリーとサン＝プルーはルソーの書簡体の恋愛小説『新エロイーズ』（一七六一）の主人公。

*7——*Ibid.*, p. 132.

もういられないの。死ぬか、気が変になるかだわ。あたしを連れ去って。苦しいの。〔…〕ねえ愛しいひと、あたしたちは一緒に暮らさなければいけない、あたしはあなたのために生きなければいけないの」(p. 132)。

このように、明晰な狂人とは筆記狂のことである。だが、造形作品に表れることもある。少なくともマクシム・デュ・カンはそう考えた。一八六三年に「サロン落選者展」に出品された油絵についてこう書いている。「これらの絵の大部分はトレラ博士の理論、明晰なる狂気の例証となるだろう〔訳注4〕」。

ところが、マルセ博士の論文[*8]によって、文章は悪徳や放埒に関する単なる証拠とか明白な資料にとどまらなくなる。アプローチそのものがほとんど逆転するのだ。トレラ博士の場合は、まず病理学のカテゴリーを提示し、続いてその例になる文章を挙げていた。つまり、テクストは明晰な狂気の自己告発であった。文章の論理形式によって、十分な知性が完全に保たれていることが証明される一方、その内容は頭のいかれた書き手のおぞましい狂気を告げていた。しかし、狂人であるという認識は、文章よりも前に存在していた。だからこそ道徳的な嫌悪感は、文学作品として持ち出されるものに対する、憤慨した非難において倍加していたのだった。それに対してマルセ博士は問いかけから始める。この文章、この手紙を見てみよう、これを書いた者の精神状態について何を診断できるだろうか、と。この場合、テクストは文体の正確さ、隠喩の的確さ、構成の具体性に関して検討される。最後に書き手の精神状態が、テクストのなかだけではっきりした形をとる。これはトレラの息苦しい道徳主義では不可能だったことだ。鑑定には客観性が求められ、距離が必要不可欠だ。この距離感によって、精神病者の制作物は独立して存在しはじめる。描画《デッサン》や文章が距離をともなって提示されることだけで、作品のステイタスを付与できる。狂人の文章がこのような地位を獲得したのは、法医学鑑定の際に謎として出されたためだった。収容の闇は、狂人の文章がついにその文体の内部の運動において研究されることを可能にした光なのである。

これらの病人の書簡や文章を見ると、多くのケースで、論理思考力の脆弱さ、ためらい、行きあたりばったりの計画、文字の書き方の変化などに必ず遭遇する。だとすれば、悲劇を避けるために必要な予防策も講じられよう。*9

2　触知可能な狂気

マルセは文章を検査して、診断を行う際の基礎となる表現の公準を決めることから始める。

まれな洞察力にめぐまれた観察者たちは、書かれたものは精神の写し絵であるという原則から出

〔訳注４〕この「落選者展」は官展（サロン）の選考に対する不満を受けて、ナポレオン三世が開催を認めたもの。マネの『草上の昼食』が出品されたことで名高い。デュ・カンの引用は『両世界評論』に発表された「一八六三年の官展」から。のちに『美術』（一八六七）にまとめられている。

*8――精神病者の文章に関するマルセの研究はまさしく、トレラの激励を受けて完成した（cf. Marcé (3), p.256）。

*9――Brierre de Boismont (6), p. 293.

発し、集中力を働かせて、委ねられたわずか数行を検査して、その人の性格、精神状態、ものの見方を見抜くことができた。[*10]

文章や描画に病的な人格が全面的に投影されるという中核理論は、シモン[*11]、レジス[*12]、タルデュー[*13]にも容易に見てとれる。紙片や画布に息づいているのは、科学によって認識されたさまざまな種類の狂気の具体的な証拠なのである。[*14] そこに素描されるのは、精神病理の定まった本質だけである。文章、またより広く談話において、精神錯乱はその必然的な形をとる。

> 精神病者は、身体面での不調と知的・精神面での不調によってそれと知られる。前者は**蓋然的特徴**と呼びうるもので、患者の全般的様子から引き出される［…］。後者は、**確実な特徴**とも呼びうるもので、精神状態の障害を顕わにする［…］。つまりはっきりと分節され**書かれた言語**によって思考が表出される。[*15]

文章は診断の際に他の症例との区別を明瞭にするためにも貴重である。ロジは医学博士論文のなかで、テクストの分析をすれば誇大妄想狂の野心的な妄想と初期の麻痺患者の妄想とを区別できると主張している。[*16] 一方、ガルニエ博士は、精神病者のふたつの文章を引用している。

1――すぐにF氏のもとへ行って、私が院長補佐の犠牲になっていると言ってください。私に対して病院の隅々に回転ドアを備えるという犯罪的なことをしています。院長の政府は私を殺すため、それをこっそりと仕上げました。私はものすごく苦しいのです。犯罪的な仕掛けで、私の頭の骨、心臓を開き、肺の空期〔ママ〕を胸の前まで出して、私を苦しめるのです。朝から晩まで、そして一晩中くるしいこととといったら。

もう眠れないのです。拷問を訴えるだけです。一日中泣いて、夜は拷問を記憶に留めるのです。息が詰まります。それに私が、とりわけ医者であるひとたちをどんなに我慢しているか、エヴルーの士官たちが証人になってくれます。彼らはよく知っています。ここの統治者は、キナ酒で私を毒

＊10——*Valeur des écrits*, p. 379〔『文章の価値』〕.（強調は引用者）

＊11——「描画《デッサン》は妄想がイメージとして表現されたものである」（*L'imagination*〔『想像力』〕）。

＊12——実際それ［＝精神病者の文章］は、それを生んだ病人の知的状態をもっとも忠実にもっとも正確に映す鏡である」（*Précis de psychiatrie*, p.184〔『精神医学提要』〕）。

＊13——「これらの文章の発想と背景に関しても、文章は時に、精神病者の精神状態の忠実な複写であると言えるだろう。実際、そこに自分の全てを描きだす者もいる」（*Etudes médico-légale*, p. 91〔『法医学研究』〕）。

＊14——これが妄想の直接的表現であることから、精神病者たちのテクストが外に出ないような制度が不可欠になる。「手紙がエロティックな感情、軽蔑、絶望、罪悪感、破滅、とりわけ想像上の告発を表現しているとき、手紙は妄想とのさらに直接的な関係を示す。この最後のケースにおいては、病人は厳密で必要な監視下に置いて、彼らの誹謗の手紙が公の領域に流出しないようにするのが肝要である」（Séglas, p. 216）。

＊15——Lauzit, p. 1.

＊16——「麻痺患者は野心的な考えになると過剰になる、一方、誇大妄想狂はつねに一定している。加えて、誇大妄想狂はほとんど常に、自分の肩書に象形文字《ヒエログリフ》のようなサインを添える」（p. 15）。

殺しようとしたのですが、私はそれを窓から投げすてました。院長補佐も共犯です。本当です。彼は犯罪的な狂気に冒されています。

2――単に、私の中には人間の血というものがないのです（先生、このこともお分かり頂けますか）。それに私の髪がある長さであったことも申し上げねばなりません。私は、あの真相が謎に包まれた鉄仮面にそっくりなのです。[*17]

ガルニエ博士にとって第一の文は、特定の人物をめぐって、迫害のテーマが繰り返され組織化されているから、慢性的な譫妄性患者のものである。一方、第二の文は、欠落のある妄想や軽度の脈絡のなさや幻想から見て変質者のものである。

書かれた文章の一番の利点は、物質性である。手にとった紙片は、静かに読んで検討できる。話されたときのように、意味不明な大声や、妄想の息苦しいまでの緊急性に悩まされることはない。精神科医のローグ・ド・フュルサックはこの点をよく理解し、「文章と描画の臨床的価値は、とりわけそれらの表現が本質的に客観性を持ち、永続する点にある」（『文章』、p. V）と述べている。狂気の結晶化。止まった言葉や不動の文字の不変性のうちに、医学分類上の明白な特徴と狂人の凝結した妄想が出現する。これをルグラン・デュ・ソールは「彼らの心的状態の永続的で反証不可能な証拠」と呼んだ（『遺言』、p. 412）。文章は、痕跡という議論の余地なき証拠という地位を獲得する。それによって犯罪を犯したものを無罪とすることも、個人の権利を剥奪し、精神病院に入れ、そこに閉じこめることもできる。文学的な輝きは消えたこれらのテクストならではの悲劇もある。書き手を監禁するか解放するかの司法の重い決定に委ねられ、[*18] さらにそこには家族の暗い諍いが混ざるのだ。つまり、精神病院や裁判所の希薄で重苦しい空気としか関わらないのだ。ときには公証人の事務所のこともある。相続人が相続を否認され、自分の権利の回復のために、死んだ親の狂気を持ち出してくる場合である。

この種の調査は単に好奇心を惹くものにとどまらない。狂気の診断にとってきわめて重要な成果を得ることができる。さらにその重要性は、法医学の観点から文章の記録が、個人の死後や不在の場合にも、遺言に異議を出されるケースと同じように、一貫した反論の余地のない証拠を構成することによる。[*19]

民法第九〇一条、九七〇条は、精神医学による文章鑑定は、遺言者の最終意志が正当かどうかを判定するために必要だとしている。[*20] 決定的な受動性のうちにある故人の文章は、立場の入った口頭での主張よりも信頼できるし、認証しうる。

＊17―― *Les écrits des aliénés*, p. 42 et 47〔『精神病者の文学』〕.

＊18――ガルニエはその医学博士論文（p. 60）で、マニャンが報告した、狂気を装った犯罪者の例を取り上げた。この男は自分の文章によって馬脚をあらわした。というのも男の文章は「痴呆と、同時に強い妄想を示していたが、それらは相反する精神傾向であり、排斥し合い、ひとりの精神病者のうちには決して観察されてないものだったからである」。

＊19――Marcé (2), p. 380.

＊20――リヨンのガルノ医師は博士論文全体をこれらの条項に当てている。

遺言者の精神状態について諮問された法医学者の情報源は、利害の絡んだ関係者のみであり、たいてい不完全かつ不正確で、相互に矛盾している。遺言そのもの（自筆証書による遺言書の場合）、遺言者の書簡、ときとして当人が日々取ったメモなど、一言で言えば医者が幸いにも集めることのできた書類のひとつひとつこそ、たとえ常に誠実ではないにしても、少なくとも財産を争っている相続者の情報よりは真実を伝える証言と見なされるべきである。[*21]

精神鑑定医であるルグラン・デュ・ソールは狂気が原因で異議を申し立てられた遺言書に関してまる一冊の本を書き、それぞれの病気に対応する文体の特徴を記述している。家族の要求は執拗で、「（遺言の）作成者が、自分の財産の処理にあたり、知性と道徳と感情の能力を充分に有していなかったことを、反論の余地のない証拠によって、裁判で証明すること」を求める（p. 77）。無一文にされた息子たちは父親のうちに被害妄想患者の狂気を見ようとするのだ。

陰気で、疑い深く、刺々しく、悲観的で、悩みに沈み、世間と交わることまれな人がいたとする。幻覚の有無は分からないが、決して譫言を言ったこともなく、いかなる場合にも奇妙な行動や疑わしい文章を書いたこともない。そんな人が、家族への財産相続を拒み、病院に財産を贈ったり、アカデミーへの賞の創設を申し出たりする遺言を残して、誰の目にも不正と映る行為を犯すことがある。[*22]

3　書くことの罠

病人の書く文章の重要性は単に、文字という物質性がもたらす客観性からくるのではない。文章こそ狂気を捕らえる罠だと精神科医は主張するのだ。現実に狂気の状態にあるのか、それとも完全に治癒したのか、確実な診断を下すことが難しいことがある。病人は論理的な議論についてくるし、正常なふるまいもするし、みんなと同じような生活や、話し方ができる。ところが本当の狂人なのだ。そういうとき、医師は病人が書いたものにあたる。マルセ博士は精神病者の文章を三つのタイプに分けた。第一のタイプは「日々の患者への問診が示している妄想の存在を裏づける」ものである（『文章の価値』、p. 381）。このケースは明白である。彼らは意味をねじ曲げ、話すように書く。ここでは妄想は、確実であり、より激しく、際立つものとなる。治療のために文章を書かせることは無意味だ。妄想を語るだけでなく、書いたりするようでは、治る見込みはない。

＊21——Tardieu, p. VI.

＊22——Legrand du Saulle (1), p. 416. バル（Ball）においても同じ結論がある。「(被害妄想患者の遺言) はいくつかの共通の特徴によって性格づけられる。まず、家族全員と助力を惜しまなかった全ての人に相続を認めないという一貫した執念がある。ついで、近親者、隣人、自分に近づいてきた者に対する憎悪の表現、しばしば常軌を逸した非難がある。最後に、遺書の意向のいくつかはいささか非常識を感じさせ、そこには奇妙な突飛さがある。かくして、ある精神病者は、自宅から離れた田舎の宿屋で息を引き取る際に、自分の全財産を、検死をしてくれる医師に遺贈すると宣言する。別の者は見知らぬ人間、たとえばセーヌ県知事に遺贈すると宣言し、また別の者は、家族もフランス人同胞も利益を得ないようにと、ロンドンの慈善団体に遺贈すると宣言する」(p. 89)。

精神病者が書いているということはすでに悪い前兆である。［…］さらに文章が妄想を仄めかしているなら、病気はほとんど確実に慢性で、治らない。*23

かくして、それまで認められていた文章執筆の中止が勧告される。「精神病者の多くは、作品が公になることを知っているので、知的努力と注意を傾ける。だがその努力が治癒を害し、妄想にあらたな弾みをあたえる」*24（Marcé (2), p. 387）。それに対して第二の文章は奨励される。というのも、「書かれた記録の検査は、症候学上きわめて重要な価値を持ち、患者への問診が、精神状態について疑問を残しているときは常にそうだ」（p. 383）からである。妄想を隠すため、出される質問に答えるのを拒み、力量不足の医者に対しては何も喋らないきわめてひねくれた狂人もいる。このケースで必要なのは「病人に書かせること。疑いがすべて晴れるには、数行で十分であろう［…］」。長く書かせることは、非常に有効な調査手段であり、精神状態について、単なる会話よりも正確な知識が得られる」（p. 384）。第三のタイプの文章では、逆転現象が生じる。野心的な偏執狂は理性的な手紙を書く。例えば偉大なモロー・ド・トゥールによると、痴呆は会話では控えめだが、筆を持つと、堰を切ったように語り出し、モノマニー患者は正確に書くが、話すときには支離滅裂な受け答えをする。マルセは、一人の病人の内に完全な錯乱が現れる告白的文章と、理性が見られる時宜にかなった文章を区別した。ブリエール・ド・ボワモン博士はある女性の精神病者が続けて書いた二通の手紙を比較した。そこでは知恵の後に妄想がたっぷり続く。

あなた様を存じ上げませんのに突然のお手紙で、失礼申し上げます。ご子息のことで申し上げたいことがあり筆をとりました。それはご子息が精神病院で受けておられる管理についてです。ひと月前から、毎日、水浴にいき、長時間とどまります。ほとんど栄養のないものしかとりません。しかも飢えをみたすのに充分ではない量です。この状態で頭をしっかりしていられるとお考えでしょうか。これ以上申し上げる必要はないでしょう。

ここは牢獄です。狂気という口実のもとに人を裁判もなしに閉じこめているのです。ここで働いている人は自分が何をしているのか分かっていません。彼らは、自分たちが取る食物の性質によって人間の食事を用意するのです。塩味があり、羊の群のような人びとは、握手しあって、英雄になります。この塩味の英雄たちこそ魂となって、人びとを神のもとにおくるのです。

狂気が産み出すものに寄せる臨床医学の関心のすべては、そして、そのリスクは、明晰な会話の言葉と混濁した文章、混乱した会話の言葉と透明な文章との間にある隙間に入り込んでいく。精神科医たちにとっての最大の問題（というより、後に彼らが政治的に重要になるときの正当化となるもの）は、

＊23――Lauzit, p. 9.

＊24――それに反して、イギリス人は、文章を書くことに治療効果を認めている（以下を参照のこと。N. Peat, « De la littérature des aliénés en Angleterre », *Revue contemporaine*, juin (750-774) et juillet (69-95) 1863）〔「英国の狂人文学」『同時代誌』〕. マリ博士の時期的にはもっと後の論文（Dr Marie, « Le Musée de la folie », *Je sais tout*, 15 octobre 1905〔「狂気の美術館」〕）は確実な変化を示している。「今日では、明白な不都合がない場合は、精神病院の病人たちが読書をしたり、文を書いたり、絵を描いたりさせておく習慣になってきた」。

奇妙な振舞いや異様な発言といった前触れなしに、突如暴発する狂気である。このような狂気は、穏やかな理性の滑らかな仮面を長期間（気づかれたあとでさえも）被り続ける。我々を欺く隠れた狂気である。トレラはかかる狂気を「明晰な狂気」として示したのだった。同様のものを、ピネルは妄想なき躁病、エスキロールは系統モノマニー、フェリュスは部分的妄想、ダゴネは道徳的狂気、グラセは半狂気、ルグラン・デュ・ソールは系統妄想、カンパーニュは系統躁病と呼ぶ。流動的で、曖昧で、不安定な範疇《カテゴリー》だ。これらの概念は予防政策や無罪指定のためあわてて仕立てあげられた単位でしかない。ところで、これらの理性的な狂気は会話と文章との間に見られる乖離や混乱によってしばしば暴露される。[25]ルグラン・デュ・ソールはこの主題に関してひとつの代表的な場面を報告している。見た目には妄想が明らかでなかった被害妄想患者の例である。[26]その男は別人のように振舞い、適切に返答していた。エスプリに富んでいた。問診の際、医者は、何げない会話中に、彼が杖で「裏切り」[27]という言葉を途中まで書いているところを押さえた。ついに妄想の証拠が得られたのである。書くことの罠に掛かった書き手は入院となる。文章はリトマス試験紙である。[28]隠れているがゆえにより危険な狂気にとっては、エクリチュールの誘惑の罠が存在する。エクリチュールのみが明晰な発言をして、理性の仮面を被っている狂気の真の顔を描き出す。

相手にする患者が、慎重で自分を抑え、疑い深く、胸中を隠し、言葉やしぐさを計算し、冷静沈着であろうと努め、私を悪意ある人間か、執拗な敵と見なしているときは、時間を稼ぐ。紙とペンとインクを渡して待つ。一時間後のときも、一週間後のこともあるが、何らかの知的な興奮の現象が現れ、心情の吐露の欲求が抑えがたくなり、これまでの芝居じみた態度は消える。精神病者が役者に取って変わるのだ。

ことはこのように進む。こうして私は手紙を手に入れ、病者の脳を覗くことができる［…］。私は五分間のうちに知性の音域で調子はずれの音を聞き分けることができた。

これは、ルグラン・デュ・ソールの『被害妄想』の一節（p. 413）である。遺言の場合と同様に、文章の臨床医学は被害妄想患者に対して決定的なものとなった。[*29]彼らに直接質問しても何の役にも立たない。せいぜい病的な不信感にぶつかるぐらいだろう。この頑強な沈黙は、診断を難しくするのみならず、病

＊25——「疑わしいケースにおいて、書いている時より、話しているときの方がより明瞭であるなら、それは常に悪い徴である」（Marcé (2), p. 394）。

＊26——被害妄想は、それが属していた理性的な狂気のグループから徐々に離されていく（この概念の歴史的説明については、被害妄想の疾病学上の系譜を記述するセリュ（Sérieux）の著作（p. 287-305）を参照のこと）。

＊27——*Le délire des persécutions*, p. 336〔『被害妄想』〕.

＊28——「文章の中でしか妄想しない者たちもいる。この上なく巧みになされる問診や彼らにとってどれほど油断のならない会話においても、自らの狂気の考えをひとことも口にしない術を心得ているのだ」（Legrand du Saulle (2), p. 56）。ガルニエが、医学博士論文の第一章をすべて費やして扱うのは「精神病院では完璧なまでにしっかりしており、精神の不調が、その文章のみにおいて現われる精神不均衡者のグループである。この事実は、会話が二人の対話者の間に観念の論理的連鎖をもたらすことを考慮すると説明がつく。これは病人が自己に没頭しているときにはありえないことである」（p. 12）。

＊29——カンパーニュ博士は彼らのテクストの主要な特徴を定義している。「冗長で、散漫、際限もなく脱線し、その途中で付随的な発想が絶えずさしはさまれる。こうした二次的発想が増殖、錯綜して、その数や多様性によって、中心の思考を曖昧なものにする。それは響きはいいが、文体のない文のうちに埋もれたままになる」（p. 117）。

気の悪化をもたらすために苛立たしいものでもある。[*30] 判断の確実さは、被害妄想患者たちの推論の見事な力強さ、論理的な才能によっていっそう不安定になる。それはまるで、彼らの狂気が三段論法によって養われているかのようである。[*31] 警戒心が強い場合は判断ができないし、論理的な意識の場合は何を結論すべきか分からなくなる。偽りの理性のうちで彼らが勝利するのだ。[*32]

　こうした否定的な評価は、被害妄想患者に関する判断の確実な基準を設けるのが難しかったことを示している。しかし、被害妄想患者はできるだけ速やかに捕らえねばならない。犯罪が起こってからでは遅いのだ。

> 　被害妄想患者を認定し、精神病院にいれるのは難しい。彼らは常に疑い深く暮らしているために収容しにくいのである。それで、手遅れになることが多い。この種の患者は突然、世間を驚かす犯罪を犯して、正体を見せるのだ。[*33]

　それではどうすれば「彼らの不意を突き、決定的な告白を摑むことが」(Ball, p. 105) できようか。幸い、こうした系統妄想症(理性的な狂人)は文章の魅惑に無頓着ではいられない。結局は、妄想は剝き出しの問診は拒むが、純粋な表現にはいそいそと入り込むのである。

> 　診断が難しいのは、自分の妄想的考えを頑強に口にしない病人がいるからである。隠蔽は時として長く続き、暴くことは難しい[…]。隠し立てをする者たちの文書が貴重な助けとなる。彼らは

紙に向かって秘密を打ち明けたいという欲求を抑えられない。[*34]

被害妄想と文章表現とのあいだにあるこの本質的連関は、[*35] ルソー（あるいは、ベルビギエ・ド・ラ・テー

＊30——「もし彼らの不信感が和らぐのが難しければ、もしそれが、彼らの内的感情の表出を押さえるのであれば、彼らは、正気を欠いた確信のうちで、おそらくいっそう頑固になるだけである。彼らの沈黙に観察者は圧倒されてはならない」（Ball, p. 105）。

＊31——狂気において論理的な特徴は、回復の可能性を危くするその発作点を示しているようにさえみえる。ベルは野心的な妄想について書いている。「本当の野心家は自分の態度を要求にあわせる。大公や王や皇帝のような傲慢に満ちた態度をとるにせよ、もっと慎み深いが、やはり威厳に満ちた、昔の学者や最高位の教皇の候補者のような態度をとるにせよ、それは変わらない。**一言でいえば、論理的な人間である。それゆえその妄想は、被害妄想患者の妄想と同様、不治である**（Ball, p. 106-107. 強調は引用者）。

＊32——実際、「解釈者たち」との雑談は心地よいし、首尾一貫している。「彼らが文の途中で突然立ち止まり、想像上の誰かに尋ねたり、答えたりするのを見ることはない。幻覚症患者とは違う。音誦〔語を機械的に繰り返すこと〕や言葉のサラダ〔理解不能な断片的単語の羅列〕が出てくることは決してない」（Sérieux et Capgras, p. 51）。

＊33——Ball, p. 90.

＊34——Sérieux et Capgras, p.245-246. 同じ著作のうちに見事なまでに簡明な観察を見ることができる。「H…イザベル、五十五歳、英国系。家系ならびに当人の病歴は不明。口数は少ないが、書くことにとりつかれている。その文章によってこそ、彼女の妄想を知ることができる」（p. 107）。また、「日中、自分に出された尋問には、黙ったままだったのだが、そのすべてに文章によって答えていた女性の精神病者」のケースがある（Marcé (2), p. 384）。最後に、タルデューは鬱病患者の手紙を引用し、それは「わたしたちが行った質問よりも、確実により深い意味がある」と言っている（p. 96）。

＊35——この本質的連関は三〇年代、ラカンのうちに再度表明されているのが認められる。「病的と言われる、この生きられた経験の形式のいくつかは、象徴的表現の形態においてとりわけ豊かなものとして示される。［…］それらはわたしたちが特に研究した精神病のうちに見出される。その際〈パラノイア〉という、その昔からの——そして語源的には満足のいく名称をそのまま使った精神病である」（*Le Minotaure*, nº 1, juin 1933）。

ル＝ヌーヴ・デュ・タン）[36]の作品において確認できるが、それ以上に、文章に本質的にともなう内面性の心理的事実にその基盤を置いている。文章には本当の自分という幻想が形をとるのである。

周知の通り、ペンを持つと人間は話しているときよりも、一般に心を開き、安心して、自分をさらけだす。口にしなかったことを紙に告白する。精神病者もこの共通の法則から逃れることはない。それによくあることだが、尋問はたとえ巧みになされたとしても、心の異常を隠すベールの一端しか持ち上げることはできない。それに対して文章はすべてを明らかにし、心を裸にするのだ。[37]

だが、文章が病気を顕わにするといっても頼りすぎてはならない。この点については、精神科医ブリエール・ド・ボワモンが好んで引用する手紙がある。

> かわいい子どもたちへ
>
> 一緒に話すことができなくなってずいぶんたつわね。お前たちがお母さんにあって、お母さんを抱きしめたいとおもっているか、わからないけど、お母さんの方はとても強く感じています［…］。ちょうど四旬節が始まったね。断食は私たちの聖母である教会によって定められている宗教的義務であることを忘れてはいけません。復活祭のときに聖体拝領をする義務。お前たちふたりがこの義務を果たさないこと以上にお母さんに悲しい思いをさせることはありません。さよなら、お前たち。お母さんがお前たち愛するようにお母さんを愛しておくれ。お母さんを喜ばせておくれ。お前たち

をこころから抱きしめます。お前たちの一番の友達でもあるお母さんより。*38

ブリエール・ド・ボワモンはここに、敬虔で信心深く、想像できないほどに理性的で、子どもに愛情を寄せ、見事な徳をみせている母親の悲壮な調子を聞き取る。ところが、この手紙の主は一年前より入院している意地悪な歳とった色情狂の女性で周期的に発作を起こし、世間を呪い、わめきながら床を転げ回る、と彼は続けて言うのである。書くことは二つの入り口をもった罠なのである。

文章の診断の適用において恐ろしい単調さで繰り返される二つの原則がある。第一の原則は、検討は比較でなければならないということだ。人は狂気に陥るだけのこともあれば、完全に沈みこむこともあ

---

*36――例えば、バルは書いている。「系統だった見方に完全に支配された、相応の長さの人生のあと、被害妄想患者は早晩、死んでいく。死に際し、しばしば後に手紙、仕事、文書を残し、その狂気をゆたかに示す。同時代人に貪欲に読まれた幾多の有名な作品、回想録は、ルソーの『告白』からベルビギエの『ファルファデ（小悪魔）』まで、［…］そのうちに作者の狂気の疑いえない証拠を含んでいる」（Ball, p. 88-89）。ベルビギエ・ド・ラ・テール＝ヌーヴ・デュ・タンの（ゴーティエの支持もあり、当時パリ中で称賛された）作品は（とりわけバイヤルジェによって）幻覚性妄想によるものとして研究されたが、二〇世紀の初年には被害妄想にもとづいて、再考察される。幻覚という範疇によって再編成されるためには、H・エーを待たねばならない。だが、J・ポステル（Postel）が記すように、彼の作品はいまもそのフロイトを待っている。

*37――Régis (1), p. 184.

*38――Brierre de Boismont (3), p. 362-363. ブリエールはこの主題に関するほとんどすべての発言において、この例を繰り返し取り上げる。セリゥも次のような読書メモ、書簡の抜粋を引用している。それらは「その内容においても、その儀礼的表現においても、適切な親しみとか冷淡さとか敬意のニュアンスを保っている。その文章は時に両親や司法官や行政官に極めて強い印象を与える。彼らはこれほど正確に書ける人間を精神病者と見なすことができないのである」（Sérieux, p. 52-53）。

るから、精神病患者の文章を以前の文章と比較することで、妄想の程度を測ることができる。

> 可能ならば常に、病人の文章を提示し、以前のさまざまな時期に得られた当人の文章と比較することが必要です。[39]

高い教育を受けた人の文章はより信頼の置ける診断の対象となる。知的・精神的能力の突然の減退が文の一行〻に表れるからである。どの段落にも破綻がみられよう。

> 病人の教育が完全で高ければそのぶん得られた結果も明瞭で納得がいくものになる。文体のニュアンス、綴りの間違い、文字の乱れなどは、ろくに文を書けない者にとっては特に重要ではないからである。[40]

第二の原則は、文章の分析が内容と形式の区別を含むということである。一方に、妄想的な考え、強迫的テーマ、狂気のイメージがあり、他方に、文字の物質的な線、文の結合、パラグラフの配置（「デッサンとしての」文章）のうちに見て取れるものがある。なぜなら妄想は筋肉の働きのなかによく表れるからである。すでにマルセ[41]によって立てられていたこの内容と形式の区別の原則はその後も繰り返し取り上げられる（タルデュー博士[42]、シモン[43]、ブリエール・ド・ボワモンなど[44]）。かくして、書かれたものの臨床医学が、筆相学（「書かれたものを文体の観点からではなく、筆づかいの観点から考察する学問」、Mathieu, p. 12）を不可欠な構成要素として含むことになる。

＊39――Régis (1), p. 815. さらにマルセの言及もある。「病気の状態の前と最中に書かれた記録を比較することは決してなおざりにされてはならない監視手段である。そこからまばゆい光が差してくる」（Marcé (2), p. 380）。

＊40――Marcé (2), p. 380.

＊41――「文章は二つの異なる観点から考察されねばならない。一、妄想 idées délirantes の表現形態として、二、筆跡の表れとして」（*Valeurs des écrits*, p. 381〔『文章の価値』〕）。

＊42――「精神病者の文章においては検討すべき二つの事柄がある。ひとつは文書の内容、もうひとつはそれが提示されている形式である。つまり文章はまず妄想の表現形態として、つぎに筆跡として研究されなければならない」（*Etude médico-légale*, p. 90-91.〔『法医学研究』〕）。

＊43――「精神病者の文章は医者にとって全く特別な関心を提供する。妄想の観点から考察するにせよ、単純に筆跡として考察するにせよ、である」（*Ecrits et dessins*, p. 318〔『文章と描画』〕）。

＊44――「この検討においてはとりわけ二つの点が考察されねばならない。手紙の筆跡的特徴と文章の組み立てである」（*Ecrits des aliénés*, p. 289〔『精神病者の文学』〕）。

第2章　分類の魔

当時の精神医療の領域で産み出された文章を追っていくと、病院が重要な文芸サロンであるかのような気がしてくる。医者たち自身が精神病院で産み出される量に呆然とすると公言しているほどだ。病人たちは次々と文章を書きつらね、やがては本にまでなる。ある狂人の発見家は何冊もの浩瀚な書物（三十年にわたる仕事）において引力＝衝動説を展開する。「先天的精神病質」の犠牲者であるジョセフ・Oは、「人生の本質」に関する長大な論文を執筆している。トレラが報告した毎日三十ページ書いた「意地悪な女性」もいる。造語の花が咲き、病院の廊下を埋めていく。病人たちは自分のことを「奇術化された者、詐欺された者、つや出しされた者、脱感動した者、換気化された者、主観化された者、羅針盤をつけられた者、天井化された者」(Legrand du Saulle (1), p. 350) などと言っている。さらに迫害に転じる被害妄想患者のうちにも文書狂の大群がいる。

被害妄想患者は、病院にある便箋、ノート、メモ帳を驚くほど消費する。あらゆるものが要望や不満を書き留めるのに役立つ。彼らはノートをいつも欲しがるのでいくら気前良く提供しても足りない。そこで、彼らは行をぎゅうぎゅうに詰めて書き、ときに水平に書いたあと斜めに書く。尽きることのない不満の表現に場所が足りるということはない。*1

核心はここである。精神科医たちは狂人をきわめて生産的な者、行住坐臥の物書きとして捉えている。セグラ博士は一八九二年に最初の総括をしている。

> 一般的に狂人は多量に書くと言える。というのも、書いたものを人にむやみに見せたがる者もいれば、見せることを拒み、自分のために隠れて書く者もいるからである。自分の書いたものを見せることを拒むのはたいてい、妄想のせいである。女は男よりも書く量が少なく、一般に手紙の形式をとる。これは女性の特徴で、受けた教育に相応しいと言える。*2

皮肉なことに、手紙を書くこと（それが過剰だと入院が正面から問題になる）は自然なこと、ないしは教育的行為として理解されていた。しかし明晰なセグラは、さらに「隔離が精神病者に書かせる大きな動機になっている」（p. 215）と認めざるを得なかった。この手の殴り書きは精神病院において重要であり、

*1 —— Simon (2), p. 322.
*2 —— *Troubles du langage*, p. 204〔『言語障害』〕.

医学上の種類として示したほどである。これが「筆記狂」である。「ページを端から端まで真っ黒にせずにはいられない」（p. 204）ものがすべてそうだ。かくして、病院は文学生産の一大拠点となる。

今日の文学のうちには、狂気から生まれ、どのページにもその起源が刻印されている浩瀚な書物がある。私はこうした書物の一冊が生まれるのに立ち会った。それは最も美しい知性と最も輝かしい能力の痕跡であり、『宗教』というタイトルで出版された。地上の魂の口述のもとこの不幸な使徒によって書き取られたものである。*3

筆記狂《マニー》は精神病者によって異なる。狂気の形態と文章の形態とを対応させるために理論的構造が考案された。もちろんこの作業のために持ち出された医学上の範疇《カテゴリー》は古めかしく、時代遅れのものに見えるだろう。今日では、理性ある単一狂《モノマニー》、先天的精神病質者、昏迷リペマニー〔訳注1〕などはほとんど使用されない。名札は常につけ変わる。むしろその点を判断すべきである。

誇大妄想には区別すべき二つのケースがある。ひとつは合理的な誇大妄想である。このケースでは病気は急性で、一時的な強迫観念となる。しかし手の施しようのないものではなく、治療は容易である。その例は、五二歳の高級家具職人であるX氏である。頭のよい熟練工であり、既婚、倹約家で、たくさんの子を立派に育てた。読み書きができ、共済組合に参加している。共済組合の副委員長になりたいと望むのもおかしくはない。突然、彼はこの欲望にとらわれ、自分の仕事をなおざりにし、常軌を逸したとは言わないまでも、あまりに執拗な運動を始めた。担当した医者は彼のことをきわめて皮相的にしか診察せず、臨床講義で慢性の誇大妄想として示した。自分のことをフランスの大統領だとか大臣だとか言っていると考えたからである。医者は学生たちに向かって、この不幸な家具職人を不治に分類している。

第二のケースは非合理的な誇大妄想である。病人は自分の能力、知識、財産状況によって許されているものとは別のものでありたいと欲したり、自称していたりする。このケースはほぼ治らない。とはいえ、病人が自称せず、たんに成りたがっているだけで、とりわけ疑っているならば、病気は不治ではない。しかし、注意しないと、悪化するし、その場合は、形や様子を変える。*4

合理的な誇大妄想と非合理的な誇大妄想が分けられているわけだが、このような疾病分類は間に合わせのもので、今では説得力をもたない。引用したくだりは精神病者の文章をとらえる医学的レトリックの典型的なものである。ただひとつ特殊な点があるとすれば、この文章がじつは狂人の文章であることだ。これは臨床的文体の見事な模倣なのだ。しかし模倣の常として、来るべき敗北の真実が含まれている。これは「精神不安定」かつ「先天的精神病質者」の膨大な回想録「人生の本質」の断片である。今

---

*3——Tardieu, p. 91-92.

〔訳注1〕エスキロールは、従来メランコリーとされてきたものも一種の部分的狂気（モノマニー）であると考え、悲しみを引き起こすマニーという意味で、リペマニーと呼んだ。

*4——Rougues de Fursac (1), p. 272.

日ではこういったテクストと、それを狂人の文章だと断じるテクストとを分かつものが何なのかはそれほど明瞭ではない。以下の文も同じ精神科医にして精神病者である人物のものである。

きわめて怒りっぽい患者は、暴力の発作に襲われ、それは自殺に通じる。彼らは会話についてくることができず、不安な様子で、常にうろうろする。それはまるで、新兵が初めて敵の砲撃を受けるようである。または雷を恐れる人間が雷雨の際にうろたえる姿に似る。それはほとんど常に遺伝性の癲癇患者の未成熟である。発作の期間は二八日から七二八日までさまざまである。一方、穏やかな期間はほとんど同じである。そのために辛抱強い観察が必要となる。[*5]

狂人の書いたものは、我々から見ると正確に医学のパロディになっていて、違いは僅かである。[*6] しかし、精神科医ローグ・ド・フュルサックによると、ジョゼフ・Oがその論文において、凡庸さを免れるのは「出鱈目に陥るとき」（p. 272）だけである。いまや、文を生み出す様々な狂気を分類することができるようになったのだ。

躁病（「考えや行動においてあまりの支離滅裂さで興奮を伴う」Simon (2), p. 318）はその特徴である興奮によって、文章執筆には、あまり適していない。自制力が必要なのである。「実際、執筆活動には注意力が必要であるだけでなく、ある程度の活力もまた必要なのだが、それは躁病の興奮とは相容れない」（Marcé (2), p. 388）。しかし時として極度の興奮が執筆活動を妨げず、逆に突き動かすことがある。

躁病患者の手紙の執筆は正確に、書き手の知的混乱を示す。注目すべきは——もっともこれは予測できたことだ——紙片に患者の精神的変調の物質的痕跡が残っていることである。すべての行は不統一で、何行も重なっていることがあり、四方八方に向かっている。普通、目に見える不規則性は精神の変調と正確に釣り合っている。*7

発作が起こると、紙が何枚も「数分のうちに真っ黒に」なる。行はあらゆる方向に交錯し、文字は大きく、大文字と装飾が溢れる（Rougues de Fursac (2), p. 276）。書かれたものは表現の場となる。ここでは文字どおり、表に現れる場ということである。それほど、躁病患者はマニャン博士の表現によると「全面的に外部にいる」ということは確かだ。「エロトマニアに冒された」田舎の女が、ほとんどものが書けなかったのに、発作において情熱的な手紙を書いた。「親愛なる牧師さま、先生、夫、兄、すべてであるひと！　あなたになんといいましょうか？　私はもう私のものではないのです。私の考えは海です。私は困惑し、自分が分かりません……。私はあなたによって、あなたの中で自分を見失ったのです」（Parchappe, p. 49）。マルセもまた驚くべきケースを引用している。

---

*5——Rougues de Fursac (1), p. 273.

*6——精神錯乱者自身による反・鑑定の別の例が、ダゴネ博士（Dagonet）によって示されている。« Observation de manie ambitieuse »〔野心的なマニーの観察〕.

*7——Simon (2), p.319. ルグラン・デュ・ソールによれば、彼らの筆記は「力強く、すらりとして、素早い」（p. 263）。ロジはさらに明確に「形式は顧みられず、紙は汚い」（p. 12）と述べ、行が離れ、右上がりで、多くの削除があり、字は離れており、大文字やアンダーラインが大量に見られることに注目している。

私が見た若いご婦人は、まずまずの教養と人並みの知性の持ち主だが、嫉妬心が支配的となる躁病の発作の間、夫に手紙を書いた。それはその雄弁さ、情熱とエネルギー溢れる筆致によって『新エロイーズ』の最も熱いページと並べても遜色ないほどである。ひとたび発作が過ぎると、手紙は簡素で慎み深いものに戻る。比べてみると、同じ筆から生まれたとは信じられないものである。[*8]躁病のたかぶりは生産的な興奮、突然の霊感を呼び起こし、たるんだ精神も輝かせる。[*9]

とりわけ躁病の高揚の状態においては、あまり教育を受けておらず、知性もきわめて平均的で、普段はほとんど文を書かなかったり、書けない人物が、やすやすと文を書き、素直で雄弁な文体によって、考えを表すことがある。ときにはそれが韻文のこともあり、周りの者は驚くばかりである。[*10]レジ博士は「野心的な妄想とともに、躁病の興奮ないし高揚に冒された」三〇歳の若い仕立屋の文章を挙げる。博士はこの人物を活写しているが、これは発作が患者自身を上回った典型的な例である。

すでに指摘したように、病人は店で雇われている仕立屋で、ごく基礎的な教育しか受けていない。しかし、躁病的興奮の発作の初期を示す知的な高揚のなかで、彼は書きはじめた。ものすごい量の手紙や回想や詩、さらには本を書いた。この報告の中で最も注目すべきは次の事実である。病人は精神病院に入った数日後、先の戦争時のパリ攻囲、さらにパリ・コミューンの全歴史を書きはじめた［…］。著者が『ある生粋のパリジャンの回想』と名づけたこの著作に欠けているものはない。ところが、この細部に至るまできわめて正確で几帳面な歴史を書くのに、病人はいかなる本も資料も手元に持ってなかったのだ。この点は私が請け合う。すべては記憶によって書かれたのであり、このかなり驚くべき事実は、この文章を読んだすべての人にとって驚異であった。まさに最高度に興奮した記憶のなせる業であった。*11

その同じ人間が謎に満ちた文も書くことができた。「紀元前四千年頃、神さまは私たちの地球があま

*8――*Valeur des écrits*, p. 389〔『文章の価値』〕.

*9――これはすでにピネルが指摘したことだ（「発作は想像力を発展と生産力の最も高い地点にまでもたらすように思える。それでいて規律とよい趣味による制御を失うことはないのだ。際立った思考や巧妙で辛辣な関連付けは精神病者に霊感と熱狂の超自然的な雰囲気をあたえる。過去の思い出がつぎつぎと流れ出しているようだ。そして間の静かな時間には忘れてしまったことが、そのときは鮮やかで生き生きとした色彩をともなって、精神の内に再生されているのだ」）（*Traité médico-philosophique*, chap. IX, sect. 1〔『医学・哲学的概論』〕）。エスキロールにも同様の指摘がある（「自信に満ちた躁病患者の中にはやすやすと喋り、書く者がいる。彼らは鮮やかな表現、深い思考、独創的発想の結合によって眼を引く……。躁病においては豊かな思考が一過性の妄想を生みだす。その対象は絶えず更新され、あらゆる種類の形態をとる。言語と行動は、こうした思念の流動性、変幻自在さを帯びており、その思念は極めて高度で、崇高でもある特徴を時として有する」）（*Des maladies mentales*, cité par Sentoux (1), p. 81〔『精神病論』、サントゥーによる引用〕）。

*10――Séglas, p. 209.

*11――*Les aliénés peints par eux-mêmes* (1), p. 548〔『精神病者の自画像』〕.

り陽気でないとお考えになり、アダムとイヴを作られた。ダーウィンとリトレは打ち負かされた」、「去勢はシスチナ礼拝堂の聖歌隊たちにとって、たしかに余計なことである。のみならず生殖にとっても都合が悪い」。この仕立屋が、ある発作の際に、アカデミー・フランセーズに椅子を求めて、しかるべき筋に訴えた。

我が身にあるものといえば
一巻の著作のみ歴史家を気取る
パリに生まれし生粋のパリジャンなる私が、
不死の人びとへの
ささやかなる伝言をお願いする
私のためにドアを少し開かれよ
ふとっちょでない我が身のため
つつましき椅子が
よき床屋《バルビエ》の椅子が私に相応しかろう

鬱病は短調の暗い調子のうちで、躁病と同じ両義的な創造性を呼び起こす。鬱病になった病人は当初、不毛な無為に陥る。

リペマニーが引き起こす麻痺では、病人はまるで彫像のように静かでじっとしている。幻覚や恐ろしい幻想《イリュージョン》に見入っている。このような病人はいかなる種類の文章も生み出すことができない。[*12]

しかし陰鬱さが長く続いたあと、執筆欲が湧きあがってくる。そのとき「病人が書いた文字はためらいや不確かさを示している。筆跡は重く、しまりがない」[*13]。マルセ博士は筆記の遅さ、ためらいとともに、進行麻痺の特徴であるギザギザした線と対照的な、丸みを帯びた線に注目している。パルシャップが示している症例では「鬱病を患ったこの農民は、普段はものを書くことが全くできず、またいかなる教育も受けていないが、月が満ちると同時に詩を作り始め、二日後にこの能力を失った。再びこの能力を取り戻したのは月が再び満ちたときである」（p. 44）。モレルは『臨床研究』で幻覚症状のあるリペマニーの文書について報告している。

一週間前、私は次のような言葉につきまとわれていた。「喀血し、女は死んだ。残ったのは……」。こうした考えはどこで吹き込まれたのだろうか。それは通りで叫んでいた売り子だった。「買ってけ、もう死んだ気だ、残りは……」。毎朝コメルス横町で私を起こす嫌な雄鶏が、「この乞食、コケ

＊12——Simon (2),p.320. セグラは「鬱病患者はあまりものを書かない」と記している（p. 204）。マルセによると、「病人は憂鬱状態の間はめったに書かない」（p. 390）。

＊13——Simon (2), p. 321.

にしろ」と叫んでいると思い込むことはないだろうか。[14]

モノマニア、つまり自分の妄想を紙に移すのにちょうど十分な理性を保っている者たちから最も多くの書き手が最も輩出する。

モノマニアは崇高な使命を帯びたと自認していたり、機械や化学上の発見や政治制度などあらゆる類の発明に没入したりしているので、インクや紙が足りるということはない。彼らは休みなく書き続ける。どんな小さな紙切れも、本のページや新聞の余白も、できるかぎり詰めた細かな字によって埋められていく。[15]

果てしなく書き続けるのは、固定観念にとらわれ、そこから離れることを拒絶する者たち、つまり宗教的狂信者、ユートピア主義者、悪魔やイエズス会や電気に取りつかれた者、[16]生粋の誇大妄想狂などである。被害妄想患者もここに入る。

被害妄想に冒された患者は、すべての精神病者のうち、もっとも嬉々として大部の原稿を持ち運んでいる。服の折り目などに大切に埋め込んであるのである。そこでは細部にわたって、くどくどと、自分がはめられた陰謀を物語っている。隠れている敵の身振りや仕種や言葉についても際限のない話が続く。[17]

誇大妄想狂は自分が将来、世界的な組織で占める地位について手記を綴ったり、自分の肩書きを事細かに述べたりすることに一日を費やす。エロトマニアは、その名の通り自分の乱痴気騒ぎの計画や強迫観念をひとつひとつ述べる。例えば騎士《ナイト》の爵位をもつ某は「生まれや財産から来る高い地位や美しさや美質によって際立つ女性をみだらな告白で悩ませる。この精神病者は皇后ジョゼフィーヌ、オランダ王妃オルタンス、ベリー公爵夫人に宛てて、手紙を書き、前代未聞の露骨さで彼女らに役を割り振った好色な場面をうっとりと描いている」（Simon (2), p. 326）。

こういった理性ある偏執狂による断章や、固定観念によって熱に浮かされたように書かれたもののうちから、「悪魔に取りつかれた女性被害妄想患者」の文章を見ておこう。これは妄想のエネルギーになおも打ち震えている断章である。イメージの万華鏡のうちに、苦痛と快楽が、あらゆる欲望とあらゆる恐怖がせめぎ合っている。

悪魔の分身たち？（ほかに何と呼んだらいいか分かりません）は唇は動かさないまま、心を通して語り、

＊14——*Etudes cliniques*, p. 393〔『臨床医学研究』〕.

＊15——Tardieu, p. 91.

＊16——これは十九世紀にもっとも繰り返し現れる恐怖症 phobie の三大テーマのひとつである。他の二つはフリーメーソンと霊媒（Simon (2) p. 322）。

＊17——Marcé (2), p. 391.

ほとんどいつも官能的なことをあけすけに言います……この家の中ではつねに「なぶりものにするぞ」という言葉が聞こえてきます。恐ろしい表現です。それをあなたに伝えるのは、私を救いに来ることがどれほど差し迫ったものか分かってもらうためです。聞こえてくるのです。おまえは逃げられないぞ、お前がおれの欲望をかき立てる、おれはお前の体を自分で拵えたみたいによく知っている、おまえのどこにしるしがあるか、おまえの××はおれのものになる。こんなことをあなたに書くなんて恥ずかしいことです。彼らはしきりにカンブロヌの言葉〔くそ〕を口にします。そして自分たちには無縁なはずの人間の体の中で何が起きているかを見ています。それは醜悪な邪淫のことです〔…〕。

ある晩、彼らは私を電気を使って殺そうとしました。私の体中が燃えあがるほど、天井から電流が押し寄せてきました。私の心臓の上に置かれたロザリオは焼きごてのようでした。私の全存在が離脱するように思え、歯が軋み、頭がみしみし鳴るのです。どうなってしまうのか分かりませんでした。電流が流れるなか、一晩中、私はロザリオの祈りを唱えました。朝になると一時間の間ががたがた震えました……最後には、ベルゼブル自身が、偽医師の姿をして私の部屋に入ってきました。脈をとって、私が天国への道のどこいらあたりにいるか知ろうとしたのです。悪魔が触れた私の手首は今も赤くなっています。ある晩、庭で手首の同じ箇所に火傷の痛みを感じました。どこからきたのか分からぬ痛みです。私の手首は三週間に亘って皮が剝けていました。〔…〕

神さま私はあなたの愛撫で心が充たされることがあります。その愛撫は神の愛の花によって私に入ってきます。そしてその愛撫はまるで体中に愛の粉がまかれたかのように私を震わせながら、喉のところまでやってきます。脳髄まで震えるのです……時に、あなたは神々しく私の上に身をかがめ、どこでも私を抱きしめるのです。とりわけあそこ、下のほう、前から中から。神々しい愛の花の神さま……神さま私は、あなたに永遠に身を捧げたのですから、そして私が感じることはすべて、今まで感じてきたことと違うのですから、それは神さまの感覚のように思われ、たしかにそうなので神さまの感覚を常にもっとつよく、もっと内側から感じたいのです。そしてそのことを神様以外の誰も知りませんように。神さまの愛撫が現れるのは、神さまが私に授けて下さった美しく神々しい乳房です。これは私の全存在と同様に神さまのものです。私は待っています、より近く、包み込むような欲望。そこに神さまの唇が欲しい。バラ色の木苺に似たふたつの乳首が、神さまの唇によって押され、吸われ、守られるのを感じたい。神さま、いつでも。なぜなら私はすべてあなたのもの、私のなかに神さまの愛撫をのぞまないのは一筋たりともありません。神さまの愛撫は神の優しさにおいて神々しく、また神らしく情熱的なもの。[*18]

筆記好きの病理学の四番目の部門は進行麻痺である。徐々に口をきかなくなり、まったく動かなくなる前の、初期は突然強い創造力を示す点が特徴となる。[*19] 麻痺患者の大げさな文章は、野心的な妄想、極端なまでの栄光と権力への意識においてモノマニーの文章に匹敵する。しかし、「麻痺患者の病気が進

＊18——Capgras, p. 368-370.

＊19——「進行麻痺の初期においては、病人のうちに極めて自在な表出を認めることができるが、彼らが推薦状や、注文書、あらゆる種類の企画において目立とうとするのを見る」(Tardieu, p. 91)。

行するにつれ、当初ためらいがちだった線はしだいに震えていき、まもなく手紙をジクザグに書くのがやっとになる」。この筆記力の徐々の低下は、[20]例えば、二年前から病気を患っている機械仕上げ工が書いた短い手紙の単調さのうちに認められる。この男は句読点がほとんど打てず、取りつかれたような繰り返しへとおちていく。

心から愛する人よおまえを強く愛している私に会いに来ておくれ。愛しい人よ可愛いひと私を幸せにしに来ておくれ愛しいひと狂おしいまでに愛しているお願いだから明朝一年以上会っていない子どもたちと一緒に来ておくれ私を喜ばせておくれ愛しいひと私はおまえを強く愛しておりおまえのために色々しようクレルモン農場第五食堂まで私を会いに来ておくれ私の可愛い人おまえを生涯そして永遠に愛しているお願いだから愛しい人一年以上会っていない子どもたちと一緒に私に会いに来ておくれ

S……シャルル・アルフレッド

機械仕上げ工

追伸　生涯そして永遠におまえを愛している夫が心から願うことは愛しいおまえが農場にやってきてくれること私に会いに来ておくれ可愛いひと私をほっとさせておくれ、永遠におまえを愛そう。さようなら私の可愛いひと美しい私の妻生涯愛する人よ。[21]

コントロールの効かない韻は繰り返しに倦んで弱まっていく。あらゆる愛の言葉があるが、決定的な荒廃のなかに漂っているかのようである。偉大な考え、壮大な企てさえも無惨なことに、真空に吸い込まれたかのような細切れの表現に陥る。たとえば次の「大臣への手紙」は三年来病気を患っている配管工、アルセーヌ・Rによって書かれたものであるが、社会、戦争、性に関する妄想が断片的に出ている。

欧州の皇帝にして中国の王である私は臣民の繁栄のため、誰もが一万フランの年金を得られるようにし、巨大で経済的なかまどの中で無料で養われることになろう大西洋にかける橋は時と金の問題に過ぎないし私は永遠であり何世紀でもある百万年を生きるだろうアルザス・ロレーヌはナポレオンのものとなりベルリンは焼かれるだろう、さらに私は我らが連合軍であるロシア軍によって日本を叩き私はマリー・アントワネットとウージェニを始めとする世界中の皇后と結婚しようロシア万歳この旗印のもと鉄道は金で作られ労働者の服はビロードとなろう私はさらにシャトレ劇場とサン・マルタン劇場の案内嬢に絹のドレスを贈ろう[*22]。

＊20――ルグラン・デュ・ソールは明快だ。病気の四つの段階が分けられ、それに四つの筆記のスタイルが対応する。一、「筆記は重くなり、伸びやかさが消え、ときに習いはじめの小学生の筆記と同じくらい大きな字になる」。二、「筆記はさらに悪化する。文字はうまく引かれず、行がばらばらになる」。三、「筆記は次第に見分けられなくなる」。四、「判読不能な文字である。棒、十字、価値のない記号、名付けようのない書きなぐりである」(p. 478-479)。

＊21――Rogues de Fursac (1), p. 126.

＊22――*Ibid.*, p. 127.

さらに極端な集団《グループ》は痴呆性患者で、その制作物はすぐに分かる。「思考の不完全な表現と一貫性の欠如、書かれたものの無秩序と不規則性」（Marcé (2), p. 393）が見られるからだ。シモンはその支配的な論理をこう説明している。「ある本の一ページからここでは語をひとつ、別のところで一文を、その先では何行かを削除する。そうすると痴呆性患者の文章や語りに似たものが得られる（『文書と描画』、p. 327）。この指摘が正しいかどうかは以下のマリーの断章を読んで判断していただこう。

> あなたが私の思考を見抜けるか分かりません。でもあなたの生徒たちのうちにクレールを思い起こさせるものは、もはや何も見出せないことは確かなはずです。私があなたのためにしたことをできる人はひとりもいません。誰を信頼できるでしょうか。セヴィニェは中途半端な預言者でしかありません、アンドロマックはもはやピュロスの足元でポーズをとりませんし、みんなはいつもコーヒーを飲んでいます［…］なぜなら豆科植物は燐酸ですから、フランクリンがうまごやしに石膏をまく理由は何だったのでしょうか。[*23]

最後に来るのは、無能力者である知恵おくれ、白痴、痴愚者である。[*24] この場合は即座に分かる。「彼らの文書はその知的劣性を正確に示す［…］手紙を書き、自分の貧しい思考を記しはじめるが、結局は、たまたま手近にあった本のページを書き写すことになる」（Simon (2), p. 330）。以上、私たちは精神病者の文章に関する古典的分析において絶えず繰り返される病理形式をすべて取り上げた。[*25] こうした形式は十九世紀のほぼ最後まで生き延びることになる。

精神病者の描画《デッサン》の古典的分析（タルデュー、シモン）は文章の研究のために作った枠組みをそのまま用いている。同一の原因は同一の結果をもたらすというわけだ。にもかかわらず、狂気の芸術に関する二〇世紀の批評家たちは[*26]、次のようなタルデュー博士のテクストの中に芸術の精神病理学の誕生を告げる何かを見ようとするだろう。

ここまで関心はもっぱら精神病者の文章に集中していたが、臆せず言えば、狂人によって作られた描画《デッサン》や絵画の検討も実際興味深いものである。われわれが全くありえないことやきわめて奇妙なイメージを考え出したり、想像を広げたりしても、決して精神病者の手によって画布に描かれた妄想の類には到達できない。それは悪夢に似た、眩暈をもたらす創造物である。私は何年もの間、全

＊23――Rogues de Fursac (1), p. 160.

＊24――白痴と痴愚者の区別についてはソリエ (Sollier) を参照のこと。この区別は完全に道徳的なもので、一方に心貧しき無垢な者がおり、他方に獣的で、堕落し、意地悪な知恵遅れが置かれる。ソリエは描画について指摘している。「われわれは白痴において、正確で、丹念で、注意深い描画の試みを見る。痴愚者においては、不ぞろいな空想的で気取った描画を見出す。白痴のほうが痴愚者よりも好ましいのは疑いを入れない。どんなわずかなことにでも、この白痴と痴愚者の根本的差異を認めることができる。白痴は発達の途中で止まった哀れな存在であり、痴愚者はもっとずっと軽いとはいえ、途中で止まったのみならず、とりわけ正常からはずれた存在である」(p. 204-205)。

＊25――完璧を期すためにはさらに自殺者の文章を引用しなければならないだろう（自殺が妄想の結果として解釈されるとき）。この点に関して、ブリエール・ド・ボワモンの著作は（自殺行為の病理的次元を確定したあとすぐに）テクストの独創的な分類を導入する。それは、表現された感情の性質（良い感情、悪い感情、混合感情）による分類である。

＊26――レジャ、ヴァンション、ヴォルマ、ルヴァイヤンなど (M. Réja, J. Vinchon, R. Volmat, F. Levaillant, etc.)。

く才能がないのに絵を描くことに人生を費やした精神病者を診たことがある。彼の絵は五百枚以上見た。そのうちの何点かは大作で、気違いじみた色の組み合わせ、緑や深紅の人物像、普通ではないプロポーション、黄色の空、あり得ない光の効果、怪物たち、幻想的な動物たち、正気を欠いた風景、見たこともない建築物、地獄の炎などが模倣しがたいフォルムを持ち、侵すことのできない夢を現実のものにしていた。これらのイメージの多様性に勝るとも劣らないのは、慢性的偏執狂の症状が完璧なまでによく出ている作者の多産性である。[27]

タルデューは自分の例証を一八六三年の「サロン落選者展」（マネの『草上の昼食』も展示されていた）から選ぶこともできたであろう。じっさい、マクシム・デュ・カンは『両世界評論』で書いていた。「これらの作品は奇妙《バロック》で、気取っており人を不安にさせる賢しらや絶対的な無価値を示していて、じっくり見ると心が乱される。人間の精神がいかに常軌を逸したものに養われているかを証しているからである」。タルデューが「気違いじみた色の組み合わせ、緑や深紅の人物像、普通ではないプロポーション［…］あり得ない光の効果、怪物たち」と言うとき、私たちはセザンヌの『誘拐』の不安なフォルムを目の前にしているような気がしてくる。これは少し前の落選作である。

描画《デッサン》について最も網羅的な研究をしたのはシモン博士である。[28] それは文章の分析と完全に平行関係にある。鬱病患者はあまり描画《デッサン》をしない。描くのは「自分の不運、受けていると思いこんでいる拷問、自分が対象になっていると考えている迫害」（p. 360）である。躁病患者が造形制作にあたって用いるのは「きわめて複雑な［…］線の結合であり、絵に用いる色は全く本当らしさを欠く」。最も生産的なのはモノマニアである。「描画《デッサン》における明快さ」で群を抜くのは、彼らの妄想が「部分的であり、理性的であるからだ」(p. 371)。誇大妄想狂は、当然、独自の「強烈な想像力」を示す。進行麻痺については、シモンが「芸術的意図」と「結果のひどさ」(p. 378) の落差を強調している。宮殿を隅々まで豪華に描いても紙の上にあるのは、汚い鉛筆の跡に過ぎない。「それは一連の不明確な線、ばらばらな間隔の視点である」(p. 379)。痴呆からは幼児のなぐり書きが現れるだけ、痴愚者はモデルをコピーすることを知っている程度である。しかしながら、幻覚はここで他と異なる重要性を獲得する。ウィリアム・ブレイクへの言及がなされるのである。*29 最後にシモンはタルデューの観察にならい、すぐ後にローグ・ド・フュルサックとレジャがするように、猥褻な落書きが憂慮すべきほど多量に描かれることに言及している。*30 世紀末に至るまで、シモン博士の研究に何かを加えた者はいなかった。セグラは自分の著作で博士の研究の要約に留まり、ローグ・ド・フュルサックはこの主題に関して数行書くのがやっとだった。*31

---

*27――*Etudes médico-légale*, p. 94.〔『法医学研究』〕

*28――狂人の描画の美的価値の低さは、すぐに告げられる。「確かに描画の観点からすれば、ちょっとした制作物の価値は疑わしいが、医者と心理学者にとってはきわめて興味深い」(*Imagination*, p. 360〔『想像力』〕)。

*29――「あるときは自然に表れたり、あるときは幻視者のある種の呼びかけによって表れた幻覚的イメージを鉛筆や絵筆で再現する幻覚症患者のうち最も注目すべき例は、著名な画家ブレイクである」(Simon (2), p. 353)。

*30――Simon (1), p.390, Roger de Fursc (1), Tardieu p. 94 他。のちにヴァンション博士は狂人たちの絵画に見られる猥褻のレベルを出発点として、文学的なポルノグラフィー(サドとそのほかの倒錯者文士たち、または群小リベルタンたち)が示す危険を測定し、美学的見地からその危険性が隠されてはならないとする。アポリネールたちによって刊行された『国立図書館の非公開本』について、彼は次のように書く。「精神病者において、猥褻な文章と描画は稀ではない。そこにはいかなる芸術的文学的配慮も認めることはできない。こうした制作物、ページにわれわれは悪ふざけしか認めないのが常だが、そのなかにはたくさんの段階があ

り、少しずつ病理学的状態に近づいていく。要するに、非公開本《アンフェール》にはサディズム、マゾヒズム、フェティシズム、同性愛といった性的本能のあらゆる倒錯形式が描かれていることが分かる。すでに述べたように、病理学的要素を考慮に入れることはしばしば困難である。いずれにせよ、猥褻なページを書くことのうちに、すでに人格のある種の弛緩があり、それが社会の現状においては、不安なものになりうる。そこに、偏見なき芸術家はいまだ明らかになっていない芸術の源泉を探ることができた。だが、本能に訴えかけてくる危険を忘れてはならない」(p. 158)。

*31——公平さを保つため、一八六〇年に収容されたフルマン・コットン(Fulmen Cotton)の描画をきっかけとする精神科の考察の重要性を強調しなければならない。この症例は当時の最も偉大な精神科医たちによって検討された。この主題では、以下を参照のこと。F. Hulak, *La Mesure des irréguliers*, Nice, Z'Editions, 1990, p. 53-69〔ユラック『規範からはずれた者たちの次元』〕.

第3章　エクリチュールの震え

精神錯乱者の文章の古典的な分析（タルデュー、ブリエール・ド・ボワモン、ルグラン・デュ・ソール、シモン）は、マルセ博士の論文を出発点として展開されたが、「表出的エクリチュールの臨床医学」と考えてよかろう。病理の本質は書かれたものに表れ出るのであり、文字の筆跡形態として、イメージや考えの上にその特質が刻まれているとするのである。かくして、精神病者が作り出すものは、エスキロールの分類（躁《マニー》、憂鬱症、モノマニー、進行麻痺、痴呆、痴愚）に従って医学的に示されたなんらかの精神状態の反映となる。憂鬱症の場合は、暗い発想と曖昧で哀しいイメージ、文字は重く、曲がりくねり、行は右下がりになる。それと対照をなすのが、躁病の角張ってごつごつした文字と溢れでる発想、ぎざぎざした行である。この初期の臨床医学は昔ながらの特質の論理に秘かにしたがっている。これは文章における心理学と生理学の対照関係であり、病理学的カテゴリーが表現を生み出す生産性として捉えられている。とはいえ、すでに進行麻痺に関しては不均衡が見られる。意味内容よりも、文章の震え、行のためらいを示す曲りのほうが病人の精神状態を直接的に露にしていたからである。神経学の進歩とシャルコーの威光、精神病理学において進行麻痺が果たした更なる主導的な役割は、一九世紀末（セグラ博士の『精神病者における言語障害』一八九二年刊）、また二〇世紀初頭（ローグ・ド・フュルサック博士の『精神・神経病における文章と描画《デッサン》』一九〇五年刊）になって、精神病者の制作物に対する新しいアプローチを可能にすることになる。特質の表現という論理に代わって、イメージの連合と神経の震えの臨床医学が登場するのである。エスキロールの分類はもはや精神病者の文章を整理する図式としては役立たず、シャルコーとバレの理論によって代わられる。理論の地平はもはや表現に伴われた精神にはなく、神経繊維が織りなす脳が問題となる。

セグラは、狂人の制作物に関する研究をより広い言語障害研究の中に位置づけるが、後者をモデルとしている。エクリチュールは以前のような、狂気が集積する痕跡という特権を失い、一つの機能となる。この機能の法則がなによりも言語活動を支配しているとされる。[1] こうして、セグラは筆記的言語困難、[2] 失書症、[3] 筋肉の変調（収縮、震え、麻痺）に起因する筆記障害という区別をした。一方、ローグ・ド・フュルサックもまた表現という陥穽を避ける。精神病者の文章は象徴ではなくなり、神経障害の延長だとされる。文を物質的に作り出すこと（能書《カリグラフィー》）と、文の内容（心的書記《プシコグラフィー》[4]）とは区別されているが、前者がとくに重要だとされている。文は、口述文章、筆写文章、自発的に書く文章[5]の三つに区別される。この分類によって、書き手の動作のどこに問題があるのかが分かるというのだ。語を心的にイメージすることなのか、そのイメージが手に移るときのあり方なのか、それとも運動制御における書く行為そのものなのか。発声のうちで語を聞きとる能力が問題なのか、それとも筆記の物質性に語を置き直す能力が問題なのかだ。[6] こうして、神経綜合の欠陥や、運動能力に関する脳障害が浮き彫りとなるのである。

「書く行為」が支配的な概念となる。運動感覚《キネステジー》よりも重要なものはない。「書かれたものは運動の表れである以上、運動機能の異常を表している」（『文章と描画《デッサン》』、p. v）。

ローグ・デ・フェルサックの言葉はもはやエスキロールと同じではない。それでも、彼が「体質的精神病質」と言うとき、問題とされているのは、さまよえる理性の過剰や精神が妄想を増殖させる強迫観念の固定化などを背後に隠した行動である。これに関しては、被害妄想患者の際限のない回想の他にも、[*7]きわめてよく構成された詩を挙げることができよう。例えば社会のしきたりの欺瞞についての詩である。

---

*1——ラカンはもっとずっと後に、以下の分析において、同一の理論的方向をたどることになる。« Écrits inspirés » (en collaboration avec J. Lévy-Valensi, P. Mignault, in *Les Annales Médico-Psychologiques*, nº 5, 1931〔「吹き込まれた手記」。『二人であることの病い』〕.
「先入見なしにこの分析を導くために、わたしたちは言語の諸機能の区分に従うことにする」。

*2——知的障害に由来する文章の誤謬で、言語機能は維持されている。躁病の書記狂から鬱病の書記無言症まで該当する。

*3——言語機能の障害に直接起因する筆記の誤謬。

*4——ジョフロワ（Joffroy）のうちに、能書障害（「筋肉組織の欠陥のある機能に起因」（p. 418）と心的書記障害（それらは表現された思念とこの思念の表現方式にかかわる）との区別が認められる。

*5——このことから主題が課されたものではない、それ自体で求められているようなテクストを理解する必要がある。

*6——ここにバレの研究を苦もなく認めることができよう。書かれた語（筆記《グラフィック》の視覚イメージ）、読まれた語（印刷的な視覚イメージ）、話された語（発声の運動イメージ）、聞かれた語（音声イメージ）の区別。各々のイメージや、それらを結びつける結合の、それぞれ特別な結果が伴う異なる誤謬。

*7——たとえば『わが不幸の歴史の試み』では、靴屋が「わたしを打ちのめす不幸の恐るべき連鎖」を理解するために長い探求を行って結論を出し、彼の迫害者の正体を科学的に証明している（p. 262-264）。

おかしな習慣がある
年頭に用いられて
多くの人を怒らせるもの
躁病は祝辞にあり

礼儀の名において
あまたの友人たち……嫌な奴が
カードの上であなたに追従笑い
微笑はすぐに消え去る

形式が軽やかであろうと重々しかろうと
心からの敬意だろうと告白だろうと
このカードの山の運命は決まっている　炎だ

より長い未来が保たれているのは贈り物
愛らしい自惚れに知らしめる
よきものを選ぶ目があったかどうか

この詩は採録されているものの、特別な感慨は示されない。「ある種の巧みさをもって詩句を扱う者たちはいる。韻律法の規則を守り、的確な脚韻をみつける」。ローグ・ド・フュルサックはまた別の作品を引いて、「詩句が正確でも、思考は不可解な不安につつまれたままである」と注意を喚起している。

思考が熟す義務のかたわらで
見て美しいのはその思考がたゆまぬ飛行のうちに
認められていない権利を人として擁護すること
良識ある理性ならではの熱意がある

人の心が充分に報いられているのは
神聖な松明から天上の炎が輝き
他者のうちに魂の平等を照らすとき
進むべき道が善き人に示される

そのとき人は広大な孤独を畏れない
隷属に次いでもっとも辛い重荷
見知らぬ者の眼差しが悪しき者をそこへ導く

出版されている詩のうちにはもっと押韻が貧しいものもある。狂気は芸術的でありうるのだろうか。「読者に恵まれた詩人や、読者がいると自負している詩人たちですら、これ以上に明瞭ではないと異論を挟む方もいるかもしれない。我々もそれを認めるのにやぶさかではない。ただ指摘したいのは、精神病者がすべて収容されているわけではないということである」。このような選文集を披露した後、突然その背後にある原則に舞い戻る。その教えは明白である。もし狂人が詩人のように書くなら、詩人を収容せねばならないということだ。

こうした狂気の制作物のうちで、残っているものは極めて僅かである。精神科医は自分たちの職業論理にこりかたまっている。文章は芸術のための作品ではなく、学問上の資料なのである。シャラントン精神病院からの詩を一篇引用しよう。

私はシダの火が好きだ
長く残らずぱちぱちいう
煙は苦い味がする
だが灰の狂った私は徘徊し
楽しみながら二スーを
すべてを洗う塩からすーっと引き出せる
ソーダで、すべてを洗う塩

心理学者ポーランはこの詩によって彼の組織的連合の法則、心的諸要素は目的にそって組織されるという法則を確かめている。この詩は精神錯乱《デマンス》において精神の均衡の崩壊があることの例証となっている。意味は、単に音の響きがつくる脆弱な論理に従うことでぼやける。そこにあるのは「最低限の体系的な連合様式」と「明白な〔…〕支離滅裂さ」（p. 113）だけである。

しかしレジス博士はこれらの作品のうちに医学的判断のための中立的素材以上のものを見ようとしていた。一八八二年、『アンセファル〔脳〕』誌に「精神病者の自画像」と題する欄を作り、精神病院で書かれた文章を定期的に載せるようにした。ここにおいて狂人の独特な内面性、その表現力が語られはじめる。

> これに加えて、精神病者たちは大部分、本当に驚くような表現力に恵まれているし、その文章は彼らを感嘆すべき明確さ、力、正確さをもって突き動かしている病気の感覚と考え方を示している。何人かの教養あるものたちの文章には医学上の重要さに加えて、滑らかで時に輝くような文体の魅力があり、自分の深く内面的な感情をそのまま生き生きと繊細さをもって描き出している。これらの文章のおかげでわれわれは精神病者と呼ばれるこの定義不能な存在の奥底まで入り込むことができるのである。*8

---

*8——*Les aliénés peints par eux-mêmes* (1), p.185〔『精神病者の自画像』〕.

そしてレジスが示すのは「疑い得ない文学的価値を持つ」、幻覚症状のある神経症女性患者の作品である。「十年ほど前から神との持続的な交流《コンタクト》に入っており、左の耳でのみ神の言葉を話し声と軽いうなりとして知覚する」神秘家的誇大妄想狂の作品などである。これらの妄想の記録のうちで、鉄道員の物語を見ることにしよう。

私は見捨てられて、哀しみが心に広がり、酒を飲み続けた。昼も夜も移動しつづけ、もはや何も食べなかった。人に会うのが恐かった。動物ですら怖かった。夜、自分の家の中庭で道に迷った。隣の家の戸を自分の家だと思って開けようとしたこともある。つまり頭が狂っていた。持ち物といえば、ノミとシラミだけだった。部屋でそいつらを殺すために靴をとった。便所には小さな灰色の鶏、ニグロ、野ネズミがおり、さながら動物小屋だった。動物たちは見事なフランス語を喋り、私は連中に食べ物を分け与えた。服で覆ってやったのだが、この服もまた喋りだした。

私は戦いを見た。一、男同士の、二、女同士の、三、子ども同士の、そしてあらゆる種類の動物同士の。動物のうちで最強のものが栄冠を得た。小学校で教えている私の兄が妻と子どもをつれて会いに来た。相手が近づいてくる分だけ私は距離を取った。兄は言った。弟に会うためにこんなに遠くから来たのに馬鹿を見た、弟は逃げ回るばかりだ、と。しかしある日、私たちは偶然出会って、階段教室で一日中、仕事をした。そこで水銀に触れた。その時以来、私の指はひきつり、触れるものは何でも、燃やしてしまうようになった。金でも銀でも金属でも木材でも。私はこのことを多くの人に訴えた。彼らは私にこう言う。そう、あなたは女性の宝石を切り取るためにそうしたんだ。私は答える。違う、私は不幸だ。何も食べられない。私が触れるものは全て燃え出してしまうのだから[*9]。

＊9――*Les aliénés peints par eux-mêmes* (2), p. 379〔『精神病者の自画像』〕.

第4章　ヒステリーのエクリチュール、自動記述《エクリチュール・オートマチック》

精神病者の文章の特徴として、ローグ・デ・フュルサック博士が繰り返し用いる二つのカテゴリーがある。注意欠損と心的自動症《オートマチズム》である。いずれも力動的なプラス面の強調というより、放心状態を示すことで狂気の文書を浮き彫りにする否定的な範疇である。自動記述のテーマと言っても、一九世紀末の場合、それは創造的自発性の美学からきわめて遠い地点にある。文章にとっての自動症、描画《デッサン》にとってのステレオタイプ〔常同症〕という観念は当時（そしてヴァンション博士の医学・批評的著作が示すようにずっと後までも）、精神病者の制作物を研究するために用いられた主要な読解の枠組みであった[*1]。心的自動症は同じ言葉の繰り返しや、文体の単調さ、より広くは説明不可能な不統一性として表れる。自動症とは諸能力の基本的な働きの病気的欠落としての狂気であり、精神の高い機能がゆっくりと崩壊し、調整を欠いた心的行動がばらばらになされる。バイヤルジェ博士はかつてその著『研究』（p. 563-573）に、腎虚になるほどの慢性的自慰に冒された青年の文章を載せた。博士は自動症狂気に関する自分の学説の中心部分で、この青年の文章を告白の形による例証として用いたのである。今日ではこの患者の話を読むとき、

別の判断も可能であろう。

　どんな人間にもある自然で本能的な考えを奪われた私は、自分の心を他のものに向けることができない。注意するということができない。私の思考はその本拠を変えた。私において全ては物質であり、「それは考える物質である［…］」。私の胸の中には、私の胃の内部には、完全に内部で言葉を発する舌のようなものがある。通常、例えばひとは手紙を書こうとするなら、頭で探す（知的な思考が稼働する）が、私においては、頭など役に立たない。働くのは胃である。この内部の舌が「表明している」［…］、結局、私が知的能力を持っていないという最終的証拠である。つまりもし私が知的能力を持っているなら私は既に狂人になっていただろう。

心的自動症がテクストのうちに姿を現すとき、それは分析の対象というよりはくだらないもの、いつも同じものとされる。

　わざとらしさと支離滅裂さが描画の途方もなく複雑な配置、まさに混沌のうちに置かれた文章や

＊1――この点については以下の論文を参照のこと。F. Will-Levaillant (« L'analyse des dessins d'aliénés et de médiums en France avant le Surréalisme »［「シュルレアリスム以前のフランスにおける精神病者と霊媒の描画の分析」］, in *Revue de l'art*, 1980, p. 24-39 ; « Signes de l'automatisme graphique : Psychopathologie ou Surréalisme ? »［「グラフィックの自動症の兆候――精神病理学かシュルレアリスムか」］, in *Psychologie médicale*, 1981, n° 9, p. 1421-1427).

線や人物像の理解しがたい錯綜にはっきり現れている。ステレオタイプはどの描画にもいたるところで繰り返される人物像に認められる。これはつねにギリシアかアッシリア風の横顔を見せている。ステレオタイプは同様に、次のような文章のうちに見られる。

一二〇〇フラン
一二〇〇〇の男
一二〇〇〇の女
一二〇〇〇の少年
一二〇〇〇の赤ん坊もしくはパリテ、パリ、パール。

自動症はステレオタイプや省略や韻による観念の連合や語呂合わせのうちにも認められる。いくつか例を挙げよう。孔雀（ジェー）……種（シュー）、ウージェーヌ・シュー、カン・カレで缶けりをする、私は最高のレストランで……再婚するだろう。[*2]

これ以降、狂人の制作物は、動物的反復の倦んだ混沌に落ち込んだ精神が示す投げやりな態度だとされる。これは熟達した技法と心の極度の緊張と厳しい注意力を必要とする芸術の仕事から最も遠い地点である。このような考えから論理的に帰結するが、若干のズレを示す第二の観念もまた詳細な検討の対象になる。それが自動記述である。以下の定義は、アンドレ・ブルトンが後に学ぶことになるバレの『概論』〔一九〇三〕に採録されたセグラのものである。

「自動記述」とは無意識的記述のことである。そのとき患者は単に自分が意図せずに綴っている言葉への意識がないだけではない。自分が書いていることすら分かっていないことがよくある。この現象がなおいっそう奇妙なのは、こうして綴られた言葉がでたらめではなく、往々にして理解可能な文章をなしていることである。

この無意識で知的な記述は描く動作を意識しないままに書くある種の霊媒（機械的な霊媒）においては珍しくない。さらに、その存在は特にヒステリー患者において実験的に確かめられた。[*3]

＊2——*Dessins d'un dément précoce*, p. 303〔『ある早発性痴呆の描画』〕. このルロワ（Leroy）による遅ればせの学会発表では、あのピエロン（Piéron）も発言する重要な討議がなされた。「H・ピエロン『この描画《デッサン》に眼をやりますと、すぐに思い浮かぶのは、学会のテーブルの周りに集められた多くの人が、放心した手で描くクロッキーです』。M・ルロワ『ピエロン先生のご指摘はごもっともです。そのご指摘はそうした状況での患者の自動症を証明しています』」。

＊3——Séglas, p. 254. この点に関して、ブルトンを魅了した、テーヌの『知性論』の序文が思い出されよう。「私は、ひとが喋り、歌いながら、紙を見ることもなく、しっかりした文を何ページにもわたって、書いているのを見たことがある。しかも自分が何を書いているか意識していないのだ。〔…〕指と鉛筆の動きは硬直し、自動的に見える。文章は常に署名によって終わる。死んだ人の署名。そして文章には書き手が洩らしたくない心の奥底の内的思考の痕跡がある」。〔訳注——ブルトンの『シュルレアリスム宣言』（一九二四）、『シュルレアリスムと絵画』（一九二八）には、テーヌの『知性論』（一八七〇）の巻末にある「ノート二」の「完全な理性をともなう漸進的な幻覚について」への言及がある。〕

ここで問題は現実と理論が重なりあう何かのうちで立てられていると言えよう。夢遊状態の際に、文を書いたり、単語を綴ったりする霊媒は、その言葉が神秘的な霊から直接やってくるものであり、威圧的なまでの口述によって自分の手が啓示を受け、従うままに書くと主張する。[*4] 医者の方はこうしたあやしげな魔術を信じたくはない。霊媒を打ち負かすためには実験的にこうした霊感的記述を「再現」することが必要であろう。内在的に、完全な仕方で、科学を救うことが肝要なのだ。救いの手はヒステリー患者によってもたらされる。というのも、ヒステリー患者は完全な昏迷状態でも書けることを示すからである。霊とは分離した意識以外のなにものでもない。全ては心理学的法則の光によって照らされ、原因の内在性は保持されることとなる。ヒステリー患者は自動記述を自家薬籠中のものとし、霊媒をぎゃふんといわせ、心理学者を勇気づけることになる。『医学年報』掲載の論文が、自動記述の医学的なやり方を紹介している。

例えば、右半身の知覚を失った患者についたてを使って、筋肉の感覚を失った腕を見えなくして、その手に鉛筆を握らせる。すると自然に、時にはその指を導いただけで、病人は、自動的に書きはじめる。それは初めに書かされたのと同じ語の際限もない繰り返しだったり、文の断片だったりする。[*5]

ビネ、フェレ、ジャネ[*6]といった学者は文書を大量に手に入れた。そこからどんな理論を演繹すべきかでは学者たちの意見は一致しなかった。[*7] シュルレアリストたちは第一次大戦後、ヒステリーの五〇年祭〔訳注1〕を熱狂的に祝い、心的自動症の初期の巫女たちの名誉を回復することになる。しかし、十九世紀末の数年間、自動症は精神の劣った状態を示すものでしかなく、一番簡単なもの、自ずと出てくることは、愛すべき純粋さよりは悲惨な貧困さを示していた。根本的な価値の変化が起こるのは二〇世紀も数十年間たってからである。さしあたって、解き放たれた美の幻によって、科学的正確さで間然するところがないビネの研究が乱されることはない。ジャネはと言えば、心的自動症の自分の学説を支えとして、狂気天才論争を一刀両断にし、両者の決定的な分離を告げる。

狂気と天才は心理発展における両極である。狂気の全歴史は〔…〕心理的自動症そのものの描写にすぎない。自動症の表れは様々だが、いずれにせよ、その原因は現実を綜合する力の弱さによる。すなわち、精神の弱さ、心的貧困である。それに対し、天才はいかなる科学も予想できなかった全く新しい観念を形成できる綜合力のことである。それは最高の精神的な力である。*8

---

*4——ジビエ博士（Gibier）の著書『交霊術』にその例がある。

*5——Blocq, p. 1435.

*6——この点については Janet, *L'État mental der hystériques*, p. 88, 220 et passim〔『ヒステリーの精神状態』〕を参照。

*7——一つだが、分離した意識だろうか。それとも即自と対自という、意識の還元不可能な二つの状態だろうか。

〔訳注1〕『シュルレアリスム革命』誌十一号（一九二八年三月十五日）には、ヒステリーを「十九世紀末の最大の詩的発見」とする、ブルトンの「ヒステリー五〇周年」に附して、サルペトリエール病院の入院患者オーギュスティーヌが蠱惑的な姿態を示す六枚の写真が掲載されている。

*8——*L'automatisme psychologique*, p. 447〔『心理的自動症』〕.

しかし、いまや全ての要素（自動記述、無意識、狂気）が配置され、その後シュルレアリスムがそれらを美の魔術的な輪のうちに束ねることになるのだ。

最後に、ヒステリーの偽の双子である心気症《ヒポコンドリー》〔訳注2〕を見よう。心気症患者の不安はおそらく書くうちに際限もなく広がっていく（この「分析的な悪しき偏執《マニー》により、自分の感じる感覚をどれも健康に悪い方へと解釈する」、モレル『症例研究』、p. 51）。悲痛な日記をつけることで精魂尽きはてる。苦痛はそのピークを細心に、その正確な広がりとともに飽かず記録されていく。

> 一八五二年九月午前七時。眼に何かが飛び込んできたような痛み、瞼に鋭い痛み〔…〕。頭蓋骨のなかにまるで小さなノコギリがあるような感じ。製材所のように歯が回転し、私を巻き込んでいく。私の骨はまるで枯れ木だ。ロッグウッドの木のように燃えるだろう。
>
> 一八五二年九月。一日中、何もすることができない。ハンガーが私の額を締め付ける。〔…〕私の背中に四方に張られたガット弦のようなものがあって「ハーモニカ」のような音楽を放っている。うんざりだ。どんなに強い男だって、もし私のような状態の人間が現実にいると知ったら、恐怖で死んでしまうだろう……ひとは私を笑う……医者は私の苦痛を信じようとしない〔…〕。夢。死んだ馬。解体されて首がない。あらゆる種類の恐怖……。[*9]

この後、レジス博士は書かれたものの状態によって心気症《ヒポコンドリー》患者を分類することになる。一方に、体の小さな痛みの度合いや場所を正確に、小さな手帖に記すスモール・ペイパーの心気症があり、他方で、自らの全人生を執拗な内観によってスペクトルのように描き出すビッグ・ペイパーの心気症がある。十九世紀の精神科医にとってルソーは後者の純粋型を示していた。

＊9――心気症患者のA夫人。以下の書による。Morel, *Etudes cliniques*, p. 49-50〔『臨床研究』〕.

〔訳注2〕心気症《ヒポコンドリー》は、ギリシア語で「肋軟骨の下」を意味する「ヒュポコンドリオス」に由来し、自分の健康に過度に気を使うあり方を示す。ヒポクラテスから考察の対象となっていたが、十八世紀以来、「子宮（ヒステラ）」に由来するヒステリーは女性に、ヒポコンドリーは男性に表れると思われていた。

第Ⅱ部　病んだ天才の歴史

芸術と狂気の結節点は、狂人が作り出すものに対して示された両義的な関心に尽きるわけではない。それではまるで、精神科医の芸術感覚の変化、つまり、精神科医が現代芸術の発展に次第に理解を示し、新たに生まれる関係を把握できるようになってきたことだけが問題であるかのようになってしまう。精神医学は少なくともシュルレアリスムの出現までは二つの理論的な方向に進んでいった。ひとつは精神病者たちの制作物に診断を下すこと、その場合は記録としての価値が関心のすべてである。いまひとつは、天才と心の病とを科学的にどう結ぶかという問題である。しかし、二つの研究が関係づけられることはなかった。[*1]

実証的精神医学の到来によって、天才と狂人の極めて古い結びつきに新しい光が投げかけられることになる。偉人の憂鬱症についてのアリストテレスの言葉[*2]や、プラトンによる神がかりの甘美な錯乱への賛辞が陶然と口にされた。ディドロの言葉（「天才と狂気はなんと隣り合っていることか」）が引かれることも多い。しかし、精神科医の知見がようやく手に入れた科学性を誇る時代に、こうした曖昧なアフォリスムや深い直観とやらは、天才と狂人の血がつながっているという噂を医学上の総合へと転換する論証的な証明とは言わないまでも、正確な概念による表現を得ることになるのだろうか。

そのためには何かが変わらねばならなかった。シャンベリ廃疾院の担当医ジョゼフ・ダカンが心神喪失者の暗い顔を提示するためのレトリックとして、天才の太陽の輝きと対照させていたのは、まださほど昔のことではない。それは狂気に見られる人間の失墜が、人間の頂点である天才と負けず劣らず人間の本質を雄弁に物語っているという講義であった。しかも同一人物が一方の状態から他方へ、精神力の最高度の充実から感覚の完全な孤立化へと揺れるのだから、なおのこと強烈である。ダカンは、知性の崩壊に曝される古代リディアのクロイソス王の同類に対し、自らを新たなソロンに擬している。〔訳注1〕

　自らの同類を軽蔑する自身に満ちた高慢な皆さま、こちらへ。私とともにこれらの恐るべき小部屋にお入り下さい。自らの途方もない尊大さの行く末がお分かりになるでしょう。こちらへ、名誉と支配へと突き進む野心家の皆さま。私はそこであなた方の同類を示しましょう。かつてみなさんと同じキャリアを積んだ者たちです。そのとてつもない情熱によって彼がいかなる状態に至ったかお分かりになるでしょう。お入り下さい、学者先生、天才文人のお歴々。こちらにいらして、よく

＊1――精神病者が作り出すものを間近から研究した最初のひとりであるシモン博士は天才と狂気のあらゆる同一化を次のように拒む。「天才が狂気から派生するという理論は、現在非常に流行し、輝かしい名人芸を示しているが、考えられるかぎりでもっとも誤った考えのひとつであるにちがいない」（『過去の時間、現在の時間』p. 48）。

＊2――アリストテレス『問題集』。J. Pigeaud, *L'homme de génie et la mélancolie*, Rivages Poche, 1988〔『天才と憂鬱症』〕の素晴らしいエディションも参照のこと。

〔訳注1〕古代アテネの政治家ソロンは、栄華を誇るクロイソスに対し、今の幸福がいつまで続くか分からないと言ったとされる。

ご覧下さい。かつて傑作を生みだした器官の有様を。いま何を作り出しているかご覧下さい。比較して下さい。ある時期には誰からも賞賛された作品を生み出しながら、今日では自分の思考に脈絡を与えることさえできない頭脳の有様を。そこでは思考相互に何の関係もなく、その突飛な結合から出てくるのはいずれも似たような結果です。この器官の状態をニュートン、ライプニッツ、ジャン＝ジャック・ルソーのそれと、そしてあなたご自身の状態と比べて下さい。そして自然の秩序におけるこうした転倒をお嘆き下さい。[*3]

この警告は天才と狂人の絶対的な対立を前提にしている。つまり、一方から他方へと破滅的に変化するなかで連続していてもその本質が混じりあうことはないのだ。人類全体を捉え、壮大に描き出そうとする精神科医のパレットの上では、狂気と天才はもっとも激しいコントラストをもたらすものとしてあった。「ルソーとニュートンの脳を、我らが迷い人のそれと比較したまえ。偉大さと貧弱さ、天使と獣の違いがある」とダカンは言っていた。この尊大な教えに対し、ロンブローゾの著作（『天才論』一八八九年）がひずんだこだまのように応えるためには、文化の中で何かが変る必要があった。ヨーロッパ中で熱狂的に迎え入れられるこの本のなかでニュートンはぼおっとして人を不安にさせる困った人間のひとりとして描かれている。「ニュートンについては、ある日パイプにタバコを詰めようとして姪の指を使ったと言われています」（p. 57）。これは天才ならではの放心状態と考えることで、納得できよう。だが、病の深さを示す別の兆候もある。誕生の事情がそれだ。「ニュートンの受胎は両親が二年間の純潔を強いられた後のことだった」（p. 218）。厳格な禁欲と抑圧された快楽が一度の行為で爆発したときの濃密さの怪物的果実というわけだ。かくして、やがてニュートンはマニアックな幻覚症患者となる。

一六九三年、自宅が二度目の火事にあった後のことである。ニュートンは研究が過ぎたため、大主教と一緒の時に、支離滅裂で、奇妙な話を口にした。友人たちが心底不安になったほどである。以前は馬車に乗るときは必ず両手でしがみついていたほど臆病だったニュートンが、この時期にはフランスのヴィラール元帥に決闘を申込み、セヴェンヌ山地に出向いて倒すと叫んでいた。その少し後に、ニュートンは二通の手紙を書いている。それらは混乱した曖昧なものであり、その点で彼が被害妄想から完全には治らなかったことの証明になっている。[*4]

ルソーは人間精神の栄光であり、精神病院における妄想に対して模範的で恐ろしい対位法をなしているとダカンは言っていた。しかし、ロンブローゾには別の見解がある。

> リペマニーの内的な煩悶について、精神病院を訪れることなく網羅的な認識を持ちたければ、ルソーの著作をひもとけばよい。とくにその晩年の著作である『告白』、『対話』、『孤独な散歩者の夢想』がよい。ルソーは常に偉大さへの妄想につきまとわれていた。『告白』には繰り返される例がある。自分よりすぐれた存在があれば出してみよという人類への挑発である。〔…〕ルソーは他の

＊3――*La Philosophie de la folie* (1791), Frénésie édition, 1987〔『狂気の哲学』〕.

＊4――*L'homme de génie*, p. 117〔『天才論』〕.

多くの変質者と同様にとびきりの早熟さと性本能の倒錯を見せていた。[*5]

こうして天才と狂人は同じ遅鈍の血を受けた兄弟となる。その血縁関係は遠い類似による象徴的で交錯した道を辿ることによって示されるのではなく、神経の興奮の物質的な同一性によって確認される。病んだ天才という表明によって打ち立てられた医学概念をとり上げるまえに、狂った精神に関して新しい科学が描いた、主に文学を対象とする広大な領域の地図を素描することにしよう。

*5—— *Ibid.*, p. 118, 123.

第1章　シャラントンの偉人廟《パンテオン》

1　文学の中の狂気

フォーヴェル博士にはひとつの夢があった。一九〇四年三月一日付『医学年報』でこう語っている。

> まだ書かれていない美しい本がある。科学が文学によって照らしだされるような本。全ての例や類型が古今東西の名作の中から取ってこられた、生き生きとして心震わすような精神医学概論のことである。〔…〕この仕事の構想は完全に定っており、水晶の透明性と簡潔さからなる。片方のページには精神医学教科書の目次を写すだけでよかろう。反対側にはさほど苦労することなく、輪郭のくっきりとした不朽の例示を載せられるだろう。芸術は医学的知見を強化することになる。

匿名の陰鬱な臨床的観察を、小説のまばゆい登場人物に置き換えるという狂気概論が夢想されはじめる。この精神医学の教科書では、あたかもフィクションのみが抽象的な病理学的本質を具体的で感じとれるものにできるかのように、疾病分類学のカテゴリーが夢の世界の主人公に貼り付けられる。文学的な着想は医学的発想と接触することで、狂気の日常的散文を脇にのけ、独自な人間ならではの真理を煌めかすことができよう。この大胆な夢想は、真理と人類につつましく貢献する科学と芸術の漠然とした一致という考えにつきまとわれている。この対応表の形をとった精神医学概論は確かに存在した。だがそれは十九世紀を通じてばらばらになされたのである。そしてこの見開きページは、厳格に分けられ完全な平等を示しているが（いささか文章とイラストのようでもあり、イラストが文章を具体化し絵解きをしているのか、文章がイラストの解説とコメントなのか迷ってしまうが）精神医学と文学との両立は、衝突と不安定をもたらす弁証法によって常に幻に終る。

　精神医学は科学的な装いによる明白な証明を自らに課していた。治癒の（検証不可能な）数字を並べたり、不治の要因を証明し、増やすことはできた。だがおそらくその成功の範囲と病因研究の追求において曖昧さが残っていたため、自らの基礎を確かなものとして立証する際に、たんに技術的成功を述べることだけでは済まなかった。そこで古典作品の土壌に根を下ろす必要が生まれてもおかしくはない。これは精神医学の成果を人間の魂の偉大な探求者たちの不朽の作品と比較することを意味しない。ラシーヌやラ・ロシュフーコーの情念の論理を精神医学が自分のものとして認められるかどうかではない。精神科医はむしろ「類型《タイプ》」という偉大な伝統のほうに向かうことになる。[*6] 文学の天才たちは病んだ人間性のさまざまなモデルを捉え、人間本性の真実のうちに描き出した。「それは見事に構成された病気の一覧表である」（Brierre de Boismont (2), p. 18）。しかしこれらのモデルについて文学は明確な定義を提出してはいない。生々しく官能的なまでに描写するのみである。それぞれの独自なフィクションに適切な名前を与えることを可能にしたのは今日の科学の進歩だ。たとえばギリシャ悲劇を例にとろう。ギリシャの天才はオレステスやヘラクレスやアイアスを生み出したことにある。一方、精神医学の天才は、オレステスに「恐怖幻覚性譫妄」を、ヘラクレスに「夢状譫妄」を、アイアスに「憂鬱性抑鬱症の発作」が伴った「夜行幻覚性譫妄の急性発作」を認めた点にある。[*7] のちにはセルバンテスがドン・キホーテによって躁病患者の範型そのものを創造することになる。シェークスピアはマクベス夫人によって「夜間の夢遊病を伴ったヒステリー性強迫観念」（Régis (6), p. 22）を、ハムレットによって不治の神経衰弱を、リア王によって「老人性痴呆と精神錯乱を悪化させた被害妄想」を描き出した（Fauvel, p. 166）。モリエールについてはヴィアラールが書くことになる。

病の心理学の視点から、モリエールの作品を考察すると重要な創作が二つある。

1 『人間嫌い』は神経衰弱の様子をかなり完全に描いている

*6――ただしそれだけではない。例えばブリエール・ド・ボワモン博士によれば、シェークスピアは、狂気に「感情の病的な威厳」を認める点で、ギスランの精神医学を予告している。ビオテ博士にとっては、シェークスピアは、「いわば、ピネルやエスキロールの先駆者であり、観客に向かって、狂人への憐れみをこいねがうのだった」（p. 22）。

*7――Régis (6), p. 11-15. レジス博士は、狂気の記述に、明確な心理学的次元を導き入れた功績を、「きわめて宗教的な老アイスキュロス」よりも、エウリピデスの方に認めている。アイスキュロスは超自然的な病因学にしたがっていたのだ。

2『病は気から』は胃腸性の神経衰弱患者の特徴をほぼ完全なまでにまとめている。*8

明確な二元論がここでも前提となっているわけだ。つまり、抽象化された病理学的本質と、それに対応する独自な具体例だ。一般法則と個別的ケース、範疇《カテゴリー》と個と言ってもよかろう。文学の天才は、狂気について何も分かっていなかった時代に狂人を見事に描いたことにある。ブリエール・ド・ボワモンは自問している。「この偉大な人物［シェークスピア］がこの病気についてまるで本物の学者のように語ることができたのは、いかなる神秘的な手段によるのだろうか」（『著名人』、p. 330）。医者は一幅の絵に確定的な名称を与える。それは完璧な人物描写を医学の散文によって訳し直すことである。バルザックと『谷間の百合』の登場人物であるド・モルソフ氏を見てみよう。

> ド・モルソフ氏は語の正確な意味において神経病患者である。遺伝的変質を示す身体的特徴を持つと同時に、疾病の特徴を示す精神的症状も併せ持つ。［…］（その性格の）基調はバランスの欠如。正しい判断に必要な精神のバランスが欠如している。［…］ときにこの男は政治や経済の難問を深く考察し、議論する。ときには逆に狂人のようなたわごとを言い、自明なことや日常的現実を否定する。ゆがんだプリズムがその眼と脳の間に存在するかのようである。*9

この作品の驚くべき点は、神経科医によって「ヒステリー、ノイローゼ、精神的変質の疾病分類学が決定的な仕方で」確定されるはるか以前に世に現れたということになる。レジス博士にとっては、夜間の夢遊病とヒステリー性の強迫観念を示すシェークスピアのマクベス夫人がほぼ同様の例である。「ここで、わたしたちはシェークスピアが時代に先んじていたと認めざるを得ない」（『演劇に見る狂気』、p. 22）。さらにロイグは医学博士論文で、ティシュに続いて、ドストエフスキーがその作品において犯罪人類学の基礎、殺人を犯す狂気の網羅的な理論を提出していることを示した。そして『罪と罰』は、モレルがはじめて情動的狂気を描写したのと同じ年に刊行されたと嬉々として述べている。天才の天才性とは独自なものに対して、それを統べる一般的な法則を知らないままになされる正確な直観のことなのである。ブリエール・ド・ボワモン博士は「私たちが多くの年月を使い、さらに他の人びとの経験に依拠しながらようやく学んだものを、天才は直観の助けを得て、ただ観察力だけでやすやすと見抜く驚異的な能力」（『リア王』p. 16）を持っていると羨望もあらわに書いている。したがって、まずは文学が行う病人の描写に対して、精神科医の側は驚くほどの敬意の念を示す。文学の描写には、科学にはまだ内実が欠けていたときに科学の正確さが備わっていたからである。それはジョルジェ医師を知ることなく、ジェリコーが偏執狂《マニアック》の肖像画を描いたようなものだ。精神科医たちは、事物に名前をつけたアダムを気取って、競いあうように古典的作品の有名な登場人物に範疇《カテゴリー》の象徴としての新しい名を与えた。だがこれらの

＊8――*Essai médical sur Molière*, p.101（『モリエールに関する医学試論』）. 同様の診断がレジス博士にある。「彼がわたしたちを楽しませるのは、神経衰弱の心気症の痛ましい診断によってである。『病は気から』のアルガンの身体的で下品な心気症。『人間嫌い』のアルセストの高等で厭世的な憂鬱症。

＊9――Nass, p.757.「好色漢」ユロ男爵（『従妹ベット』の主要登場人物）を例として取り上げるキュレール（Cullère）も参照のこと（*L'œuvre de Balzac en regard de la psychologie morbide*〔『病理心理学から見るバルザック作品』〕）。

範疇《カテゴリー》の寿命は短かった。このような作業には常に保護者然とした態度が伴う。なぜなら、文学の天才がもたらしたのは、ヘーゲル風に言えば、狂気に関する直観的で非媒介的な知にすぎず、そこから即自かつ対自的科学を構成するのは医学だからである。さらに言えば、科学こそが、文学における善きものと悪しきものを分けると主張されるべきなのだ。真実に照らされた岸辺にたどり着くためには、もっとも堅固な芸術作品さえも科学の最終的な承認を待たなければならない。例えば、犯罪を犯す狂気についてフェリは次のように書いている。

> 長い間、芸術だけが犯罪者の心理学的分析や具体的な形象化を試みてきた。この二つの目的の追求を人間心理の明晰で天才的な直観をもってなしたことも多いが、芸術家の意識の単なる反映に過ぎない想像上の感情や発想からなる常套的な表現に陥ってしまったことも多々ある。
>
> 　このような孤独な使命が続いてきたが、ついには科学によって犯罪人の痛ましく、危険なシルエットに実験的方法のまばゆい光が投げかけられることになった。すなわち科学は、芸術的創作がどのくらい現実と照応しているかを示すことで、それをそのまま承認したり、変更を加えたりするのである。[*10]

　しかし、科学が横柄な態度で芸術を過小評価し、それにたがをはめようとすることにはつねに一抹の不安の影がつきまとった。苦労して作られたもの、いまだ漠然としている範疇《カテゴリー》を天才文学者の輝かしい綜合に見合うものにしようとするとき、精神科医たちは、絶えず越境の危機にさらされているかのようだ。ド・モルソフ氏の描写を取り上げ、その医学的内容を確定しようとするナス博士は、突如引きずられていく。

> 彼はちょっと前まで、陽気で、自分を苦しめる迫害を忘れていた。それが今はむっつりとして暗い。額にはしわがより、眼はきつくなった。憎しみに満ちた冷たさからだ。発作が潜んでいる。まもなく爆発するだろう。それは思いがけない嵐のように彼を揺さぶる恐ろしい怒りだ。その時彼はもはや自分が分からない。知性の最後のかけらさえも消し去る発作の餌食になった怒り狂うひとりの狂人だ。貴族の生まれとは思えない、ひどい中傷の言葉や卑猥な呪いの言葉を口にする。神経が高ぶり、こぶしはぴくぴくと震え、そのまま倒れて、家具を壊す。口から泡を吹き、白目をむく。そして突然〔…〕緊張が解け、長椅子に倒れ込む。力なく、くたくたになってぐったりしている。

科学的、中立的な記述と既成の病理学にもとづいた人物の単なる分類となるべきものが突然、再び文学と化すのだ。ナス博士はフィクションの文体に戻らざるをえなかった。それはまるでバルザックが創造した人物が浮び上がり、疾病学の簡潔な対象化によって、しばしば乗り越えられたと思われていた散文の更なる運動をただひたすら呼び寄せているかのようである。もっともそこには文学に通じた医者の美しい文体に対する素朴な執着を見るべきで、エスキロールの後継者たちの仕事を脅かすことはないかも

＊10——*Les Criminels dans l'art*, p. 3-4〔『芸術における犯罪者』〕.

知れない。だが、そうだとすると、精神科医たちの間で、オレステスは偏執狂《マニアック》なのか幻覚症患者なのかとか、ヘラクレスは癲癇なのか夢状譫妄なのかという議論に関して一致を見ないことをどう説明すればよいのか。こうした診断の相違はフィクションの曖昧さのみに帰することはできない。むしろ、医学的分類が常に変化する不安定さを表しているのである。精神医学はその分析能力の唯一の確証を古典的作品の「石の夢」〔理想像〕のうちに求めていた。これはきわめて繊細な作業であり、精神医学は古典的作品から真実の教えを引出すことができると主張しながらも、脆弱な概念の代わりに、借りものの永遠性をひそかに受け取ろうとしていたのである。だからこそ、医師たちはより最近の文学作品に対しては断固として容赦なく批判的になることができる。こういった作品はまさに医師たちのなした科学に多くを負っているからである。ここでは恭しい謙虚さに変わってあからさまな皮肉が顔をもたげている。

自然主義の小説家の芸術はもはや光輝く真実の前衛だと主張することはできない。きらめきはあっても科学の単調さ《モノトーン》によって覆い尽されてしまう。イプセンの演劇は、病理学的タイプをその医学的発見と同時代に舞台にのせているが、これについて何を言えよう。ジェイエは医学博士論文で主要登場人物の診断に取り組んでいる。強迫観念の伴う心的変質（ブラント、グレゴワールなど）、ヒステリーを伴う変質（ノラ、ヒルデなど）、憂鬱症、徴候的神経衰弱患者など。これらの判断の明快さはもともと医学からヒントを得たことを証している。「〔イプセンは〕科学的な基礎を持つプランに基づいて人物《タイプ》を作ろうと腐心している」（p. 12）。演劇のダイナミズムは、その内的運動のうちに、臨床上の証明を再現し、変質に関する現代の理論は、宿命という古い発想に新たな装いをほどこすべきものを見つけたのである。「イプセンは古代悲劇の〈宿命〉を甦らせた。現代の宿命は、われわれがそれに通じており、そこから逃げ出すことの困難さを承知しているがゆえに一層恐ろしい。すなわち遺伝、〈亡霊〉」（p. 109）。さらにフローベールやゾラ、モーパッサンやゴンクール兄弟（自然主義《ナチュラリスム》、写実主義《レアリスム》、科学的小説）の主人公たちに対しても、精神科医たちはその陰鬱な命名作業を行い続けた。だがその場合に、精神科医たちは、小説家たちが最初の着想を得た不出来なカテゴリーを確認するだけであり、不毛な原点探しにすぎない。もはや手本なしに範例を作りあげる非凡な能力は認められず、ただ手にしている医学的蓄積への忠実さだけが測られるのである。ラスチック博士の医学博士論文を読むと、フローベールは『聖ジュリアン伝』で「衝動的強迫観念病者を、『聖アントワーヌの誘惑』で〈神秘的変質者、宗教的被害妄想患者〉を、『純な心』で〈精神薄弱者〉を、『ボヴァリー夫人』で〈快感の不全感〉を伴う〈想像力豊かな〉〈ヒステリー性変質者〉の女性」[*11]を描いたことになる。さらに『感情教育』で取り上げたのは次のような人びとである。

世紀末病（これは不適応病と呼ぶべきである）に冒された人びと、つまり、レジスがその明白な全体的な徴候を次にように示した人びとである。すなわち、彼らの生き方は、絶えず一からやり直されるが、いわば手段の見かけ上の豊かさと結果の貧弱さとの永久の矛盾に過ぎない、と。

この小説によってフローベールだけが、応用精神医学の平板さから逃れ、世紀の病んだ心（「無意志

*11――ボヴァリー夫人については、さらにキュレールの判断を思い起こすことができよう。「現代小説における、精神に変調をきたした人、精神不均衡者、神経疾患者、ヒステリー患者たちすべての原型である」（*Frontières de la folie*, p. 354〔『狂気の境界』〕）。

症」）にまで到達した。いわば精神医学と文学は描写の豊かさと正確さを単純に競っていた。ビョルンソンの『人間の力を超えるもの』はシャルコーの臨床的講義の純粋な例証として組立てられている。ティソ博士は重度のヒステリーの筋肉の拘縮がよく観察されているとその序文で科学的内容を請け負っている。文学とは、至高の医学のためのイメージの陳列室なのだ。かくして時代は、「劇的精神医学」のものとなる。「古来、狂気の解釈が多種多様であることは変わらないが、現代の心理的レアリスムの演劇によって、これまでとはちがう、学問にそった有用な歩みを始めた」（Régis (6), p. 9）。演劇は科学的証明を舞台にのせることに力を尽くし[*12]、文学は科学の大衆化に奉仕するのだ。

> 精神医学の理論は広く大衆のものとなるものではない。その読解は訓練を受けていない頭には難しい。誤った解釈の恐れがある。科学的真理を健全に広めるのは、文学の巨匠たちの仕事である[*13]。

こうした啓蒙的な形象化の作業は、危険な誤解を避けるため、医学・司法的指導のもとに行われるべきとされる。

> 文学は常に、科学と大衆との最良の媒介者であった。文学が人びとに新たな発見を知らしめる。［…］現在ある種の作家が考えている類の医学上の通俗化は、法律によって、監視され、さらには規制される必要がある[*14]。

かくして文学は完全に精神病理学に包みこまれ、厳しく規制される。精神医学はもはや古典に対するのと違って、自らの貧弱な概念をそれに収りきらない偉大なフィクションにあわせて調整する必要がなかった。医学に保証を求めるのはむしろ文学の方なのである。それはランソンによれば「ゾラが素朴にも自分はクロード・ベルナールと同じ仕事に携わっている労働者だと思いこんでいた」時代である。[*15] 定評のある医者たちが次のような主張を認めさせる。

自然主義作家の語彙は、科学の言葉がもとめる正確さと明晰さをもつ良質なものである。このような要素が、自然主義作家の観察を医学的観察になりうる真の臨床的記録にしているし、また診断

＊12――倦怠の危険性はある。「観客が、舞台上で、アルコール依存症、母乳栄養、梅毒の危険についての講義が朗誦されるのを聞いてうんざりする日がやがてくる」（Dr Eryès (1), p. 270.）。それが嘆かわしいのは、喜劇とは秘かに（ベルグソンの『笑い』、「狂気一般も固定観念も決して笑いをもたらすことはない。それは病気なのだから」とは正反対に）、狂気をからかい、科学がその病の重大さを見せるとそれを笑うものであるからなのだ。たとえば、ラフォン博士によると、クルトリーヌ〔作家・劇作家〕は、「それぞれのタイプのうちに潜む陽気さを引き出すことで精神病者を喜劇役者に変える」ことができた（p. 86）。

＊13――Geyer, p. 115.

＊14――Ogé, p. 75-76. 残念なことに、ミシュレ博士にとっては、「極めて正確な概念も一般大衆の脳みそに投影されると、そこで馬鹿げたものになってしまう」（*Le théâtre pathologique*〔『病理学的演劇』〕）。

＊15――グラッセ博士による引用。Grassset (1), p. 29. しかしド・ラスティク（De Lastic）は、その博士論文の中で、フローベール（それがゾラと彼を分けるところになろう）に対して、小説の中で科学の大衆化の罠の裏をかくことができた功績を認めている。大衆化そのものをブヴァール、ペキュシェ、オメ〔『ボヴァリー夫人』に登場する薬剤師〕の特徴によって文学的テーマとして客観的に示しているからである。

の検討に素材を提供している。わたしたちは、こうした公平さ、真実性、正確さという性質を、おなじ名称のもとに分類し、自然主義作家を真の文学臨床医と名づけることができると思う。*16

ゾラは正当化され、この自然主義作家は偉大な臨床医に仕立てあげられる。ゾラの作中人物は、観察と同じように記録として分類でき、役立つ症例である。しかしセガレン博士にはいささか慎重さが欠けていた。ジュベールは医学博士論文をまるまる、ゾラにおける遺伝の概念の誤りを正すことにあてている。マルチノー博士は「（科学的）知識の欠如がその根本的障害」（p. 261）であると嘆いている。さらに文学と医学という異種混淆が本当に望むべきことなのかが問われる。そして小説家と医者がそれぞれ相応しい場所に戻るため、かつての急ごしらえの対立が掘り出される。つまり真実と美（例えばR・ファスは「ここで私たちは芸術と科学の根本的な対立を見出す。[…] あらゆる真理が必ずしも美的価値を持つ要素ではない」と言っている）、生と死のことである。

小説家の役割は科学を作ることではない。人生を作ることである。[…] 小説と科学の違いは、科学が私たちに死んだ存在、過ぎ去った事実の分析的解剖を伝えるのに対し、小説はこれらの事実から出てくる法則にもとづいて、生きている者を、少なくとも心のなかで生きている者を示すことにある。*17

どちらもが自分の駒を下げる。しかし駒組が成った以上、このままでは済まない。もし例えばゾラの自然主義小説がそれほどまでに「審美的にも心理学的にも間違い」（Nordau (4), p. 655）であるなら、単なる誤解、ジャンルの軽率な混同を惜しむだけでよいのだろうか。そのようなねじれた企てを抱くのは病んだ頭だけではなかろうか。かくして、登場人物の病《マニー》からその作者の病へと、描写の暗さからそれを抱く精神の闇へと遡ることになる。「ゾラ氏の小説は世界の事物がうまく整えられていないことを証明するものではない。ゾラ氏の神経システムが病んでいることを示しているのだ」（p. 658）。帝政期の変質の一大絵巻はまさに変質した頭脳からのみほとばしることができる。ゾラは性的精神病者だとされる。「彼の意識は自然に逆らう邪淫、獣性、受動性、倒錯のイメージで溢れている」（p. 659）。その嗅覚の肥大、汚らしい表現や卑猥な言葉への直接的な好みを見よ。「隠語を好むこの傾向は、ロンブローゾによって生来の犯罪者の変質の指標としてはっきりと指摘されている」（p. 658）。もはや小説の人物たちの病の重さではなく、その作者の狂気を測るのが新しい研究となる。病の心理学が批評に情報を与えることになるのは間違いない。*18 これなしでは、ボードレールはたんなる気取り屋だと思われるかもしれないが、実際には病人であったのだ（そして、ブリュンチエールは付言する「病人にはあわれみを持つべきだが、真似をしてはならぬ」（『批評の問題』、p. 272）。疾患は「精神神経症」（グラセ博士）であった。彼はまた「サディスト」（カバネス博士）でもあった。つまり、医学は正しい趣味を決定する規範となりうる

*16――セガレンの医学博士論文の結論。
*17――Demelle, p. 216.
*18――「もしいつか文学批評が、オーギュスト・コントの分類に従って、心理学を介して、自然科学に併合されるなら、その併合は病の心理学を介してのみ可能だろうとは思われる」（Lauvrière, p. VIII）。

のだ。

現代の医者はリューマチの痛みや胃痛とは別のものの治療にあたる。数年来、知性の病理学と衛生学に通じているのだ。

医者にとって読書は、喜びや倦怠の印象を感じることにとどまらない。それは診断である。作者の頭脳の状態を知ることだ。「これを書かせた精神は病んだ精神か、健康な精神か、これを読む人に悪影響を与えたり、苦しめたりするかどうか」を言えるということだ。すでにお分かりのように、作品と人を論じる際の重要な価値を持つまったく新しい次元の議論がここにはある。［…］医学からの批評はひとつの必然なのである。[*19]

長い間、批評家としての精神科医は登場人物たちの狂気を自家薬籠中のものである疾病分類学の図表に当てはめるだけだった。作家と精神病医は描写の正確さについて互いの能力を測ったものであった。さまよえる魂の科学はまた長い間、その理論上の平衡《バランス》点を臨床のなかに見出していたからである。狂気の学問的な知と狂人の詩的直観はそれぞれの美点を交換しあい、これら二つの描写（虚構か観察か）のどちらがより訴えるものかが問われていた。だが、文学創造に対して批評の転換の可能性が開かれ、それが医学と文学の間に乗り越えがたい距離を導き入れ、すぐに両者を分かつことになる。精神科医が狂気を口にするとき、医学的客観性の距離と概念の骨組によってその言説は科学的観察の中立的次元をまとう。作家がひとりの狂人を生み出すとき、その言葉が病の告白と取られる危険が口を開ける。[*20] 精神科医は文学作品を自己臨床の記録と取ることができると言い出したのである。

心理学者と医者にとってポーの作品は二重の観点から興味深い。それは詩人の精神状態をくまなく反映しているものであり、また、病の現象が、自らそれを経験した本人の手によって真に科学的な記述として示しされているからである。[*21]

精神の病理学とその正確な直観はここで重なり合う。作家は両者の交点にいる。つまり狂気を的確に描くのはそれが自分のものであり、眼力と文体の的確さを自身の狂気に適用しているからである。オディノはこうしてその医学的研究を結論づけている。「ミュッセは優秀変質者であり、神経病患者である。見事なまでの文学形式によって完全に把握され、記述された自己観察をいくつも私たちに残してく

＊19――De Fleury (1), p. 153, 157. たしかに、サント＝ブーヴ、テーヌ、ブリュンチエール、エヌカンによって示された批評の潮流において、科学は批評の味方である。とはいえ、決めなければならないことが残っている。芸術作品の管轄は、心理学者（ジョリ）なのか、生理学者（デシャネル）なのか、実地医学（フルリィ）、生物学者なのか（「芸術作品の生成研究は、生物学者に属する［…］芸術作品の創造のメカニズム、新語を使うとすると、その技術工学《テクノジェニ》は、生物学者によってのみ研究されうる」）（Toulouse (2), p.429, 433）、はたまた、精神科医なのか。その対象（妄想）は小説のように構造化されているのだ（「妄想患者の組織的な妄想が本物の小説」, *ibid.*, p.431）、その逆もありうる。

＊20――「科学的作品の場合は、個性はほとんど現れないが、文学的、芸術的作品においては個性がきらめく」（デシャネル）、「芸術作品はつねに作者の告白である以上、それは意識的にせよ無意識的にせよ、彼の考え方、感じ方をつねに洩らしている」（Nordeau (1), t. II, p. 415）。

＊21――Petit, p. 78.

れた」（p. 464）。文学作品は精神病理学の視点から代え難い証言となった。

> 観察のもっとも瞠目すべきものは、文士自身によってなされている。文士たちは自分の細々とした感覚までも書き込む。自分の病的性質を大事にする。それを自らの栄光とし、私たちに示す。自分の思考と感覚の表現という観点からすれば極めて才能に恵まれた彼らはその思考に相応しいやり方で自我を表明する。精神科医はそこから取り出せばいい……。それは解剖された神経症である。[*22]

ここで、論文やエッセーや医学博士論文など瞥見しておこう。一八八〇年代から膨れ上がる医学・批評的文学は二〇世紀初頭には、滑らかな学術研究の単調なレトリック（一連の『……に関する医学・心理学的研究』や「ある『病人にして医師』」）を生み出すに至った。それは平板な構築物（「ミュッセは極めてセンチメンタルな存在であり、その人生では愛が重要な役割を演じた」、Odinot, p. 191）だが、著者たちが平然とその作業をなしえたのは対象の病んだ劣等性を完全に確信していたためである。恐ろしい病理学化の手を免れた者は僅かである。同時代人に判断を下された十九世紀のフランス作家を列挙しておこう。オーギュスト・コントとサン＝シモンは精神病者かつ、幻覚と恍惚の神秘主義者であり（デュマ）、ユゴーは誇大妄想狂（カバネス博士）、フローベールはヒステリー性癲癇患者（グラセ博士）、ミュッセは優秀変質者（オディノ博士）[*23]、シャトーブリアンは早期涸渇（タルデュー）、バルザックは移動性マニアック（カバネス博士）、ノルディエはノイローゼ患者（ボダン博士）である。ネルヴァルに続いてモーパッサンもブランシュ医師の病院に収容されて当然であった。[*24] 先入観にみちた単純な論文から、意図的な攻撃文書、仕返し論文、さらにしっかりした医学博士論文に至るまで、天才の狂気は精神医学において自明の理となる。ここでは核心に迫るため、ある天才の病の一覧（ルソー）、ある文学的潮流のそれ（象徴主義者たち）、一連の論証（医学・心理学研究）を扱うことにしよう。

＊22――Voivenel (1), p. 17. もしくはさらに、「アルフレッド・ド・ミュッセはなによりも病人だった。その証拠は同時代者の証言にあるだけでなく、作品の中で絶えず行った個人的な告白のうちにある」（Odinot, p. 191）。「モンテーニュの作品への神経関節病体質の影響は明白である。その作品は病人の打ち明け話の長い連鎖にすぎない。その交互に入れ替わる希望と落胆は『エセー』に数多くある矛盾の説明になっている」（Delacroix）。

＊23――シャルル・モーラスは『ヴェネツィアの恋人たち』で、頽廃した渇酒症者というミュッセ神話に貢献する。「アルフレッド・ド・ミュッセについて語るのに、彼をその優しい少年時代から特徴づけた一種の狂気を、いずれにせよそれを考慮するなら、一番に取り上げないのは、ほとんど不可能である。生まれながら不安で、幻視者で、いささか偏執的で、癲癇の発作がおきやすく、二十歳のときにはアルコール中毒になった詩人は、高ぶった想像力と病気の神経が自分の最良の魅力と天才を作っていると感じていたし、告白もしている」。

＊24――Z・ラカサーニュだけでなく、レモンやヴォワヴネルも、モーパッサンに対して、慢性進行妄想という診断を下している。Z・ラカサーニュはその医学博士論文のなかで「彼の白質は損傷していた」（p. 50）と指摘した。しかし、ある者たちにとっては、モーパッサンは常に狂人だった。例えばノルダウ博士はどのページにもエロチックな妄想を診断している。「世界のなかで、彼を引きつけている光景はなんだろうか。実のところ、彼が知覚している唯一の光景はなんだろうか。それはもっぱら、もっとも低劣な形での性的生活の光景である。純粋に動物的な快楽の追及、人間的なところは一切ない。これが彼の物語のそれぞれを活気づけ、無知で表面的な観察者たちに、人生の原始的活力と確固とした充実の印象を与える。精神科医の方は、深く病理的なエロチシズムの表れをそこに認める。それが同情に値するこの精神を常に支配していたのだ。モーパッサンは生まれながらの精神の病者であった。周知のように、彼は精神異常のうちに生涯を終えるが、それは暗い病的小説の最終章にすぎず、その始まりは彼の遺伝にまで遡ることができる（*Vus du dehors*, p. 37〔『外から見ると』〕）。一方、他の者（メイニアル、ルメートル、ルジョン）にとっては、モーパッサンが狂気の兆候を示したのは、『オルラ』の執筆からにすぎない。

2　狂人《アンサンセ》たちの回廊

ローヴリエールによれば、不滅の創造者たちに狂気という恥辱の印を押していく精神科医たちに対して、よき趣味の文学批評家たちは終始一貫して反発したが、ルソーに関しては反対を唱えなかった。文句のつけようがなかったからである。

ルソーは、批評家たちが精神科医に精神解剖を許したほぼ唯一の大物である。『告白』をはじめとする後期作品における豊富な病理学的素材が、科学のメスを待っていることはあまりに明白であった。[*25]

精神科医にとって『告白』は普通なら人が秘密にしておく心の変調を集めた得難い文集である（しかしカバネスによればルソーは「自分の悪徳を誇っているのだ」）。ドイツの精神科医メビウスが病跡学《パトグラフィー》という新しい領域を作り出したのもルソーを対象としてである。これは、遺伝、神経の性質、人生行路や作品の片隅に見られる混乱の徴候についての簡潔な研究を伴った偉人の詳細な伝記である――しかし、ルソーの狂気はフランスではずっと以前から批評にとって自明のことであった。その文章は精神科医にとって自分の概念を試すための絶好の試金石であった。例えば、心気症厭世家（モレル博士）、迫害妄想（バル博士）、神経衰弱（レジス博士）、フェティシズム（ビネ）、マゾヒズムかつ露出症（カバネス博士）、精神病質（ジャネ）などと判断された。ルソーの膀胱疾患や死の状況を重視しても無駄である。[*26] 医者にとってはこの人物の狂気の証拠と、作品の混乱の直接的証明は明らかであり、それが泌尿器の病気の漠然たる結果として、もしくは最終的自殺の漠たる原因として露呈しただけなのである。それでも、デュボワ・ダミアン博士（判断障害）、シャトラン博士（真性の被害妄想患者）、メビウス博士（パラノイア）を除けば、完全な精神異常を宣告する者はいなかった。次のブジョーの留保の方が一般的傾向である。

＊25――『エドガー・ポー』、p. XI. 事実、ブリュンチエールはルソーの狂気を自明なものとして認めている。彼によれば、（精神錯乱がその代表作のうちで、「何とも言えぬ不健全なもの、誤謬と堕落の源をほのめかしている」(*Etudes critiques sur la littérature*, p. 287)〔『文学についての批評的研究』〕。ルソーの狂気を自明とするのは、ルメートル（『ルソー』の連続講演第九回）も同様である。

＊26――十九世紀前半には、「ジャン＝ジャック・ルソーの生を苛み、死を決めた」（デリュエルのタイトル）病気を明らかにするために、とりわけ身体地図が描かれた。ラルマン教授は、その大部な著作『無意志的な精液漏』（第二巻）の一章をルソーに当てている。「この強力な大脳組織に強く働きかけた隠れた病気の原因にまでさかのぼり、この知られざる疾患が、この魅力的な天才の性格と行動、誤りと驚くべき錯乱にあたえた奇妙な影響を示すことはとても興味深いと私には思えた」。数年後、メルシエ博士は「ジャン＝ジャック・ルソーの病気とそれが彼の性格と作品に与えた影響」を論じて、膀胱頸部の筋肉弁という架空の器官のせいにしている。一方、デリュエルは慢性の尿道・前立腺炎を結論する。この最初の議論は厳密に器官的なものではあったが、批判する泌尿器科医家たちにとって、病の地平になっているのは心気症だった。もうひとつの論争は、ルソーの自殺説で、コランセが発表し、スタール夫人とミュッセ＝パテ〔詩人アルフレッド・ド・ミュッセの父親で作家〕によってとりあげたものだ。一八六六年、デュボワ・ダミアン博士は、医学アカデミーでの有名な発言において、毒人参の服用による自殺で、妄想の論理的帰結だと弁じた。シェレオ博士とドラシオーヴ博士は憤慨して抗議の声をあげた。決着はつかず曖昧なままものに留まった。一八九〇年には、ルーセル博士が、テレーズ〔ルソーの内縁の妻〕によって、暖炉の角にはげしく頭をぶつけられた殺人であると語る。頭蓋骨折が全くないことを確認するためには、遺骸の発掘（一八九七年、サンリスの外科医M・ド・カステレスの報告）を待たねばならなかった。

『告白』や『書簡』を読みなおすと、高度な知的能力にもかかわらず、精神状態が健全ではないことが分かる。誰にでもある重要な能力が欠けているのだ。すなわち良識。ものごとに関する実践的で自然な感覚である。[*27]

一九〇〇年にレジス教授が『告白』をめぐる医学的夢想の一世紀を締めくくり、掉尾を飾る。診断はまるでギロチンの刃のように振り落とされる。ルソーは「動脈硬化症の神経衰弱患者」であった。つまり、「体質的」神経衰弱であり、その特徴は「心的無気力症」（怠惰、内気）と心気症《ヒポコンドリー》（ペシミスム、厭世、死の欲求）である。いずれの障害も病的な感性のなかで育まれていった。[*28]

感受性の過剰さこそ病気の入口、直接的原因である。ひとが神経衰弱に陥ったり、強迫観念に取りつかれたり、ペシミストになるのは、脳の出来とか、暗いものへと向かう精神を持つからではない。過敏だからである。ひとつひとつの感覚が苦痛となり、それを分析し、苦い味わいを持つからである。神経衰弱のすべてはこうした感じ方、分析の仕方のうちにある。[*29]

しかしレジス教授は完全な狂気という結論を拒否する。せいぜい強迫観念のテーマが認められるだけで、慢性の被害妄想に特有の組織だった妄想はない、ルソーは理性ある被害妄想患者ではなかった。せいぜいのところ心気症《ヒポコンドリー》の被害妄想患者、自己告発者である。

『エミール』の著者は語の本来の意味で狂人であったことは決してない。思いこみによる恐れや疑いに苛まれてはいるとはいえ、精神病院に蝟集する、危険な衝動の虜になった頭のおかしい被害妄想患者とは一線を画す。むしろ、感受性の強い人たちが彼の仲間である。彼らはしばしば偉大な思索家でもあり、生まれながらの痛覚過敏は人生の悲痛事に膨れ上がり、あらゆることに苦痛を覚え、暗い厭世に陥る。たしかに病理学的なものではあるが、決して狂気には至らない。[*30]

こうしてルソーは「天才のうちで最も人間的で、最も繊細で、最も苦痛に満ちた」者となった。人類の苦痛に満ちた狂気を再考するためにこれらのテクストの助けを得た十九世紀の精神科医たちはおそら

＊27――パラン博士はこのような無味乾燥な中立的態度はとらない。隠喩を用いることでむしろ詩人的である。「もし生まれながらの知性がジャン゠ジャック・ルソーに真珠を生みだすことを許したとしても、病気のために多くの真珠は堆肥のうちに隠されてしまった」（*La raison dans la folie*, p. 112〔『狂気の中の理性』〕）。

＊28――この超過敏性は、衝動的行動（衝動の強迫観念）を伴う。窃盗や露出であり、さらにはバルビエ博士がネルヴァルのうちに認めた例の「徘徊癖」（旅行の病的衝動、精神科医たちが、「病的徘徊」automatisme ambulatoire とか「衝動的放浪」と名づけたもの。これはヒステリー患者と変質者の症状であり、ルソーは「遺伝性の移住者の典型であった」のだ）。また彼のうちに、生殖、言語、記憶面で典型的な、抑制の強迫観念を認めることができる。さらに「排尿困難」、オナニーなど。ルソーの神経衰弱は固有の身体症状（頭痛、不眠）があり、いくつもの不快感（呼吸困難、鬱血性のめまい、耳鳴りと難聴、頻尿）を引き起こす動脈硬化症を併発していた。

＊29――*La médecine et le pessimisme contemporain*〔『医学と現代のペシミズム』〕.

＊30――*Etude médicale sur Jean-Jacques Rousseau*, p. 371〔『ジャン゠ジャック・ルソーに関する医学研究』〕.

く『告白』の冒頭にある契約を果たしていたことになる。すなわち例外的な独自なものを正確に描写することを通して、普遍で絶対的なもの、純粋なモデルに到達することだ。

ルソーの狂気が一個の人間の重荷にすぎなければどうということはない。しかしルソーは天才作家であり、その文体の感染力により、彼の病気はひとつの世代（ロマン派）の病気、さらにはほとんど世紀の病気となる。ラセールは一九〇七年の論文（『フランスのロマン主義』）において、全てのデカダンス、ニヒリスムにはルソーが伝染病の源のように存在すると書いている。『告白』のなかにはロマン主義の泣声から象徴主義の支離滅裂さに至るフランス文学の全体を腐敗させることになる毒が含まれていた。ラセールにとってはまさにウイルスという意味でロマン主義の病毒が存在する。それは人間のうちの倒錯的欲望、病的なエネルギー、愚かな熱狂、たわいもない空想といった部分に対する追従である。この呪われた部分に対し社会は、ずっと以前から宗教のドグマや社会的美徳や古典的美といった要塞を築いてきた。しかしそれは愚かな屁理屈の批評の世紀（啓蒙の世紀）によって弱体化された。荒廃が現れるまで時間はかからなかった。ラセールは、国家の法という堅固な姿で形を取る共通の理性か、もし生の支配に身を委ねれば際限のない無秩序を招くことに通じる心の躍動か、という昔からの二者択一を再び持ち出した。後者なら混乱した感情、魂の秘められた動揺からの支離滅裂さ、神経の過敏が生じ、いずれも社会秩序を据えるのに不適切である。病毒とは理性の断固たる命令よりも心の怠惰な気怠さをよしとすることである。[*31] ロマン主義は「自我」という名の人間のなかの闇の中心に向けられた関心である。センチメンタリズム崇拝から情念の高揚まで、ロマン主義者は自分の魂のかすかなざわめきに耳を澄ます。病気の始めは対象の性質（禁じられた情熱、受け入れられない欲望）よりも、自身に夢中で耳を澄ます主体のありかたそのもののうちにある。自我崇拝の危険な勝利である。自己満足や単なる「私」の主張はすでに病理学に属する（心気症《ヒポコンドリー》、神経衰弱など）。ラセールは「ロマン主義は芸術の腐敗である。というのも、それは人間の腐敗だからである」と結論する。ドゥミックはラセールの著作について次のように書く。

このロマン主義研究はまったく時宜を得ていた。というのも、病気はけっして過去のものではなく、私たちがそこから治癒したというにはほど遠いからである。病は私たちのなかに苦しみの消えない爪痕を残した。文学における例外的なもの、奇妙なものに対する趣味。社会生活のなかでは情熱の威光をまとったように見えるもの一切への寛容さ。政治においては有害な偶像崇拝［…］。間違った原理がその重大な結果をもたらすのはずっと後になってのことである。今日、私たちはフランスの魂が一八世紀半ばに受けたこの大きな動揺の結果を恐怖をもって認めることになる。[*32]

怠慢、無力、奇妙なものへの好み、自己愛的な引きこもり、病的な弱さ、神経の異常な興奮、意志の

*31――ここでポティケ博士がシャトーブリアンに下した最終判断を思い起こしてもよいだろう。「十八世紀の趨勢は考えることだった。だが、彼は感じたのだった。このことは人びとを驚かし、魅了した。彼はロマン主義が鳴り物入りで花火を打ち上げるための道を開いたのだった。なんと幸せな精神病《プシコーズ》だろう」（p. 29）。

*32――ドゥミックがラセールに見てとるのは「かつて長きにわたって我々のものだった、良識のなかの大胆さという美質」である。Doumic, *Pathologie du romantisme*, p. 925〔『ロマン主義の病理学』〕.

欠如、こうした〈世紀病[*33]〉は、レジス教授によればフローベールが『感情教育』の主人公フレデリックのうちに見事に描きこむものであるが、この世紀病の表現の露呈と、延々と続く伝染の根源はどちらも、ロマン主義文学のうちに、さらに遡ってルソーのうちに認めることができるのだ。この精神疲労と狂気とはかけ離れたものではない。精神疲労は狂気の代価であり、根源である。倦怠に関するE・タルデューの卓越した論文が、一九〇〇年に神経疲労の一世紀の総括として病人の灰色の一群を描いている。蕩尽者（シャトーブリアン、ミュッセ、モーパッサン）、落伍者[*34]（コンスタン、フローベール、ボードレール）[*35]。そして、ヴェルレーヌやランボーやマラルメのような象徴主義者によって精神科医の批評は格好の標的を手にすることになる。

ブリュンチエールは『批評の新問題』において然るべき日和見主義を発揮しながらも（「将来の自由を残しておくほうが常に無難であろう」）、人を馬鹿にするにもほどがあると言っている。ジュール・ルメートルは『政治・文学評論』において、象徴主義はまったく理解できないと公言していた。しかし批評が示す謙遜は最大級の軽蔑の皮肉な裏面でしかない。批評家の結論は暗示的に見えながら、断固としたものである。

端的に言えば、私が定義しようと試みた詩は孤独者や神経病者の詩であり、ほとんど狂人でありながらも偉大な詩人の詩である。そして、この詩は理性と狂気の境界で戯れているように思われる。

監獄の精神科医であったロラン博士の方はもっと大胆である。新しい詩をめぐるその著作に曖昧さは微塵も見られない。「私が示そうとしたことは単に、ある個人において詩は脳の変調のある種の外在化、その精神の劣弱性の表れに過ぎないということである」[*36]。この本を読むと、文学の現状は長い苦悩の模倣でしかない。素朴な詩——歴史の輝かしい夜明け——に続いたのは、真昼の太陽の洗練された詩であり、今日では黄昏のデカダンの詩に取って代わられる。

詩は神経症的で病的なものになった。もしお望みなら芸術という崇めるべき病気を病んだと言ってもいいが、病気であることは変らない〔…〕。疲れきった神経の過度の興奮から、ある種の神経症的詩が生まれた。さらに一群の詩人たちが誕生し、今日、天才とも神とも思われている。明日は狂人と見なされるかもしれぬ。[*37]

＊33——ルニャールはソルボンヌでの講義において、これらの病を「精神の伝染病」として示していた（彼によれば、誇大妄想が支配的な病気である）。

＊34——蕩尽者は、全てを浪費した金持ちである。落伍者は「生まれながらの乞食」である。（「血の巡りの悪い人、心の貧しい人の憂愁。それはまた、不調和な人、バランスの悪い人、〔…〕不能の人のものであり、こうした人たちをわれわれは未完成で、夢みる人びとと呼ぼう」p. 19）。

＊35——「ボードレールの憂愁《アンニュイ》は、私たちがここで検討する欠陥からできている。すなわち、不毛性、精神的不協和、そして何も成し遂げられない落伍者の痙攣である」（同所）。

＊36——ここでもまた、文学批評家は、精神科医の意見にくみすることを「余儀なく」される。「無鉄砲といえるほど大胆な科学の侵犯、行きすぎがどうあろうと、デカダン派がよい観察領域を提供し、その診断が否定できないことは認めねばならない」（Martin, p. 147）。

＊37——*La poésie décadente devant la science psychiatrique*, p. 3-5〔『精神医学を前にしたデカダン詩』〕.

象徴主義の美学すべては精神病理学の用語で表現される。イメージのこれまでにない結びつきやコントラストの用い方や大胆な隠喩が性格の不安定性や意志の欠如を告げている（「欠陥のある精神の最大の特徴は不均衡にある」、p. 7）。詩的印象主義は精神の不安定さをはしなくも表しているのだ。

> 堅実さのない弱くて軽い魂と脆弱な意志しか持たない変質者は錨をどこに降ろすべきか知らない。よかれ悪しかれ思いつくまま行当りばったりにさまよい、抵抗することもできず自分自身に引きずられていく……それは一瞬の印象または衝動によって意志が敗北することである。気まぐれによって支配されること……。途方に暮れた精神、舵を失った魂は流されるままに、今は現実性を欠いた理念へと向かい、明日は泥のなかへと向かう。[*38]

彼らにおいては無理解が価値なのだ。ところがそれは貴重な秘教性などではなく、頑迷な狂気の沙汰である。これらの詩人たちは誰よりも優れた耳を求めつつ語るのである。

このように言うのは辛く、悲しいことだが、私が昔、サン＝タンヌ病院で採集したものにこの種の詩句が沢山あった。可哀想な狂人に向かって、私には理解できないと告げると、必ずこう言い放たれた。

「私は高みにある。あなたは下界にいる。遠くから語る私の声があなたには届くはずもない[*39]」。

入院中の狂人と同じように象徴主義者たちは観念の明晰さを犠牲にして、混濁したイメージと音の響きを優先する。母音の色が見えると言うが、これは脳の乱れを示している。未知の語を作り出すが、精神病者にも同様な点が認められる。これは「純粋な音誦症」である。つまり健康な精神にとって、新しい術語を作るのは「それが本当に不可欠で、それまで表現されなかった観念に対応する」[*40]（p. 35）ときに限られるからである。象徴主義者たちは、哀れなヴェルレーヌをはじめとして、官能性と神秘主義と浅薄さを混ぜあわせる。[*41] いたるところに韻を求めるのは病的な情熱からである。奇妙な趣味、倒錯的な官能を持っている。[*42] 要するにたわごとを言う（「実際のところ［狂人と詩人の］どちらがどちらを真似ているのだろうか」、p. 50）。最悪なのは、彼らが「きわめて現実主義的な芸術とは一切共通点のないゴミのような詩」（p. 53）に喜びを見出していることである。そのうえこうした自己満足は自意識過剰の一側面でしかない（「詩人の不幸は過度の虚栄心、自分の外に何も見ようとしない意識過剰なエゴイズムの結果そのものである」、p. 87）。こ

---

*38—— *Ibid.*, p. 15.

*39—— *Ibid.*, p. 9.

*40—— エフェール博士もまた造語をするデカダン派に対して厳しい。「理解しがたい美辞麗句、ありえない新語でわたしたちを悩ます全ての気取り屋には、〈変質〉という形容詞を当てるのがふさわしい。彼は、ヴォルテールが二重に「意味不明《ガリマチャ》」と呼んだ、著者本人にも理解できないもの制作に全く満足しきって浸っている」。

*41—— 批評家マルタンもまた同じ意見をもっている。「ヴェルレーヌのように、宗教的観念が正確で、宗教的感情が真摯である者たちもいる。ただ、それらは快楽主義と猥褻の真の乱痴気騒ぎと混じってしまっているのだ。この詩人は精神不均衡者の典型であり、信仰と徳と精神を讃えるが、その数ページ先では異常な愛を歌う」（p. 164）。

*42—— ヴィジャンはその医学博士論文で、つぎのように書くことになる。「これはもはやユーモアとか、ガリア気質〔陽気であけすけなこと〕ではない。ナンセンスであり、ポルノグラフィである」（p. 126）。

の自意識過剰から彼らを精神的変質者と同一視できる。[43] 自分以外には彼らが愛するのは猫だが、これは精神病の明確な徴候のひとつである。

> 彼〔＝詩人〕はこの自己中心的で偽善的な動物にあまたの美点を認める。病的なまでに賛美する。この猫への愛情はいささか頭のおかしい詩人たちによく見られる。[44]
>
> 最後に、彼らは醜く、変質者の身体的徴候に覆われている。
>
> フランソワ・コペの美しいローマ風の顔と、ゾラの均整と調和を欠く顔を、あるいはジャン・モレアスの精悍な顔と彼らを取りまく宦官の青白くヒゲのない顔を比べよ。その差は歴然としている。[45]

こうした繰り返される攻撃（ノルダウ博士はヴェルレーヌの顔を頭蓋骨は非対称的、頬骨は飛出て、黄色人種のつり上がった眼を持ち、ヒゲは薄いと描写している。J・ユレによると「彼の巨大で細長い頭蓋骨は完全に禿上がり、不可思議なこぶが浮いている」、『文学の進化に関する調査』、p. 80）に対し、哀れなヴェルレーヌは自分のもとにやってきた『エクレール』紙や『ニューヨーク・ヘラルド』紙の記者たちに対し、苦悩に満ちてこう答えるしかなかった。「私の頭を触ってください、そのようなでこぼこなど感じられないと私に言ってください」と。ヴェルレーヌのケースは哀れみを感じさせるかもしれないが、[46] 子どもを惑わし、世論をかきみだすおそれのある病的な駄作に対しては断固として妥協してはならない。

神経症の予備軍たちは悪しき種の思うがままの開花をゆるす見事な土壌である［…］。神経症や狂人になると、他の狂人の詩句を読んで、自分でも詩を作って楽しむようになる。繊細な倒錯を夢見て、自分が大衆を超越するさまを思い描く。かくして完全な病気になり、牢獄で人生を終える。[47]

「国民性」（Martin, p. 360）を腐らせる詩人という社会の寄生虫に対して、徹底的な予防[48]を呼びかけるのに、厳しすぎる言葉や心を傷つける言葉などない。このような知性の悲惨、最大の危険の保菌者を前にして何をすべきか。処罰か。いや、治療である。「ここにおいてこそ、医者にとって困難だが避けられ

＊43――例えば、「自我の誇張は現代の詩において、変質の第一の特徴として現れる」（Martin, p. 150）。また別の例、「それは自己顕示の詩である」。ロラン博士によれば、この誇張は隠れた弱さの告白である。「詩人は、自分が本質的に卓越していると思い込んでいる。自分の卓越性をまえにすべてが頭を垂れるべきだと思い描いているのだが、この卓越性なるものは往々にして想像上のものでしかない。現実の生存競争においては打ちのめされ、敗れている。そこで、彼の魂は傲慢さにかられるがまま、憎悪と怒りの叫びをあげるしかないのだ」（p. 87）。

＊44――Laurent, p. 115-116.

＊45――*Ibid.*, p. 121.

＊46――哀れな《ポーヴル》ヴェルレーヌ、哀れな病人。J・ルメートルは書いていた。「P・ヴェルレーヌ氏は病人の感覚と子どもの心をもっている。病的な無気力のうちに素朴な魅力をもっている。たしかにデカダン派であるが、とりわけ素朴派なのだ」（*M.Paul Verlaine et les poètes symboliques et décadents*, p. 11）〔『ポール・ヴェルレーヌ氏と象徴派、デカダン派の詩人たち』〕。

＊47――Vigen, p. 122-125.

＊48――「われらの文学からこれら病気の迷作を一掃することは絶対的に重要である」（Dr Eifer, *La poésie décadente*〔『デカダン派の詩』〕）。

ない務めがあるように思える」（Vigen, p. 126）。こことというのは、エフェール博士の言葉を借りれば、「詩人がもはや人生や恩寵や美を歌わず、自分を蝕む悪徳や、自分を打ちひしぐ病気や、死や腐敗を歌い」、「血まみれの屍骸の腐臭や毒をにじませる鉛色の腹の眺めを好み」、「雄々しい祖先たちの夢に現れた純粋な金髪の少女を愛することなく」、「あばずれ女とその悪徳を、その下品な気取りと死の影のある愛撫を好む」現状である。この時点に至り、医者は治療するために介入する。つまり神経症の道化芝居、ヒステリー症の詩風に、活力ある身体の健全さを取り戻させることが必要となる。

　私は詩を愛し、賛美する。しかし良識に損害を与えるぐらいなら、土地を耕すか、漆喰をこねるかしてもらいたい。バランスの取れた筋肉と脳を取り戻すことができよう。[*49]

　治療とは、またもや、これら柔弱な詩人たちを、これらの病気の脳みそをその危険な関心から遠ざけ、禁じることとなる。彼らを善良な商人に、生産的な市民に変えること。たとえば詩人の治療はこんな具合である。

　適切な処置を与え続けねばならない。環境を変え、体と心の状態の面倒を見ることで、気質と考えの変化をもとめることが肝要である。書かせないようにするために適当な作業をさせ、以前の悪癖に再び陥る時間を持てないようにするのである。[*50]

こうすることで、詩人は治り、よき小官吏として転生する。

私たちのおかげで、下手な詩を唸ったり、つまらぬコラムを書いたりしていた人間が、どうにかこうにか毎朝事務所に通いはじめ、結婚し、子どもをもうけた。たぶん、自分の子はサラリーマンか商売人にするだろう。[*51]

確かに、誰もがマラルメやヴェルレーヌやランボーのように、書くという考えを持っているわけではない（「洗濯女や農場の雇人のようなあの文体」Martin, p. 356）。公的秩序は狂った文章を止めさせよと求める。しかし精神科医は寛大だ。憎しみを剥き出しにする大衆に向かって詩人たちがいかに危険な存在であろうとも、公の法を犯していないことを理解させようとする。詩人たちを牢獄から精神病院に移すのだ。

理性ある精神とは、ここでは医師のことであろう。医師こそが変質者たちの責任は部分的であることを理解させ、「あまりにしばしば家族や、とりわけ世論や裁判官から罪人や変態として扱われること」がないようにするのである。[*52]

---

*49——Laurent, p. VI.

*50——Vigen, p. 128. 強調は引用者。エフェール博士は彼らに「田園の空気を深く吸いこむことを」厳命した（*La poésie décadente*『デカダン派の詩』）。

*51——カサン、*La poésie*, ヴィジャンの引用による。Vigen, p. 128.

*52——Vigen, p.129（Ferri の引用）.

もっと冷静な筆致による、といっても同じ理論的基礎に基づいている、新しい種類の医学博士論文が医学部のなかで広がっていく。リヨンのラカサーニュ教授、ボルドーのレジス教授、モンペリエのグラセ教授たちは共通の情熱をもって、医学の弟子たちに作家をめぐる「医学・心理学的研究」を継承した。彼らは倦むことのない熱意で、相互に要請しあって、論文の審査員を務め、作家の精神的欠陥について語り、意見を述べあった。[*53] ラカサーニュの弟子たちには、ネルヴァルについて報告したバルビエ、ロイグ（ドストエフスキー）、ゲリエ（トーマス・ド・クインシー）、ヴィエル（ベートーヴェン）、プティ（ポー）、ドラクロワ（モンテーニュ）などがいる。これらの研究はすべて一九〇四年から一九〇七年の間にリヨンで公開審査に付された。二〇世紀初頭の流行は心理医学論文にあった。分析の流れのなかで、ひとつの典型的な論文プランができあがった。どの弟子も几帳面な退屈さで次のように繰り返す。芸術家の「家族歴」の研究（家族における精神異常が探される）、それに「個人歴」の研究が続くが、これは常に身体と精神に分けられ（欠陥のリストが作られ、少年時の片隅が探られ、進行中の狂気を露呈する行動が見つけ出される）、さらに、「感情」（もしくは「情熱」、「感受性」）「性格」「知性」の研究が行われる（作品と人生の区別と関係なく、精神と思考の常軌を逸した点、倒錯した推論、逸脱した態度などがあぶりだされる）。最後は「作品と生涯」のあいだの途絶えることのない架け橋となっている。まれに明確に「狂気」に関する簡潔な章が来ることもある。

この規則に従った、ありふれた例としてエドガー・ポーを主題とするある医学博士論文の結論を読んでみよう。

1　エドガー・ポーは病人であった。彼は深刻な異常を示している。医師はこの異常を考究すべきであるが、その際に手助けとなるのは、詩人の作品、つまり豊かな情報に満ちた壮大な自伝である。

2　詩人の家族の病歴と生涯に関する研究結果は、病気の遺伝的要因を示している。彼は安定性を欠いた、さまよう不幸な生活を送り、狂気のうちに終った。ポーは遺伝性の変質者であった。彼の精神的欠陥は早い時期から表れていた。過度のアルコールと阿片摂取に先立つ少年時代から、彼は傲慢で、エゴイストで陰鬱であった。これは過度の自己愛の表れであり、性格のむらもこれに結びついている。知的作業だけは、ほぼ正常だが、極度の活力に溢れていた。

3　この病理学的土台に、思春期初期においてアルコール飲料に対する遺伝的な渇望が付け加わる。これは真性の渇酒症である。これは数年後、阿片の濫用によりさらに悪化し、精神状態のあらゆる病的性格を増幅させた。偉大さへの妄想や色情狂を誘発させ、強迫観念や衝撃癖や恐怖症を生みだし、最後には知的能力の漸進的な減少の原因となった。ポーは人生の最後には精神錯乱者と化したようだ。

4　ポーの特有の病的状態は自身の手により美しい文学作品に変えられた。彼はそれを思い出の

＊53――もっともこれら三名の教授は変質者としての天才という理論を支持してはいない。逆なのだ（グラセ博士とレジス博士は天才の神経障害を認めているが、それを必要条件とは考えていない。ラカサーニュ博士は天才を進化変質《プロジェネレ》」とする）。しかし彼らの指導のもとに展開された一連の議論（博士論文）は「病んだ天才の自明性」のうちに構想されている。

正確さと生々しさをもって描写した。いずれも完璧であり、それらを飾る形式の見事さも間然するところがない。彼の作品を極めて興味深くしている点は病理学と結びついている。つまり、ポーの不滅性はアルコール中毒によって倍加した精神的変質によっているのだ。[*54]

ポーの作品は結局、その狂気を反映した表現にすぎないことになる。『世にも奇妙な物語』は登場人物と物語にそって、その狂気を詳細にし、増殖させただけのものとなる。おそらくこうした論述に衝撃的なまでの省略や過剰な還元操作を見て驚嘆する向きもあろう。文学というものは精神科医の鏡に写されることでその力の秘密を奪われてしまうのだ。診断の目の覚めるような明快さや、どこまでも確実という印象は、医学博士論文から当然のものとして、不安の影もなく、漂っているが、これは現代の我々の目にはほとんど詩的に感じられる。こうした文章を皮肉《アイロニー》もなく書けたことが不思議に思えるのだ。単に医学的良心から完全な構文が表現されているにしても、文体の計算された効果があるのではないかと思えてしまう。断固とした物言いが我々にはあまりに非の打ちどころがなく見えるので、真似したくもなる。それは以下のような文章の並外れた真剣さと途方もない独断的なありようが、今日ではグロテスクないたずらとしてしか読むことができないことに似ている。「ジェラール・ド・ネルヴァルは狂人であった。そのうえ彼は自殺した。それゆえ我々は彼を気の狂った犯罪者と見なすことができる」(Barbier, p. 11)。しかしこの印象も長くは続かない。こうした医学論考をしばし戯れに読んだとしても、その拙速な判断や軽蔑に満ちた一方的な断罪にすぐにうんざりすることになる。

トーマス・ド・クインシーは数多くの病理学的欠陥をもつ一家に属する。結核や神経組織の障害などが見られる。彼の兄弟姉妹の多くは変質者や神経病患者である。

彼自身もひどい健康状態であった。ほとんどいつも病気だった。神経病者であったことは確実で、おそらくヒステリー患者であったろう。

精神面ではバランスが大いに欠けていることと協調が全くないことに気づかされる。感受性と想像力は彼のうちで過度の異常な発展をとげた。

トーマス・ド・クインシーは変質者であった。彼のうちにつり合いの欠如、バランスの欠如、知性・精神面でのむらと興奮しやすさが認められる。これらは変質の特徴である。*55

医学の座標系による表面的な客観性によって、きわめて強大な価値判断がためらうことなく突き進むようになる。しかし、最終的に衝撃的なのは、肯定的な観念に包まれて表面に表れない弾劾よりは、むしろ目を覆いたくなるような凡庸さである。あたかも二〇世紀の最初の十年間、文学の天才の病理学的基盤が共有された定理となったかのように見えるのだ。もはやその真実は問われず、ただ単調な論文のうちに繰り返されるのだ。美化された伝記の汚れた片隅をほじくること、推定される奇形を暴き出すこと、詩人たちの隠れなき魂の悪徳を告発すること、性器の大きさや形状を明らかにすること、それに

＊54—— Petit, p. 93-94.
＊55—— Guerrier, p. 91.

よって作品の形成の秘密を見つけ、作品の意味を汲み尽くすこと（プティ博士の定式を思い出そう「ポーの不滅性はアルコール中毒によって倍加された精神的変質によっている」）、こうしたことに違和感を覚える者はもはや誰もいなかった。精神医学では自明なこととして共通の糧となったのだ。レリュ博士がソクラテスの狂気を断言したことで大きなスキャンダルを招いた時代はすでに遠い。かつてエスキロールは弟子たちを食事に招待し、狂気が厳格に分けへだてられていることで弟子たちを煙に巻くことができた。

　ある日、弟子のひとりがエスキロールに尋ねた。「先生、理性と狂気の境界を見分けるための基準を教えて下さい」

　翌日、師はその弟子を二人の人物とともに食卓に招いた。ひとりは身なりも言葉遣いも完璧な人物。もうひとりは騒々しく、自分にもその将来にも自信満々な人物だった。

　弟子は帰り際、前日した基準を師匠に再び尋ねた。エスキロールは答えた。

「自分の意見を言ってごらん。先ほど一緒に食事をしたうちのひとりは狂人、もうひとりは賢者だ」

「ああ。こんな問題なら難しくありません。賢者は、あの上品で申分のないお方です。もうひとりの方はそそっかしく、うんざりです。即刻入院させるべきです」

「ほお、間違っているね。きみが賢者だと言った男は自分を〈父なる神〉だと思いこんでいる。自分の役割に相応しい控えめで品位ある態度をとっている。シャラントンに入院中だ。きみが狂人だとした青年はフランス文学の栄光のひとりだと考えてまちがいない。オノレ・ド・バルザック氏だ[*56]」

その後、二つの人物像は分かちがたくなる。バルザックは自分のことを〈父なる神〉と思っていると非難されることになろう。天才の病的性質が当り前で、確実とされた地点にたどり着いた今は、時を遡り、グラセ博士やレジス博士によって主導された平板な研究のなかに、情熱的で激しい論争が、学者的な無味乾燥な完成へと移ることを確認する必要がある。天才＝狂人の方程式が医学的真理として「ユークリッドの公準と同じくらい議論を待たないものとして」（Rabaud, p. 20）ゆっくりと形成されていった時点である。誹謗中傷論文、侮辱的風刺文、凡庸な博士論文など病んだ天才についての灰色の文献すべての存在を可能にした創設的な理論書および主要な概念を再検討する必要があろう。

＊56――*Chronique médicale*, 1902, p. 762〔『医学報』〕.

第2章　幻覚にとらわれた人

医学心理学会は幻覚の問題をさまざまに論じることを一八五五年二月に決定し、この討論は一八五六年四月まで続くことになる。[*1] 論争の規模こそ大きかったものの、テーマに目新しさはない。少なくとも我々の主題にとってこの十回におよぶ学術会議はいかなる新たな領域も示していない。それはいわば退潮なのだが、その後には初めて狂気と天才の婚姻が成立することになる。幻覚にとらわれた天才など我々にとっては既に化石同然だが、保守派にとっては初めて受けた批判であり、十九世紀の前半勢力拡大を狙う精神医学によってなされたものだった。

ポーリュスのすでに古典と言ってよい著作[*2]は、この件に関して中立かつ正確なものであるが、エスキロールからバイヤルジェまでの論争に、医師と心理学者の対立という近代的問題系を時として過度に重ね合わせている。[*3] 幻覚は判断障害だろうか、それとも器官の変調だろうか。幻覚症患者は自分の感覚に騙されるのだろうか、それとも自分で自分の感覚を騙すのだろうかなどが問われる。別の境界線もある。例えば、幻覚症患者は皆、同時に狂人なのかという問題である。一八五五から五六年の議論は、感覚とイメージの本質的な差異と同等をめぐって理論的衝突にいたるが、それには明確な出発点があった。つまり、幻覚はつねに思考の疎外すなわち精神異常を示しているのか、だとすれば神秘主義者はみな狂人と見なされるのかという問いである。レリュ博士とブリエール・ド・ボワモン博士は、心的表象の心理学的位置づけに関しては一致したものの、この点については意見を異にした。しかし、この論争の歴史はさらに古く、それを理解するためには、一八三六年に発表された問題提起的著作にしばし戻る必要があろう。その著作とは『ソクラテスのダイモーンについて――心理科学の歴史科学への応用例』である。著者のルイ＝フランシスク・レリュは骨相学への敵対と睡眠に関する研究で著名だが、この一件で特別の地位を占めている。それをシモンは次のように適切に指摘していた。「レリュ氏の『ソクラテスのダイモーン』と偉人たちの幻覚に関する仕事。それが天才と狂人の同一視の発端である」（『過ぎ去った時』、p. 51）。実際、一八五〇年代まで幻覚は病んだ天才に関して精神病医の夢想に形を与える一番のものであった。[*4] 一八五七年になっても、フローベールが辛辣な皮肉《アイロニー》を込めてホフマンとポーについて書いてい

＊1――*Les Annales médico-psychologiques*〔『医学心理学年報』〕、一八八五年度版のp. 526-549、一八五六年度版のp. 126-140, p. 281-305, p. 385-446を参照のこと。さらにH・エーによるこの論争の要約が以下にある。*Les Annales médico-psychologiques de 1935* (p. 548-613).

＊2――J. Paulus, *Le problème de l'hallucination et l'évolution de la psychologie d'Esquirol à P. Janet*, Droz, 1941〔『幻覚の問題と、エスキロールからP・ジャネへの心理学の進展』〕.

＊3――「感覚能によるのか、それとも思い込みによるのか、すでに述べたように、これこそが幻覚の主題で検討すべき主要なジレンマである」(p. 25)。

＊4――すでにエスキロールは幻覚について、「芸術的現象」であるかのように語っていた。

る。「幻覚にとらわれた人が言うことは私にはとても良く理解できます」（一八五七年三月三〇日付け、ルロワイエ・ド・シャントピ嬢宛書簡）。

1　民主的な狂気

「心理科学の歴史科学への応用」とはいかなるものだろうか。その目的は明快である。過去の人物に対して、テクストの詳細な分析によって、[*5]現代の心理科学によってその本質が理解可能になった「幻覚」症例との診断を下すことである。第一部でレリュは「ソクラテスのありきたりの物語」を書く。逸話と確かな事実を中立的に集めたもの。いわば伝統の延長線上にある肖像画《ポートレート》、聖人伝である。

> これがソクラテスである。私がわざと語らず、読者が些末だと見なしただろう若干の脱落を除けば、これがそうなのだ。古代のソクラテス像はおよそ以上のようなものだったし、とりわけ現代もそうである。復興者、殉教者、哲学の栄光の体現者、さらに偽の神々を打ち負かす者、キリスト教の洗礼者ヨハネに似たものである。要するに、徳に人の姿を、真理に身体を与えようとするとき、人はその名を口にするのだ。[*6]

しかしながら、この模範的な物語（教訓話、聖哲学者の一生、殉教者ソクラテスのキリスト教的物語）は真実ではないとされる。それは部分的であるために、真実ではないのだ。「私はそう言わねばならない。なぜならこの著作の目的はそこにあるのだから。この肖像画は似ていない。たしかにひとりの人物の横顔だが、彼には調和なき二面がある。私がいま露にしなければならないのはもう一つの側面である」(p. 148)。現代の心理科学はさらにファウスト的である。つまり事物の裏面をあばき、偶像を転倒させ、歴史の恥ずべき偽造と嘘を打ち倒そうというのだ。こうして第二部で書かれるのが「ソクラテスの心理学的物語」であり、ソクラテスのダイモーンの科学的「真相」[*7]が明らかにされることになる。その真相とは、ひとつの幻覚、「感覚器官の狂気」である。「この見解からすると、ソクラテスは神智学者、幻視者、あえていえば、狂人であることになる。この見解こそが唯一真なのである」(p. 93)。こうしてついにその言葉が口にされる。ソクラテスは狂人であった。「歴史上の偉人のひとり、哲学の第一人者」がである。医学の偏見のない厳しさと容赦のない明晰さが哲学者の父を「狂人の独房」へ移したのである。ソクラテスのダイモーンが吹き込む声において聞こえてくるのは、道徳的、哲学的意識の至上の声ではなかったのだ。まして神の声ではない。だからといって詐欺や欺瞞があったわけではない。あったのは

---

*5――J・ピゴーが示すように、レリュは根拠のない断言や漠然とした引用には満足せず、ソクラテスの狂気を論証するために厳密で正確な哲学的作業をおこなった。だが、この科学的緻密さは継承されない(例外はトゥールーズ博士)。モロー・ド・トゥールとロンブローゾは間接的な挿話やうわさ話で満足する。J. Pigeaud, *Nouvelle histoire de la psychiatrie*, dir. J. Postel, Dunod, 1994, p. 149(『新しい精神医学史』).

*6――『ソクラテスのダイモーン』p. 148.

*7――「わたしが今回第二版となるこの本を二十年前に出版した時、疑いを挟まなかった二つのことがある。一つは、この本の主題である〈ソクラテスのダイモーン〉という事象の説明と証明に関して、わたしが真実を見つけ、述べたということ。二つ目は、わたしが説明した真実は、誰にとってもわたし自身に現れたのと同様に、明々白々たるものとして現れざるを得ないということである」(p. 5)。

「強硬症《カタレプシー》的［…］幻覚」である。[*8] この状態がこのように認識されなかったのは先入観のためである。人びとはソクラテスを看病しようとは考えず、新たな神々を作ったと非難したが、これは時代のせいである。

だからといってレリュ医師は今日、ソクラテスを罵しり、その肖像を踏みつけよというのではない。ソクラテスは自分の病に打ち勝ち、それを哲学の素材とした一筋縄ではいかない病人だったのである。[*9] それでもなおレリュは補遺に自分の証明の「証拠書類」としていくつかの物語を載せている。畑の中を怒り狂って一晩中走り回った後、ビセートルの精神病院に連れてこられた若い男の話や、「娼婦の傍らで、ベッドの下に別の娼婦たちが彼を殺そうとして助太刀の男たちと潜んでいるという聴覚の幻覚に捕らわれていた」（p. 269）男の話などである。いまやソクラテスはこういった不幸者たちの兄弟なのだ。自分の妄想を、狂気の震えに揺れる影を飽くことなく繰り広げる人たち。著者は、第二版においてこの同一視がスキャンダルを巻き起こしたと述べている。

ソクラテスの偉大な人生という、人類の最も高みにある生涯に関し、こうした落差を示したが、さらにかかる冒瀆を完全なものにするため、この著作は比較項ないし証明の手段として、狂気や幻覚を生きた者たちの人生、医学の用語を使うならばその個別的観察をうちに含んでいた。これらは最も底辺の者たちから採取されたが、彼らの最後の舞台、いな最後の安息所（＝精神病院）は、この上なくつつましく、もの悲しい場所であった。まるで想像力が、夢の中で戯れに、アテネの古代の栄光を現代の病院の悲惨さに、賢きミネルヴァの神殿であるパルテノンをシャラントンとその暗い丘に暴力的に結びつけたかのようである。*10

これは歴史観の問題である。天才を精神病患者に基づいて描き出すことはいかがわしい政治的誘惑に属するように我々には思える。知識人や芸術家の神経的病理の告発には、すぐに全体主義の萌芽を認めてしまう。一九三三年ドイツで開催された展覧会の記憶がある。より正確には「狂気一般」と名付けられた第五部門である。「この恐怖の展示室の絵画やデッサンに関しては、病んだ精神が筆やパステルを握ったときに、漠然と思いつくものであり、何が描かれているか分かるようなものは、何もない」*11とされた。さらにスターリニズムの暗い時代のことも思い浮かぶ。しかし十九世紀のさなか、新しい心理科学が新たな確実性の光のなかで、天才と狂人の昔ながらの関連を問い直すと主張したとき、そこには冒瀆と侵犯ならではの輝きがあった。病んだ頭脳に関する科学は自己正当化のため「階級的偏見」をはるかに超えて、その成果に叙事詩的と言えるほどの調子を見出した。火薬と社会革命の匂いがする身振

---

*8——ソクラテスが、ポティダイアでの攻囲戦のとき、立ったままの不動の姿勢でいたことは、強硬症の例として解釈される（ピネルは同じ診断を『疾病の体系的分類《ノソグラフィ》』のなかで提出していた）。

*9——それでも、レリュの著作は有益なものとして認められるだろう。とりわけ、「情熱と、余りに長期にわたった偏狭な思考の危険に対して」親たちに警戒を呼び掛けることによってである（p. 96）。最後のページでは、科学的な成果の領域侵犯的次元が衛生学的考察に突然かぶさってくる。あなたの子孫がある日、ソクラテスに似ることのないように用心しなさい、と。

*10——*Ibid.*, p. 8.

*11——「退廃芸術」展カタログ。*L'art dégénéré. Une exposition sous le IIIe Reich*, Ed. J. Berroin, 1922, p. 99〔『退廃芸術、第三帝国下の展覧会』〕.

りによって、天才は狂人にまで引き落とされたのである。それにこのおぞましい結合の操作は、全体主義的暴力への目配せとは逆に、民主主義と平等主義の新しい威光によってなされた。当時の残虐行為が科学主義的野蛮によって隠蔽した古くさい教訓は天才の狂気には民主的な価値があるということだった。[*12]

『ソクラテスのダイモーン』の一八五六年版の長大な序文（八十ページ以上）はこの点に関する第一級の資料である。そこには民主主義の剝き出しの炸裂が直に見てとれる。それは作者からすれば自分の研究が、もたらしたものであろう。レリュは自分が意図した二つの企てを確認することから始める。幻覚状態を最新の用語で記述すること、そして、「ソクラテスのダイモーン」とはそれにつきると証明することである。結論として、科学的に証明された「最終的方程式、ソクラテス＝狂人」が導かれる。真実を奉ずるものの極端なまでの強引さ、大胆さというべきか。「たとえ深刻な問題を引き起こすにせよ私が下した回答にはいかなる疑いもない。それを書きながら筆が震えることはなかった。胸が高まることもなかった」（p. 12）。しかし、真理を「背筋を伸ばし、昂然と、目を見開いた姿で、衣も紗もヴェールも被せることなく、ようするに元来の輝くばかりの素肌で」晒したことで、レリュ博士はすぐさま罵倒され、中傷を受けることになる。剝き出しの真理への英雄的な愛情（「それだからこそ、その言葉を、その下品な言葉を包み隠さず口にしなければならなかった」、p. 17）ゆえに学識ある反進歩主義者の恨み深い反発を招くことになった。ソクラテスに病的な幻覚の症例を診断する冷静な心理学者と、衝撃を受け「偉人の狂気不可能性を尊大にも弁護して」「横柄な態度」をとる連中との間の論争は、政治的なものである。批判者たちの嫌悪感のよりどころになっているのは社会的神話だからである。

こうした考えは数世紀も時代遅れだと私は言いたい。その有効期限は人間には自ずと二つの階級があると考えていた時代にまで遡らなくてはならない。つまり、あらゆる善と富――そこには不変の知恵も含まれる――を分かち持つ主人が一方におり、あらゆる悪と病、なかんずく狂気を割り当てられている下僕・平民の側が他方にいた時代である。[*13]

ここにレリュの議論の要がある。狂気を民主化すること、狂気は金持ちにも貧乏人にもわけ隔てなく係わるものであり、それは平等を導きいれると示すこと。「そう、いかなる精神も同じ家族に属する。上の者も下の者も、誰もが同じように常軌を逸する惧れがある。そしてそうなったら、もう同じである。つまり下僕のつつましい狂気から主人の壮麗な狂気が理解できるし、なにからなにまで同一に考えられる」（p. 20-21）。狂気は本来民主的なのである。信じがたいエネルギーにみなぎる五十ページにわたって、狂気の境界はいかなる社会的格差も知らないと主張する。レリュは読者の手を取り、虚ろな人びとの住処へと導く。

知性溢れるお歴々の方々、みなさまは私どもの精神病院の格子の向こうにいるのは、（さらに露骨

＊12――ブリエール・ド・ボワモンとレリュとの対立の政治的解釈を示すこともできよう。この点については以下を参照。I. Dowbiggin, *La folie héréditaire*, EPEL, p. 116〔『遺伝性狂気』〕.

＊13――*Ibid.*, p. 20.

でお気に召さない言葉を使えば）、気違い病院のなかにいるのは、木靴以外に履いたことがなく、麻の服、あるいはせいぜい木綿の服を着た貧しい者たちばかりだとお考えでしょうか？　俗悪な混乱からみなさまの身を守ってくれる精神の営みや気品と全く無縁の輩であるとお思いでしょうか。[*14]

狂気は平民の独占物ではない、主人たちのよき礼儀作法も彼らを守りはしない。財産と頭脳の両面にわたるただひとつの悲惨があるのではない。そこにいるのは「弁護士、医者、貴族、役人、司祭、判事、音楽家、将校、文学者、女流文学者、蓄財家、実業家」(p. 22)、つまり「あなたと同じ血、あなたと同じ地位の」人間である。知的貴族たちに向かって、天才と狂人の同一性をよき趣味の名の下に認めようとしないすべての人間に向かって、この医師は話しかける。科学は時に人を傷つける俗悪さを持つ。パスカルは可哀想な幻覚症患者である、偉大な古典作品『パンセ』の著者は精神病患者である。だが、彼は育ちが悪いと言えますか？　怒り狂うレリュ博士は精神病院のドアをすっかり開け放つ。そこにいるのは「旧家の出の勇敢な航海士である老船員」、「たぐい稀な美と有能さを合わせ持つ金髪のジュニー」、「詩人兼小説家兼ジャーナリストの偉大な作家」である。精神の貴族とはなんとすばらしきものだろうか、精神病院を一杯にしてしまうのだから。著者は、次のように、ある執拗な批評家を舞台にあげて、その物語を語る（この物語が想像上のものか、現実なものか、人物の顔はもはや見分ける術がないが、その憎悪はいまなお激しく燃えさかっている）。

あなた、私はあなたをあそこで見たことがありますよ。今、あなたはとても素晴らしく確かな手つきで、批評の脅威を操り、その断固とした判定は理性の託宣に似ています。でもあなたがあの激動の時期、あの地獄の都《パンデモニオム》のもっとも奥深いところにいるのを見て、本当に私の心は締めつけられたものです。私はあなたをその少し前、全く違う状況で見て、感嘆したことがあったからです。背が高く、若く、二枚目で黒髪に目は黒く、アンチノイオスの生き写し、霊的なプロヴァンスの精神上の息子であるあなたは、力と希望と未来に溢れていました。ああこうした魅力溢れる美点、豊かな特質の一切がかくも残酷に消え失せるとは。目はもはや潑剌さを失ってどんよりとしていました。心はそれ以下でした。[*15]

今日の批評家があまりに憎らしいとはいえ、過去の病人の記録を持ち出すぞと脅すのは、医師の権力の濫用であろう。しかしこの文章にも社会的役割はある。つまり単にこれらの人びとの尊大さを知らせることである。レリュはさらに特別の施設について語っている。そこは上流階級の狂気を隠すための場所である。その緑濃い庭園、見事な庭のある美しい館を訪ねるように誘っているのだ。

ここがどこか、私が皆様をどこにお招きしたかもうお分かりでしょう。裕福な狂人のために金に糸目をつけず作られ、維持されている贅沢な隠れ家のひとつにいます。その悲惨に金を貼り、ヒモ

---

*14——*Ibid.*, p. 21.
*15——*Ibid.*, p. 22.

にはリボンをつけ、寝床には香水を振りかけています。金持ちの狂気がその哀しみや妄想を収蔵し、人の目から隠すギャラリーにいるのです。この木陰の下にダイモーンたちを遊ばせます。あらゆる種類のダイモーン、色とりどりのダイモーンたちです。でもとりわけ、ここで重要なのは高い地位、肩書き、高名のダイモーンたちなのです[*16]。

上流階級の狂気は深く秘められた恥辱のうちに表れる。それを貫くことができるのは観察する医師の恐るべき眼差しだけである。慇懃さや礼儀正しさの背後に精神の衰えの印を見抜くことができる。医師は天狗の蓑をまとったかのように姿を隠す。そのまま何も持たない単なる純粋な目になる。

こちらへどうぞ。私どもとしばしいくつものサロンを回ってください。一緒に、壁掛けで身を隠して下さい。会合は多種多様です。そこでは完全な自由が支配しています。魅力的で霊的な生き生きとした自由です。医師が指示したり、咎めたりすることはできません。だがそこで見たり、観察したりすることは禁じられていないのです[*17]。

上流社会の下層に位置し、教養もなく、よき趣味も身につけておらず、軽妙な会話に参加するにはあまりに俗で、会話を持たせることもできない医者が片隅から分析的な眼差しによって復讐するのだ。あそこの女性は「まだ若く、美しい。金髪で、目は青い。知的な顔つきをしている」、貴族の血筋そのものだが、自分が座っているそばのドアの鍵を秘かに念入りに調べている。というのも毎晩、自分の部屋のなかをギャロップで行進する竜騎兵の一連隊を見るからである。さらにこの連隊は靴と蹄と軍楽の響きのなか鍵穴を通って立ち去っていく。そこでこの女性は「鍵穴と、馬や人間のどちらのほうが弾性に富むか」悩んでいるのだ（p. 32）。貴婦人の振る舞いができる可哀想な幻覚症患者である。その妄想はグロテスクである。男の同類も五十歩百歩である。こちらは、かつて有能な外交官であった著名な人物である。偉ぶっているこの男をさっそく見てみよう。

> 彼はドアを次々に開き、突き進んでいく。大急ぎで、サロンの内でいちばん引きこもった、人が少ない場所を確保する。つぎに自分が誰にも見られても、聞かれてもいないと思うと、窓をかすかに開け、できれば中庭や人気のない道に面しているのがよいのだが、二、三度コケコッコーと叫ぶ。そのとき自分では羽のつもりの腕をばたつかせる。窓を閉め、まるで何ごともなかったかのようにグループの中にもどり、暖炉のビロードにもたれた特等席で、火を背に、人びとの方に顔を向け、ちょうちょうと論じる。それはふだんと変わることがない。つまり科学と哲学の術語を散りばめて、高度で難解な政治経済の問題を語るのである。*18

これらの幻想的な物語の結論は言を俟たない。狂気は貧乏人にも金持ちにも、変わることのない恐ろ

*16—— *Ibid.*, p. 29.
*17—— *Ibid.*, p. 31.
*18—— *Ibid.*, p. 33-34.

しさと滑稽さで襲いかかるということである。「金銭的・精神的貧乏人の狂気と幻影を金持ちの狂気と幻影と比べることができないことがあろうか。〔…〕自然の本性、真の本性はもっと民主的である」(p. 38-39)。狂気の振る舞いを背景に天才の骨格を描きだすことは、わずかの間、階級的狂気の否定を意味しえた。「幻覚症患者としての狂気、非常識は全く変わらない」(p. 44)。彼らはすべて同じ狂気の塵から作られているのである。

その後、モロー・ド・トゥールがこの狂気の天才という民主的教えを否定し、その「大きな誤り」(『病理心理学』、p. 470)を告発することになる。狂気と天才は病的例外だと言うのだ。

2 聖なる幻覚

幻視者と幻覚症患者は完全に等記号《イコール》で結ばれた。[*19] だとすれば、崇高な霊感を受ける者も病人であり、恍惚状態の創作者もまた病人なのだろうか。しかし当初、直接の標的となったのは哲学者や芸術家よりも、預言者、聖人、神秘家であった。新たな心理学は、ソクラテスやパスカルに次いで、初期教会の教父たちを狂気の沙汰の汚辱に引きずり込む。

精神科医で、誠実な人で、善きキリスト者であるなら、当然この同一視に恐れおののき、次のように言うことになるだろう。

> 古代においては、摂理の教義の唱導者にして道徳の創設者であるソクラテス、中世においては、

民衆のヒロインであるフランスの解放者ジャンヌ・ダルク、近代では、至高の思索者にして理性の不滅の誉であるパスカル、彼らがご存知の通り、脳の心理学によって狂人や幻覚症患者とされた［……］。天才と人間の最も高貴な具現者をその台座から引きずりおろそうとする努力を見ると我々としては驚き苦しまずにはいられない。

ブリエール・ド・ボワモン博士は幻覚に関する著作で[*20]、レリュが混同したものを区別しようと努める。つまり（初期教会の聖人たちの）超自然的啓示、（恍惚状態にある創作者たちの）病とは無縁の幻視（ヴィジョン）、（入院している狂人たちの）病的な幻覚である。幻覚は、まず自然現象として理解される[*21]。こうし

＊19——エスキロールによる幻覚症患者の定義がこの点をすでに明らかにしていた。「ある人が現実に知覚される感覚の内的な確信を持っているのに、その感覚を引き起こす当の対象物が感官の範囲内に存在しない場合、その人は幻覚状態にある。つまり、幻視者である」（『精神病』、p. 159。「幻覚」の章（一八一七年））。ルレは、一八三四年の『狂気に関する心理学的断章』において、天才の恍惚状態と精神病患者の幻覚を完全に同一視するところまではいかない。学問的な、質による等級を作り、正常な人間の反省による内的会話から、夢や創造的な霊感を経て、病的な幻覚状態に至るまでの「精神の分割」をおこなう。「幻覚症患者」と「霊感を受けたもの」をはっきりと分けるのだ。レリュは逆に、これらのニュアンスを、ひとつの同じ病理的平面におく。

＊20——*Des hallucinations ou histoire raisonnée des apparitions, des visions, des songes, de l'extase, du magnétisme et du somnambulisme*, Germer-Baillière〔『幻覚もしくは、出現、幻視、夢、恍惚、睡眠、夢遊の理論的考察による歴史』〕．続く引用は一八四五年版からの抜粋である。ブリエール・ド・ボワモンの見方はここではより明白に断定的であり、より直接的にレリュの分析の的になる。実際、一八六二年の版は一八五五年、五六年のすべての議論を考慮して、当初の立場を少し変えている。

＊21——感覚、イメージ、思考は、精神の表象の三つのレヴェルであり、つねにより純粋な認識に向かうものを形作る。これら三種類のものは性質上の同一性があるため、それらは時に互いに特性を貸し与える。観念がイメージに彩られた形をとったり、イメージがいまここでの感覚の新鮮さを吸い込む。この点では、ブリエール・ド・ボワモンはレリュと意見が一致している。

て、カトリックの啓示の超自然的〈啓示〉と区別される。「われわれは聖書における顕現の真正さを認める」(p. 10)。この「明瞭な境界線」は疑いの毒からキリスト教徒の信仰――これぞ文明の柱――を守る。他方、「『生理学的な』恍惚と『病の』恍惚とをきわめて明確に区別」(p. 241) することが絶対的に必要となる。前者(芸術家の恍惚)は「精神の極端なまでの集中」において自然と現れる。「天才の産みの苦しみ」によって惹き起こされる恍惚において創造の対象は最終的に生き生きとした触知可能な形をとる。いわばピグマリオン症候群である。崇高でつかの間のこの純粋なタイプの幻覚は狂人たちの精神的悲惨とは別物である。第二の区別によって、[*22]「著名な人物が幻覚を持ったとしても、彼らの行動が狂気の兆候をいささかも示していないことは疑い得ない」(p. 6)。こうして、聖人と天才たちは狂気の疑いから解放される。彼らはみな狂気の沙汰の恥辱から浄められたのである。

一時は火の粉が降りかかった教会にとって、こうした区別は有用でもあった。これによって、真正な伝道者(超自然的顕現)と危険な幻想家(病的幻覚)とを分けることができるからである。スウェーデンボルグは敬虔な精神科医によって告発されうる。

新たな宗教を創設したスウェーデンボルグが自分の信者に確実さの基盤として与えることができたのは、自分が得た幻覚だけであった。確かに彼はいくつもの肩書きをもつ卓越した者たちを帰依させる術を知っていた。しかし、この並外れた男の知的・倫理的価値がいかようであろうとも、彼の宗教観は昔からあり、常に繰り返されてきた誤りが産み出すものに過ぎない。すなわち病んだ脳の産物なのである。

このスウェーデンの幻想家には先駆者たちがいた。そして今後も必ず、外見的には異なっていても結局同一の、彼の遺産を引き継ぐ興奮しやすい人間たちが出てくるだろう。彼らは人類の安寧と理性に多大な損害を与えること必定である。[*23]

スウェーデンボルグを福音書の使徒たちと比べることはできない。真の宗教とまがいものの宗教のように、聖なる幻視と病気の幻覚のように、両者はたがいに無縁である。同様に恐怖のイメージをわめきちらす狂人と、生彩に富んだ高揚のうちにある天才を同一視してはならない。

ところが、その後バイヤルジェ博士の分析によって、幻覚が病理学的性質（レリュ）であるのか、そ

---

*22――完全な公平さを保つためには、ブリエール・ド・ボワモンのうちに第三の分類を認めねばならないだろう。これは歴史的なもので、序論のうちに認められる。そこでは古代の著名人たちが迷信と蒙昧によって特徴づけられた時代の文脈によって、幻覚を自分に許す姿をみることができる。「なおさらこの考察は著名な人物たちの幻覚に適用できる。彼らの時代のあらゆる信仰から逃れるには、別の本性からできあがっていなければなかったであろう。そうした信仰に非難すべき点がないならばなおさらである。彼らもまたそうしたものを取り入れることで、社会的な謬見を共有していた。しかし彼らの企て、行動、主張は彼の同類の哲学者やモラリストや慈善家のそれであった。彼らはなすべき使命を果たし、その名は人類が誇りにする者たちのなかに当然のこととして書きこまれている」(p. 5)。またさらに「古代の幻視者たちを狂人と同列においてはならない。彼らは誤りはした。しかしそれはその時代によってであり、わたしたちに先行する全ての世代を狂気と決めつけるのは烏滸の沙汰であろう」(p. 435)。

*23――Morel (4), p. 62-63. 一方、バレは彼を神秘的妄想からくる幻覚をもった、理性的な神狂いとする（「スウェーデンボルグは病人だった。この確認を覆しうる感情面の考察は一切ない」(p. 224)）。一方、バルザックは、スウェーデンボルグに関して、彼を無罪とする二者択一を懸命に示そうとしている。「彼を読む場合、正気を失うか、見者になるか、どちらかです」（『セラフィータ』）。

うではないのか（ブリエール・ド・ボワモン）をめぐる議論に終止符が打たれることになる。バイヤルジェは、ジュフロワの哲学的断章に依拠しながら、幻覚症患者の状態は意志の低下によって記憶と想像力が不随運動を起こすことだと記述している。レリュとブリエールは幻覚を感覚とイメージと思考の混同だと考え、その後も未開人の象徴作用との関わりを模索した。狂気と創造とが明確に判別されないことで、心理学の内容は豊穣となったのである。しかし、この後、主要モデルは夢から夢想へと移行する。幻覚が精神の高度な諸能力が受動的必然性に失墜することであったり、貧弱な無秩序化（「自動症」）であるならば、天才と狂人との統合は崩れる。機械的な単調さに陥った精神の弛緩した状態は、創造の恍惚の研ぎ澄まされた緊張とは大いに隔たっている。天才は幻覚症患者とはますます似なくなってゆく。そして、やがてモロー・ド・トゥールによって天才は神経症の岸へと導かれることになるのである。

第3章　神経のトランス

1　神経症としての天才

モロー・ド・トゥールといえば、これまでは完全な器質病説を説く激烈な理論家として紹介されるのが常だった。*1 だがその堅固な研究は、*2 一対一対応の因果関係の教義《ドグマ》である以上に、ひとつの堅実な方法

＊1――私たちは発病の原因を精神的なものか器質的なものかのどちらかに特定しようとするきらいがあるので、過去のテクストに対しても融通の利かない読解の枠を立ててしまう。しかしこういった二項対立は、貧しく、抽象的である。十九世紀の精神病医たちにとって重要な問題であり、彼らの立場を分かつのは、むしろ、狂気の現実の捉え方である。彼らは狂気をその概念において把握する（ピネルは狂気を出来事として、モロー・ド・トゥールは過剰として、モレルは偏差として、バイヤルジェは自動作用として考える）。狂気が何であるかを問うことは、それがどのように出現するかを問うこととは別問題なのだ。妄想が生まれるメカニズムが妄想の現実のすべてではない。原因については、身体的なもの、精神的なもの、あらゆる種類が認められている。しかし狂気の存在の問いが、その歴史の探求に先行するのである。わたしたち現代人にとってのみ、狂気の病因学は、その存在論への欠かせない導入部なのだ。それに対して、十九世紀の精神病医たちのテクストは、狂気の発生をめぐる現代の議論よりもより直接的に哲学的な調子を示している。

的原理を示している。それは「思弁」、「曖昧な形而上学」、「漠とした存在論」といった安易なものに寄り掛からないという意志である。精神が自分を見出したと思いこみながら実は迷子になっているこうした抽象的な構成物は唾棄せねばならない。

モロー・ド・トゥールは、事実および、経験ないしは内的観察が教える堅固なものだけを認める。[*3] 狂気の神秘をめぐる解釈妄想にはうんざりというわけである。むしろハシッシュを吸って、精神の混濁を「体で」感じることを覚えよ。[*4] そうすれば躁病の最も基本的な事実を考えることができるし、そこにざらついた現実感を取り戻すことができよう（『ハシッシュについて』）。モロー・ド・トゥールが狂気の「器質的条件」と言うとき問題となっているのは、物質的決定論よりは、生の内在性なのだ。さまざまな狂気の基体は「神経系」とその他の「脳神経繊維」（『病理心理学』、p. 427）ということになろう。しかし「神経組織《システム》とは物質的・感覚的な形をとった生の原理そのものである」（p. 436）と言わねばならない。狂気は脳の受動的なメカニズムに属するのではなく、神経のダイナミックな動きのうちにある生の流れからくる。神経とその感覚的錯綜によって、心－身の縫い目、「器官と知性の事実」（p. 389）の共通の折り目をたどることができるというのだ。モロー・ド・トゥールにとって狂気は、物体としての身体の盲目的法則に従っているのではない。狂気は内的エネルギーの力線のあとを示している。[*5] なぜなら、あらゆる点において「問うべきは生きている自然であり、可塑的な死んだ自然ではないからである」（p. 570）。

『歴史哲学との関係における病理心理学』では見事な構成によって結論が導かれる。「狂気と天才は同類である。根ハ一ツナリ」（p. 493）。それは精妙で入念な議論である。後に彼の批判者たちはこれを無償の挑発と言うが、全く的外れである。ここにはすでに精神病理学の驚くべき再評価がある。[*6] 「人間は健康な状態で観察しただけでは半分しか分からない」（『興奮と狂気について』〔一八二八〕、p. 26）というブルッセの名言を思い起こそう。人間の肖像画は陰の部分を描くことによって完成されるのだ。しかし、狂気は暗い面というより秘められたものと言うべきであろう。モロー・ド・トゥールによれば、病気の状態「のみが精神・感情・知性の次元の多くの現象を理解する鍵を与え、〔…〕それだけが私たちにその真の姿を見せる」（p. XI）。狂気は現像液なのだ。その闇は人間の真の裸を明かす「科学の松明」に注ぐ油の

＊2――「わたしたちの探求が向かう先は、〔…〕なによりも器官である」。「わたしたちの研究はもっぱら問題の現象の器質的起源ないし条件に向かう」。「諸機能が各個人のうちであらわすほとんど無限の多様性の起源、原理を器官すなわち物質的下層以外のどこで探求すべきだろうか」（*Psychologie morbid*, p. 3, 4, 8〔『病理心理学』〕）。

＊3――「ここでわたしたちがなすのは心理学における理論ではない。たんに内的観察の事実を指摘するのみである」（*Du hascisch*, p. 97〔『ハシッシュについて』〕）。

＊4――「わたしはハシッシュのうちに精神病理学に関する強力で優れた探求手段を見たのである。それによって、精神異常の神秘に入っていくことができ、その隠された源へとさかのぼることができるはずであるとの確信を得たのだ。その異常は余りに数多く、さまざまであるので、狂気という集合的名称のもとで示すのが通例になっているのだが」。

＊5――「諸能力の生来の作用」、「精神・脳の活力」（p. 10）、「わたしたちの諸能力の生来のエネルギー」、「生命力」（p. 386）、「脳の生気」（p. 443）、「神経の力」（p. 446）などを参照のこと。

＊6――この再評価は、モロー・ド・トゥールに、正常と病理の厳密な区別という、典型的な還元主義とも思われるテーマしか認めないなら、気づきにくい。確かにモロー・ド・トゥールは「部分的精神錯乱」（フェリュス）や他の「半狂人」（グラセ）についての精神科の屁理屈、中途半端な措置に我慢できなかった。彼にとって、狂気の状態は「考える存在の全面的な変化」（『ハシッシュ論』p. 122）、「知性の深く、根源的な変容」p.22 を含意している（「精神異常の人間と理性的な人間との間には、〔…〕精神の夢見ている人間と起きている人間との間と同じ差異が存在する」p. 122）。しかし境界画定の厳格さは彼の著作において、二律背反の形を取らない。それは価値判断や、〈他なるもの〉の暗い強迫観念から主張されているのではないのだ。

ようなものである。したがって表象作用の喪失、精神の諸能力の不全、能力の消滅、理性の不在などといった形で、狂気を否定的に描くのは不当である。そのようなものではまるでない。むしろ過剰なのだ。[*7]「生の過剰」、「生命の特性の高揚」、「生命力の過剰」(p. 383-384)である。狂気は精神生活の過度だとされるのだ。

> 狂気とは精神面の過剰活動である。[…]この過剰活動を弱め、凝集力を崩すことで、ひとは理性を取り戻すことができる。人間にその自己力(セルフパワー)を返すことができる。引き算で修正することが肝要であり、妄想から理性へと戻すのに足し算は必要ない。

狂気は誇張法なのだから、理性は、その引き算としてのみ理解されるというのだ。この論点先取の議論のなかで結ばれるのが狂気と天才の類縁関係である。だがもし科学の確実性がなかったら、誰がダイアモンドと炭の類縁関係を考えただろうか(p. 3)。

人間精神の多様性は教育によっては説明されない(されてもごくわずかである)。それを説明するのは「有機体的組織の原初状態」(p. 10)である。教育とは無縁の神経のあり方である。神経系は肥大した感受性をもともと備えていることがあり、激しいトランス状態がそこを走り抜けると、知恵遅れ、精神錯乱者、奇人、天才の宿命的な系列を作ることがある。[*8]

脳内における神経繊維の慢性的興奮状態や「神経系」先天的鬱屈によって巨大な混乱が起こる。知恵遅れの混迷、狂人の妄想はこの状態にほかならない。これが運動の過剰からくる一番の病的生産物である。つまり「知恵遅れと痴愚者、精神病者と癲癇患者は同一の作用のもとで、ひとつの同じ原因からの結果として、同じ幹からの枝のように生まれ、成長していく」（p. 74-75）。たしかに躁病の発作は細胞の先天的障害、神経繊維の過敏を目に見えるかたちにする。しかし、知恵遅れや精神錯乱者の思考に動きが乏しいにもかかわらず、それが脳の強すぎる活動力の象徴とされたのには驚かされる。だが、彼らはその砂漠に似た空虚な頭によって、過去に味わった災厄を証言しているのである。*9 彼らの内にあるのは知性の欠如ではなく、知性の廃虚なのである。この虚無は過去に生じた敗北そのものなのである。

というのも、間違えてはいけないのだが、たしかに神経症の病気のある一時期、現象は私たちが言っていることと矛盾するように見えるかもしれない。例えば、錯乱狂のうちに認められるのが、もはや器官の過剰活動ではなく、単なる混迷状態の意気喪失やある種の知的機能の抑止などである

＊7——バルザックは一八三一年にはすでに『あら皮』のなかで、同じことを言っている。「狂気がもし意欲や能力の過剰でないとするなら何であろうか」。

＊8——神経中枢の病的なあり方を作るのが、遺伝性の所与にせよ、各人に特有な体質であるにせよ（P・ルカスによってすでに区別された模倣の法則と生得性の法則）。ハシッシュの吸引はこのあり方をわたしたちのうちに人工的に作りだす。この意味で狂人は天性の麻薬患者である。

＊9——バルザックは、このようなやり方で、ルイ・ランベールの沈黙の混迷状態を描写する際、「この巨大な脳はおそらく、あまりに巨大な帝国と同様に、あらゆる部分から崩れていった」と述べている。モロー・ド・トゥールに宛てた手紙（カバネス博士が『知られざるバルザック』で引用）でバルザックは、白痴の精神に天才の頭脳を移植するという、いわばランベールの裏返しのイメージであるような小説を書くことを想像していると述べている。

かもしれない。だがそうであっても、これらの現象は病気の初期から存在した過剰な活動力を示す最も確実な指標であることは変わらない。この過剰こそが機械の歯車を壊したのである。それは巻きすぎたぜんまいが切れてしまうのに似ている。[*10]

一方、「組織のある点における神経衝動の蓄積」が軽微な過剰な場合、様々な「混在状態」が生まれる。狂人の学者、ぼおっとした風変わりな才人、恍惚の幻視者、神秘的幻想家、その他諸々のエキセントリックな精神の持ち主たち、さらに狂信的で熱狂的で嫉妬深い変態や放蕩者や犯罪者や娼婦などだ。あらゆる知性障害（白痴、狂気、知的・精神的倒錯）の先天的原因は器官の欠陥にある。だがその欠陥は過剰による。脳の神経繊維の活力が度を超すのである。その強度の違いから知恵遅れ、狂人、奇人の別が生じるのであり、性質上の違いはほとんどない。

病的興奮は精神の諸器官にエネルギーの増大をもたらし、それらに並外れた緊張をもたらす。[*11]「知的諸能力は神経組織の病んだ状態のなかで（それが特異体質だろうと遺伝であろうと）、自分の開花にとってもっとも好ましい、いやむしろ必然的な条件を見つける」（p. 447）。原初の力強い神経過敏は知性のあらゆる炸裂の源になる。そこに精神は「活性」原理を見出す。[*12] 制御なき神経繊維の興奮が即座にもたらすものは「あふれるばかりの着想とその素早さ、想像力の躍動と自発性、精神の結びつきや思考の動きがみせる独自性《オリジナリティ》、意表をつく生き生きとした観念の連合、想起、想像力の多様性と大胆さ」（p. 397-398）なのである。

かくして、「別々に考察すると相反し、相互に否定するように見えた、思考能力の二つの存在様態を結ぶため」の準備が整ったのである。「人間精神にとって可能なこの二つの極限的状態とは、狂気と、知性のうちでも最も高みにある才能である」(p. 385)。つまり「妄想と天才は共通の根を持つ」ことを証明する用意が整った。すでに原初的な神経組織の先天的な動きが、強度の違いによって、知恵遅れの燃えかすのような弱々しい混迷、躁病患者 maniaque の混沌とした発作、奇人変人の漠とした苛立ちなどをあらかじめ生み出していたのである。

めったにない強度がある。それが霊感《インスピレーション》だ。

躁病患者の興奮は精神の諸能力に思いがけない観念の結合や独特な比較をもたらす。そうしたものは注意を惹き、激しい感情を引き起こす。二つの観念や二つの印象が、いままで思いも寄らなかったような類似点や接点をつくりだすことで、私たちを魅了し、心を摑むことはありうる。ひとつの予期し得ない観念が偶然もたらされた衝突からまるで啓示のように噴出し、突然私たちの心に姿を現した至高の権威のように私たちを支配する。そして私たちに生き生きとした深い印象を残す。詩的天才による卓越した躍動、突然の転換、怪物的な比較、激烈で錯乱的な情熱が見せる極めて雄

＊10——*Psychologie morbide*, p. 383〔『病理心理学』〕.

＊11——この精神の過剰活動は中毒（麻薬、アルコール、コーヒーなど）や熱や苦悶（p. 412-463）の病理的状態、さらには精神的原因（心的外傷や情念、p. 400-411）によっても引き起こされうる。

＊12——「知的能力の卓越性は器質的な条件として、神経中枢の特別な病的状態を持つ」(p. 481)。

弁な無秩序、こうしたものに他の源泉はない。それはさらに、私たちには疑いえないことだが、天才のきらめく偉大な思考の根元なのである。画布や大理石の上に表現されたこの偉大な思考は、プロメテウスが神から盗んだ火よろしく人間の営みを活性化する。[*13]

二つのイメージを際立たせる閃きや隠喩的な直観は、躁病タイプの神経の横溢によって可能となるというわけだ。詩的なひらめきが神経繊維のもつれから出てくると言うなら、これはいわば絶対的還元主義の説である。ダイナミックで魔術的な唯物論、内在性の崇高なトランス状態と言うこともできよう。モロー・ド・トゥールに導かれるまま、創造の瞬間を描いたレヴェイエ＝パリーズの筆による古いが見事な記述を読みなおす必要があるだろう。

> 仕事のために書斎かアトリエに入っていく自然の寵児がいるとしよう。その男は物静かで落ち着いている……。体に少しずつ変化の兆しが生じ、徐々に動揺が広がっていく。霊感《インスピレーション》の昂揚が始まる。一種、熱っぽい「硬直」が感じられるようになる。それは自然がその力を集中した際に起きる大きな発作時に似る。肌は青白くなり、脈は弱くなる。時には早く打ち、不規則なことも多い。これは神経の興奮が循環器系までいっていることの証左である。全身に定義できないある種の不快感がある。
>
> しかし頭は明らかに「発熱」の状態にある。頭脳が力強く高い考えを生み出している最中であることは感じ取れる。酸素と熱量と電流に充ちた動脈血の速い流れが頭脳に激しい熱をもたらす。上

気した顔、輝く眼、光る額、すべてが内面で大きな仕事がなされていることを告げている。実際、脳は激しい活動力を示し、抱いてきた思念や知覚に強い作用を及ぼす。それらに働きかけ、結びつけ、融合させる。思念のあらゆる発条は激しく緊張し、あらゆる髄の神経繊維はこの大きな運動にはいっていく。まもなく精神の交感が目を覚まし、思念が湧き上がり、イメージが流れ出す。記憶はあふれ、霊感《インスピレーション》の息吹が心に広がる。まさにこの神を見よである。そして芸術の傑作が生まれる。この知的誘拐とでも言うべき状態は物的なシンボルによって伝えられるからである。画布には色が塗られ、死者は甦る。音楽家はこの上なく幸福なモチーフを抱く。詩人は自分の肉体と存在の源ともいえるつかの間の思念を取り押さえ、刻み付ける表現を手中にする。ここから出てくるのが新しく透徹した視点、突然の啓示、天才の預言者的な直観、そして可能事を見出し、真実を「編み出す」才能である。[*14]

＊13―― *Psychologie morbide*, p. 390〔『病理心理学』〕.

＊14―― 一八三四年。モロー・ド・トゥールが言い忘れていることがある。レヴェイエ＝パリーズの途方もなく長い表題をもつ作品（『精神労働に従事する者の生理学と衛生学、もしくは文学者、芸術家、学者、政治家、法律家、行政官などの身体と精神、習慣、病気、生活律に関する研究』において、神経の変調は、創造の苦悶に捉われた精神の持続的な強い努力の結果だったということ。神経の不安定さは肉体が魂の仕事に対して支払わなければならなかった代償として現れていた。モロー・ド・トゥールにおいてはこの論理が逆転している。「結局、偉大な人間における脳の変調は、単純な神経症から最も重大な精神の混乱にいたるまで、偶然の産物であるどころか、自身の器質の必然的な、とまでは言わないものの、当然の結果である」。

レリュの時代と同じように、天才と狂人はひとつの出来事、ひとつの突然の激情が持つ両義的な優美さのなかで混ざり合う。[*15] しかしここでは、もはやイメージと感覚が重なり合う病のその瞬間が問題なのではない。むしろ急激な放出、旋風、「神経のオルガスム」、「病的で生命力ある勃起」といったものを認めよう。躁病患者と芸術家も特定の個性としては、ここでは重要ではない。主体なき純粋な強度が両者を結びつけているのである。

諸能力が自我とは関連がなく、内的意識から逃れようとする傾向が強いほど、思念はより大胆で、激しく、知的結合も素早く、広大であることが起こりうる。[*16]

天才と白痴はひとつの同じ原初の神経症から分化した二つの動きのようなものである。[*17] そこから出される結論は次のとおりだ。

多くの天才たちの体質、この「ほとんど常に健康とは無縁のあるきわめて神経質な」体質は、まさに白痴のそれと同一である。[*18]

狂気と白痴と天才の間に種の同一性はないが、起源の共通性がある。[*19] この同じ土壌、同じ「物質的〈基体〉」（「この基体は脳の半ば病気の状態、真の神経的過敏症である」p. 465）から奇妙な精神の枝が繁り、妄想のごつごつした小枝が広がり、天才の美しくも毒のある花がまれに咲く。

しかしこういった詩的な起源論は説得力を持たなかったようだ。すぐさま非常識な体系だと非難が起こる。スピリチュアリスム（フルーランス、ルモワーヌ）、生理学（デシャネル）、心理学（ジョリ）[*20]など複数の陣営が論陣を張った。この著作の出版から四年後、モロー・ド・トゥールは早くもそれは誤解だと訴えている。

〈天才とは狂人である〉。［…］私がこんな馬鹿げたことを言ったと思われている［…］そんなことはない、天才はまさに天才であり、狂人はまさに狂人である。これはまるで違うことだ。私が言った

＊15——変質の神話の高まる影響力によって、変わっていくのが何かと言えば、それは天才と狂人とのあいだに、肉体面の、バランスを失った存在という関連が打ち出されてくることである。問題の連続性、堕落した品行、恥ずべき悪癖、隠された奇形といったもののうちに類縁関係が露になる。変質の器質的な宿命性であり、あらゆる神経の変調の瞬間的な魔術とは対照的である。

＊16——*Psychologie morbide*, p. 390〔『病理心理学』〕.

＊17——「脳の神経繊維の振動が多かったり少なかったりすることで、天才女性が知恵遅れとなり、知恵遅れが天才女性となることがありうる」(p. 427)。

＊18——*Psychologie morbide*, p. 478〔『病理心理学』〕.

＊19——レニャールの記憶はそれとは違う。もっと後になるが、ソルボンヌの講義のなかで次のように語っている。「わたしはモロー・ド・トゥールの最後の弟子のひとりであるという幸運と名誉を得た。わたしは先生の有名な言葉、天才と狂気の同一性が述べられるのをいくどとなく耳にした」(*Les maladies épidémiques de l'esprit*, p. 358〔『精神の流行病』〕)。

＊20——ここでは、もっと後の著作（一八九一）ではあるが『偉人の心理学』の名を出そう。まさに、奇妙なことだが、ジョリはモロー・ド・トゥールのみを標的にすると明言しているからだ。彼によれば、ロンブローゾは天才と狂気の違いを認めているのである。

のは、天才と狂人は同じ器質的起源を持っているということなのだ。

> 天才と狂人はひとつの幹から出る。遺伝によって体質のうちにあったり、先天的法則によって完全に作られた「同じ器質的条件を伴っている」。それらの条件は個人のその後の展開によってさまざまに変容するが、時に狭義の神経症、また時に知的突出を、ある者には痴愚や狂気、またある者には非凡な知的・精神的能力といったものをもたらす。そしてほんの少数の者のうちに知的ダイナミズムの最高度の表現、すなわち天才をもたらす。[*21]

2　真なるもの、健全なるもの、同一なるもの

モロー・ド・トゥールの本は激しい反発を引き起こした。かつてダカンがしたように、天才と狂気は正反対だと主張するのはフルーランスである。

> 徹底的な幅広い分析のみが事象の根底にまで到達し、そこに天才と狂気を分かつ根本的な違いを見ることができる。天才とは真なるものを見分け、それを把握する最高の能力のことであり、狂気とは偽りのもの、つまり存在しないものにある種の存在を与える根源的な幻影である。[*22]

ここでの対立は古典的なまでに真理（真なるものの分析的直観としての天才）と誤謬（幻影の支配としての狂気）の区分をめぐって立てられている。[*23] デシャネルは『作家と芸術家の生理学』において、もう少し

ニュアンスをもたせようと考える。その生理学的（もしくは「自然主義の」）批評はまた厳密に内在的なものである。それは作品を「複雑な生命」である芸術家の身体という自然な土壌のうちに戻す。そして作品をその有機的な延長として考えるのである。しかしそれは唯物論ではない、とデシャネルは先回りして答えている。それはひとつの完全な自然主義なのである。作品のうちに著者の神経繊維を診断するこの批評から、天才と狂人との間の決定的対立が描かれることになる。*24

天才は、「生まれながらの能力」であり、一方、狂気は「生まれながらの病気である」。両者において人生は正反対に流れる。また天才は「自分のなすこと、自分の欲することについて十全な意識」（p. 148）を持っている、一方、狂気には意志や意識がまるっきり欠けている。だが、創造の霊感は、プラトンの『イオン』以来、伝統的に、意志から独立した興奮として考えられてきたのではないか。そうはいっても、このような没入の瞬間には、喜びと悲しみという人間的経験の総和が先立っているし、その後には

---

*21——*Réponse*, p. 42〔『応答』〕.

*22——*De la Raison, du Génie et de la Folie*, p. 118〔『理性、天才、狂気』〕.

*23——サント=ブーヴにその仕事が認められた彼の広範囲な企てを手短に紹介しよう。彼は以下のことを証明しようとした。「このように、一ページか一ページ足らずのうちに、だがより一般的には文体と様式のうちに、本物の作家の気質や性格、習慣、職業、性別、年齢、健康、家族、人種、国、世紀、身体と精神の雰囲気を認めることができるのである」（p. 190）。デシャネルはその「生理学的批評」を他の三つの企てと区別する。「作品を言語に固有の規範から判断する修辞的」批評、作品を芸術と美の本質についてうち立てた原理から探る「哲学的」批評、作品を作者の人生とその時代の支配的観念から考察する「歴史・倫理的」批評である。

*24——この生気論的原理を同時代のセアーユの分析に関連づけることができよう。セアーユは、作家の崇高な直観は、芸術家の人生が内在しているあらゆる形の作品（営み）においても捉えることができるというのだ。

「選択と意志のエネルギー」が続く。突然訪れる昂揚を否定しようというのではないが、その価値は切り下げられる。

神経組織の過剰な興奮と脳のもつ熱が極端な興奮（これを妄想と呼ぶのは詩的隠喩だけである）を産み出す極めて短い瞬間を別にすれば、一般に、偉大な天才の名に真に値するものたちは、心身の健康を誇っている［…］すべては健全で、濃密で、堅固で、美しい。病弱で汚れた天才といった病的なもの、過剰なもの、平衡《バランス》を欠いたものなどは何もない。偉大な天才たちは、霊感（いわば一種の予見）が持つあらゆる美質を極めて堅固な良識に、極めて単純《シンプル》な共通感覚に結びつけている。天才がいつも巫女のように髪を振り乱していると想像してはならない。ゲランが描いたシャトーブリアンの肖像画のように天才はいつも風に髪をなぶらせていると想像してはならない。天才は深い力をたたえた静謐さである。この深さゆえに情熱においても静かなものを持っているように思える。ホメロス！　ニュートン！　ゲーテ！　彼らは大海である。[25]

デシャネルはモロー・ド・トゥールが議論の重要なバネとした天才における突然の噴出といったものが持つ特別な魅力を極端なまでに切り詰める。良識の大海において妄想の瞬間は、かりそめの波のきらめきにすぎないのである。[26]

そして、その後にジョリが社会心理学を作る。天才は還元不可能な心理学的構成を授けられる。科学的[27]に定義された狂気は六つの関与的特色をもつ。狂気とは、それまで普通であった人生の流れに介入してくる混乱である。狂気に沈んだ人間はもはや別人である。その諸能力ともどもぼろぼろになる。もはや自分が分からないし、他人にとっては異邦人である。世界を別の目で見ている。頭の働きがおかしい。まとめて言うと、狂気はあらゆるものが変貌する混沌とした時間における一個の主体の、自己と他者に対する異質性である。逆に天才は同一者の永続性となろう。私たちは天才が創り出す作品が自立、永続し、のちの成功が頑固なまでの趣味に栄冠をもたらし、その早すぎた仕事を正当化することを知っている(p. 97)。

〈真理〉と〈誤謬〉、魂の〈健康〉と〈病気〉、〈同一者〉と〈他者〉。『病理心理学』のスキャンダラスな挑発を打ち砕くために、生理学者やスピリチュアリストや心理学者たちは、哲学のように教条的で静的で古めかしい対立関係をむしかえしたのである。その同じ場に、モロー・ド・トゥールは神経系の強度の質的なヴァリエーション、その純粋なひらめきしか見ようとしなかったのであるが。

＊25——*Physiologie des écrivains et des artistes*, p. 150〔『作家と芸術家の生理学』〕.

＊26——しかしその概念的基盤は、あいかわらず厳格な生理学的内在主義に留まっている。天才の卓越性を擁護するフルーランスのようなスピリチュアリスムの適用はないし、還元不能な知的超越の肯定もない。スピリチュアリスムへのデシャネルの敵対は方法的である。「生理学の批評は、スピリチュアリスムの批評が抽象的で空疎になるのを防いでいる。それは眠気を誘う古い修辞のケシの実を払う……ああ、生理学に祝福あれ」(p. 192)。

＊27——「私たちの時代は、狂気という言葉が高揚、不調、過剰、平衡の欠如、激怒などの漠然とした意味で理解されていた時代ではもはやない」(*Psychologie des grands hommes*, p. 95〔『偉人の心理学』〕)。

第4章　優秀変質者

病的天才の歴史において、一八五〇年代は幻覚症患者が専ら前面に出た時代である。そこでは相変わらずの還元作業によって、芸術家、預言者[*1]、曖昧な幻影におそわれた狂人が混同された。[*2] それはレリュとブリエール・ド・ボワモンが、幻視家とは常に病人なのか、という論争を繰り広げた時代である。「あらゆる感覚の錯乱」を通して「見者になること」というランボーの言葉〔訳注1〕が、皮肉にみちた予見と批評をうちに含む虚勢（「私の言うことを聞いてくれ。私の狂気のひとつの物語をひとつ」）によって、精神科医の診断を無意味にする日も遠くない。しかしすでに同時期、精神医学は幻視《イリュミナシオン》という岸辺を捨ててしまっていた。一八六〇から七〇年代、誰もがモロー・ド・トゥールの本をめぐって批評的注釈を展開する。まさにこの本は創造的霊感と狂気の妄想を一つにする神経の閃光を夢想するものであった。世紀の変わり目になると、病的天才をめぐって重要な概念が出されることになる。創造的な病いの内包と外延を綜合的に扱える概念、それが変質である。

変質者としての天才という考えは圧倒的な支持を受けた。これはヨーロッパ中で多くの読者を獲得した二つの重要な著作の成功による。世紀末の十年間にありとあらゆる論争を惹き起こしたその著作とはチェザーレ・ロンブローゾの『天才論』〔一八七七〕とマックス・ノルダウの『変質〔退廃〕』〔一八九二〕である。両著ともすぐにフランス語に訳され、熱い議論を呼び起こした。しかし、今日、これらの本を繙くとき複雑な感情を抱かずにはいられない。不快感と可笑しさがない交ぜになった感情である。気まぐれな論証が繰り出されるのを見る純粋な面白さと、無礼な主張にぶつかったときの啞然とするような憤りが混じる。病的天才をめぐる滑稽なイメージが連なるなかで、科学的な部分はグロテスクな感がある。

しかし、ひどい軽蔑、ブルジョワ的満足、低劣な罵りがこれらの浩瀚な書物から滲み、嫌な後味を残す。それにこれら、憎悪のバロック的な記念碑の前で笑いたくなるのも嫌なものである。ここでもまた狂った脳をめぐる科学は、憎しみもあらわな予防策の企てであると同時に、奇想天外なもののバロック的目録を作る企てでもある。この医学的ルサンチマンの傑作二点を紹介する前に、まず「変質者」が精神医学でどのような姿をしているかを見ることにしよう。この概念は緊密な家族的な血縁関係を編むものであり、ゾラの小説がそのシステマチックな完成形が示すことになる。

＊1――そこに、精神医学はその神話的な創設の時代の再現と、まだ生まれたばかりであるという弁明をおく。教会によって告発された悪魔つきは、精神科医によって治される精神病者へと変貌したのである。

＊2――その他には、詩人気質のエスキロスが言うような犯罪者もいる。「幻覚症患者の仲間に含めるのがふさわしいのは、たんに天才だけではない。ときには大犯罪者も含めるのがよかろう」（第二巻、p. 66）。

〔訳注1〕「あらゆる感覚の錯乱」を通して「見者になります」とはランボーのポール・ドメニー宛書簡。一八七一年五月一五日。同様の文言は、同月一三日のイザンバール宛にも見られる。「私の言うことを聞いてくれ……」は、『地獄の一季節』〔一八七三〕の「錯乱Ⅱ」からの引用。

1　神経障害の一族《ファミリー》

変質の概念が精神医学で重要度を増すのは一八六〇年代からである。心の医学がついにその領域を確定する原理を、固有の公準を発見したかのように見える。それまで長い間、精神科医たちが共有してきたのは不確実なことのみであった。議論は口論となり、討議は際限なく続く論戦となった。狂気の本質とは何かが、繰り返しうんざりするほど議論されてきた。脳の物質的な損傷（発見可能なのか、そうでないのか？）、純粋に機能的な障害なのか（しかし何の障害なのか。脳の障害か、諸能力の障害か）、特発性疾患か交感性の疾患か、思考の変質か感情の変質か、神経の疾患か魂の疎外＝異常か、などなど。病理解剖学、骨相学、心理学、生理学、スピリチュアリスム、身体学[*3]、これらはいずれも精神医学にとってばらばらの対象、引き裂かれた理論的空間を示していた。しかも治療の失敗が精神科医に確かな信用をもたらさなかっただけになおのこと、厄介なものであった。心身の合一という古い哲学的論争が医学の名のもとで息を吹き返したのである。大学の心理学者や熱心な宗教者の主張に対しては、精神科医は自分達の対象が医学的に（つまりは器質的に）現実に存在すると主張しようとした。その一方で、一般医学のうちに解消されてしまわないよう自分の領域の特殊性を主張するため、精神科医は精神異常を純粋に身体的な障害に帰することはできなかった[*4]。したがって、精神的な身体、医療をほどこされる心を考案しなければならなかった。変質という概念は精神科医の領域の統一を正当化するに十分な曖昧さと漠然さを持つことになる。変質は精神の欠陥が身体に書き込まれていること、器質上の減退は病的な心的現象に表れること、この両者を示すことになる。誰もがこれに自分の議論の縮図を見た。その概念のとっつきやすさに加えて、驚異的な有効性が、慎重な意見に比して圧倒的な賛意をすぐさま呼び起こした。

変質としての狂気という説を最初に唱えたのはモレル博士である。変質は、「原初類型《タイプ》からの病的な逸脱」（『変質概論』、p. 5）として定義される。その理論的地平は、「はじめ人間は神によって完全な類型《タイプ》をもとにして作られた[*5]」とする厳格な非進化論である。最初の標準の変型が病による劣化、病的偏差としてさまざまにある。モレルが最初に研究したのは比較病理学である。博士は本来の種を逸脱させる主要な要因を明らかにした。原罪はもちろんだが、それ以外にも、もっと自然な原因もある（さまざまな毒――アルコール、植物や鉱物質の毒――栄養摂取の不足、土地の地質学的組成など）。多種多様な病の自然学が狂気の秘密をすべて明かすのである。「私の現在の確信を言うと、精神病院に入院している精神病者たちはたいていの場合、種における多様な病のいくつかの表現にすぎないのである」（p. VI）。これは、ある種、狂気の標本化である。[*6]

＊3――スピリチュアリスム派、身体派、折衷派の三学派に関しては次を参照。Morel, *Le traité des maladies mentales*, p. 65 以下〔『精神病概論』〕。

＊4――この職業上の二重の論理が際立っているのは次の書。I. Dowbiggin, *La folie héréditaire*〔『遺伝性狂気』〕.

＊5――やがてルグラン博士が理論の科学性の名のもとに、この有神論的前提を批判することになる。

＊6――実際、理論の第一の結び目によって、精神病の存在を動植物界の法則の大いなる織物のうちに書き込むことができるようになる。モレルの至上命令は、「自身の研究をガルの探求の方向にと向けること」であり、「ガルは人間の健康状態を、動物界と植物界のすべての被造物の健康と病気の状態をつかさどる法則との関係において考察している」（p. XI）。精神医学は生物の一般科学の一章として与えられる。さらに器質医学はそこに属する（「私は自分の中心的発想を追ってきた。それはそれまでなされてきたよりももっと強く、精神病を一般医学に結びつけることであった」（p. XII）。

精神病が原初の完全な類型《タイプ》からの退行的逸脱だとすれば、精神病とは「規範からの偏差」ということになる。実際、万物創造の時の標準《モデル》は、集団の平均（「正常《ノーマル》な」人間）のうちにはっきりと存在する。モレルの仕事は決定的だった。もはや狂人が示す偏差は結論（狂人は精神錯乱したために、ふつう理性が取るのとは別の道を取った）ではなくなり、狂気の原因となった（規範から外れているから錯乱するのだ）。「病的な逸脱」は身体と精神が分かちがたく結びついた実在の水準とかかわる。それは器質的退化でもあれば、精神的倒錯でもあり、頭蓋骨の奇形でもあれば、精神力や感情の流れの悪化でもある。精神科医の眼差しは次第に執拗で、鋭いものになり、無遠慮になっていく。もはや妄想のもつれと機能停止した脳の損傷のいずれかで迷うことはない。過去の倒錯的な習慣、性器奇形、怪しげなこぶ、奇妙なやせ方など、健全な身体や健全な感覚から離れたものすべてに眼を凝らすのである。さらに、変質は伝わるとされる。リュカスによって表明された遺伝の大法則は、欠陥が組織的に遺伝するという教義《ドグマ》を可能にした。これは時の流れのまま負の方向へとカーブしていくことである。ひとたび完全な類型《タイプ》との偏差がうがたれると、それは広がり続ける。父親の変質は息子のなかでさらに悪化する。

> 第一世代においては神経質や脳充血の傾向、それに由来する怒りっぽさ、荒々しさ、かっとなりやすい性格が目立つ。第二世代においては、癲癇、ヒステリー、心気症《ヒポコンドリー》といった神経組織の病的傾向が強まっているのを確認することができよう［…］。このような進行が続く。こうした現象の持続的で抵抗しがたい連鎖を止めることは難しい。続く世代では狂気の傾向はいわば生得のものになっている。そうした傾きは本能的で、悪しき本性から来るものとなっている。それらはエキセン

> トリックで無秩序で危険な行動に要約される。これら不幸な存在は特別な性格を持つので、彼らをふさわしい場所におくこともできよう。それは悪しき本性の遺伝的素質のために失墜した知性の持ち主たちが形作る階層のなかである。
>
> 　最後に、進行はつねに増大傾向にあり、遺伝によって伝わる事象の継承と連鎖を病理学上の最終地点までたどることが可能であろう。それは、限られた知的生活、子どもが出来ないことまたは子どもの生育力の乏しさ、痴愚、白痴などであり、結局のところ、クレチン病をもたらす変質である。[*7]

漸進的衰退の広大な描写である。不安をかきたてる系図上には神経質、ヒステリー患者、危険な倒錯者、精神病患者、そして生殖力を欠いたクレチン病患者が次々と現れる。種の規則的な衰退というこの科学的な学説によって、精神科医は世間に対し、劇的な提案ができるようになり、それによって政治的な威信を持つようになる。

> 　ヨーロッパにおいて、単に精神の異常だけでなく、身体的病と精神的病の存在と密接な関係にある異常な状態すべてが絶えず増加していることは、わたしの注意を引く本来的な事実である〔…〕。自殺や軽犯罪、人や物への重犯罪の数値が常に増えつづけていること、犯罪年齢がものすごく低下したこと、兵役を果たすのに必要な昔からの条件を満たすことができなくなっているほどの種の退

*7――*Traité des maladies mentales*, p. 515〔『精神疾患概論』〕.

化が多くの地方で見られること、これらは、反駁できない事実である［…］。極めて重要な精神・身体的状況を前にして、私は立場から次のことを調べねばならなかった。精神病者の割合の増加、またあえて言えば、彼らの状態の絶望的な紛糾が、現在の世代の健康を不安なまでに蝕み、将来の世代の未来を脅かす、さまざまな一般的な原因に起因するのかどうかということである。[*8]

つまり、モレルは精神科医として、狂気を標本化し、規範的、身体・精神的認識から、そして破局《カタフトロフ》を声高に唱えながら描きだしている。理論の網目が結ばれ、天才もそこにからめとられる。単なる神経の弱さから、重度の神経症、性格障害、錯乱状態の狂気、深刻な痴愚まで、病原の連続性があり、これが世代を通した、死への行進という姿で描かれたのは見た通りである。しかしこのおそるべき直線的な論理は、ひとりの人間や、国家の横断面について局限されると、病を発する無限の放射線となり、無数の病理学的破片となって散乱し、回折する。ここに狂気に関する新しい理解が浮かび上がる。[*9] 長らく狂気は暗黙裡に「自分とは別人になるという突発事」だと特徴づけられてきた。[*10] 一八三八年、ジャン＝ピエール・ファルレはこの観点から「妄想の存在を確かめるためには［…］一個人の人生のさまざまな時期において本人と比較すること」が必要だとしていた[*11]（『臨床研究』第一巻、p. 26）。ところが、モレルはこの古典的な定義に二つの決定的な変更をもたらす。第一の変更は、遺伝的傾向、すなわち潜在的な精神異常者というテーマである。変質状態は可塑的な宿命だとされるのだ。

さまざまな神経症は——過度の神経質とか、興奮しやすい神経とでも言ったほうがいいものから、狂気そのものまで――ひとつの一族を形成しており、生殖に関わる原因と直接的な関係や密接な繋がりを持つ。[12]

ひとは変質者として生まれるというわけだ。[13] すでにして病んだ神経系の持ち主であるが、その行く末は多様であり、予測しがたい。基本的には痴呆になるが、もちろん、重大犯罪者になったり、ただの変な人になることもある。しかし狂気に陥った場合でも、この狂気は主体に帰属している。発病の前後に断絶はなく、連続的な発芽があるのみだ。最初の発作の起きた後、医師は狂人の過去のうちに悲劇を予兆していた行動のいびつさや狂気の前駆症状を探すことになる。これは過去へとさかのぼる臨床医学で

＊8―― *Traité des dégénérescences*, p.VI, X〔『変質概論』〕.

＊9―― たしかに遺伝的狂気ないし変質者の狂気は、モレルにおいて精神病の全体を尽くすものではない。それは精神病全体の特別の型にすぎない。しかしその変異性、症状の多様性は彼にとっては、精神病理学の領野における、たえず重要で未定義の広がりを示し、その領野を完全に覆うまでに至った。この論点は、医学心理学協会で極めて多数の論争の対象となる。ジェニル＝ペランによるその完璧な要約がある。

＊10―― まさにこの点について、ネルヴァルは悲壮な口調で抗議している。「わたしはいまも同じですし、いつだって同じでした。この春の数日間でわたしが変わったと思われたことに驚いています」（一八四四年十一月九日付書簡）。

＊11―― 五十年後、ルグラン・デュ・ソールは同じ意見を繰り返す。「自分自身と異なってきてしまった人間は病気の人間である」（*Les testaments contestés*, p.149〔『異議を申し立てられた遺言』〕）。

＊12―― *Traité des maladies mentales*, p. 513-514〔『精神疾患概論』〕.

＊13―― しかしモレルは後天性の変質も認めている。

あり、錯乱を突発事の次元で取り上げるのではなく、その原理を自然な進行のうちに見るのだ。*14
もはや精神病者は錯乱によって存在するのではない。狂気は患者の生における突発事ではなくなる。狂気は患者の人生とひとつなのである。少々神経質な人間は「潜在的な精神病者」*15となる。モレルによって、狂気は個人史のうちに断絶を生じさせるものではなく、失墜へと運命づけられた人間の自己持続性を明かし、示すものとなるのだ。将来、躁病をもたらすかもしれぬ性格上の些細な奇抜さについて正常と病理とを厳格に分けることはできない。ここでは、最も暗い倒錯が痴呆の無垢に優っており、犯罪は、錯乱の度合いによって構造化されている。モレルの仕事によってこうしたばらばらの人物像は変質という唯一共有される原因の堅い結び目でつなぎあわされたのである。*16

こうして狂気は自己への帰属を示すわけだが、同時にそれは「他人とは別人であること」を暴くものともなる。狂人になるとは人が変わったということではなく、他人と似ていないということなのだ。変質は広大な人間性のうちに変幻自在ではあるが、土台の神経が共通しているひとつのファミリーを浮かび上がらせた。巨大な「神経症の一族《ファミリー》」（フェレ博士）の暗い中心には精神薄弱児（もしくは下等変質者、レジスの表現によると「怪物たち」）がいる。それは最後の世代、過去から続く神経衰微の流れの末端であり、不毛な存在である。その外側には重度の神経質の人たちが輪を作り、そのすぐ近くを精神病者の凶暴な群れ（精神病を伴う変質）が囲む。さらにこの円の外周に優秀変質者という危ない人たちがいる。

これらの精神の不均衡は正常の状態と病理学的状態のいわゆる推移を示している。ここはまさに境界であり、知的で時には頭脳明晰な、それでいて不完全で欠陥を持った個人が住む。その欠陥とは多種多様な能力と性癖との間の調和と平衡《バランス》の欠如といえよう。*17 優秀変質者とは、いわばフェリックス・ヴォワザンが「部分的天才」として認めたものの裏返しの像である。部分的天才とはあるひとつの点で途方もない才能を示しうる精神薄弱者のことだ。*18 一方、優秀変質者のほうは才能にあふれ、知的で、創造的だが、その驚くべき才能は深い欠陥の裏面に過ぎない。*19

---

*14――逆に、ちょっとした倒錯、行動の奇抜さには、やがて露見する妄想的狂気の可能性が即座に疑われる。この時間の襞について、ここでもまたルグラン・デュ・ソールが決定的な定式化を示している。「ここでは過去が現在を正当化している。そして、先回りして、未来へと、明快な予知を投げかけている。しかしその予知は宿命的に空しいものである」（*Signes physiques des folies raisonnantes*, p. 7〔『理性ある狂気の身体的表徴』〕）。

*15――精神科医ラゼーグは、モレルへの敬意《オマージュ》を示した文章で、次のように言う。「このように、彼は精神病の歴史において素質を導入する道を開いた〔…〕。モレルは〔…〕自らの仕事の最良の部分を潜在的な精神病者の研究に捧げたのである」。

*16――エスキロールはこの概念上の岩盤にまでは至らなかった。彼の「モノマニー」は差異による記述によってのみ支えられていた。かつて精神病の理論的空間は離散的な識別記号によって区分されていたのである。いま、変質は綜合的な術語として示された。それはただひとつの監視のもとに、さまざまな顔を集め、二律背反する精神の曖昧さを概念の高さにまでもたらすことに成功した。

*17――Régis (1), p. 404.

*18――暗算では最高度の才能に恵まれた精神薄弱だとか、驚異的な記憶力を持つ白痴など。ゴンクール兄弟は『ジェルヴェーゼ夫人』〔一八六九〕のなかで、不幸な息子ピエール＝シャルルのうちにその文学的形象を描き込んでいる。

*19――「ある者は、素晴らしい知性に恵まれながら、極めて明白な道徳上の倒錯性を示す、あるいはその逆もある。また他の者は途方もない能力をもっているが、それはあくまで、ひとつの学問、なんらかの芸術、例えば数学や音楽に限られ、それ以外になると、あらゆる点できわめて劣っている。彼らは部分的天才（F・ヴォワザン）である」（Féré (2), p.52）。

彼らの人生の始まりには全面的な不調和が刻印がされている。早熟な子どもだが、性格障害があり、才能にあふれる青年だが、神経症である。

彼らは少年時代からその早熟さと、すべてを理解し把握する能力によって目立っている。しかし同時にその気まぐれ、頑固さ、本能的な残酷さ、激しく痙攣的な怒りの発作が目につく。思春期には頭痛やさまざまな神経症の疾患を訴えることが多い。同時に興奮や鬱の一時的発作もある。さらに情念に捕らわれた心的傾向の極端なものもある（神秘主義、自慰、漠とした性的願望、旅行熱、偉業の追求など）[*20]。

大人になると精神の不安定さは増大し、魅惑的で、独特、エキセントリックで、人を惹きつけるが、危険なパーソナリティが生まれる。さらに創造的だが、欠陥がある。これらの点は以下のようにレジス教授の『精神医学要諦』に明言されている。後にアンドレ・ブルトンが丁寧に書き写すくだりである〔訳注2〕。

大人になった彼らは、複合的で、異質の要素からなる存在、バランスを欠いた要素、正反対の美質と欠点からなる存在である。さらにある側面では才能に恵まれているが他の側面では不十分である。知性の面では、時として極めて高い想像力、構想力、表現力を有す。つまり言葉、芸術、詩の才がある。程度の差はあれ、彼らに欠けているのは、判断力、生真面目さ、とくに持続力、論理力であり、知的な生産活動と人生の行為における一貫性である。このためその往々にして素晴らしい資質にもかかわらず、彼らは理性的な仕方では行動できず、ひとつの職業を継続的に勤めることができない。それは彼らの能力を超えているように思える。自分と家族の利害を守ることができず、商売を切盛りし、子どもの教育をみることができない。

ピネルとエスキロール以降、精神病の理論家たちは次のようなウェザニア〔狂気〕の厳密な範囲の確定、正確な命名に努力を集中させてきた。つまり精神的能力の減少をもたらすことはない、長期にわたる狂気。そしてこの狂気は行為ないし感情のレベルでのみ姿をみせることもあれば（精神的狂気、行為の狂気）、もっぱら特定の対象（固定観念）ないし、行動の限定された部門（数え切れないほどのモノマニー）に係ることもある。そのためには「理性によって複雑化した狂気」といった反意語のくっきりとした境界を崩すものを考察する必要があった。最初期の精神科医たちの長所と自在さは、パラドックスを引き受け、それを文字通りに書き込んだことである。明晰な狂気、意識の随伴、理性的単一狂《モノマニー》などなど、と。だが、優秀変質者という概念によって、狂気という観念に決定的な再編成がもたらされる。優秀変質者の狂気は諸能力の「非調和」、性癖の「不均衡」を示すからである。狂気はもはや実体的な残存する理性と対立するのではない。それは精神の能力の諸要素の悪しき関係に由来するのだ。精神の調和を欠

＊20――Régis (1), p. 405.

〔訳注2〕ブルトンは、サン＝ディジエ滞在中にレジスの著作を読み、友人フランケルのために数ページまるまる書き写している（一九一六年九月）。

く者は力強い知性を示すこともあるが、これは異常な欲望を利するためなのだ。

　変質者は偉大な学者になりうる。優れた芸術家にも、有能な官僚にもなりうる。しかし同時に精神面での欠落や奇妙な行動を示すことになろう。その輝かしい能力を立派なことにも使うが、最低の悪癖を満足させるためにも使う[*21]。

　学者たりえても、良識が欠けている以上変質者で、論理的思考に抜群の能力を発揮する場合もあるが、道徳《モラル》感覚は鈍い。優秀変質者はたちの悪い理屈屋である。いくたりかの人物像が徐々に浮き上がってくる。まず、たがの外れた学者たち、空想的な思弁にふける哲学者たち、その他の奇人変人たちである。もっと重症なのは、有名な犯罪者や名の知れた娼婦たちであり、ありふれた倒錯者や非行少年たちである。そして最後に芸術家と偉人。まさに「神経症一族《ファミリー》のうちでもひときわ目を引く成員《メンバー》」（マランドン・ド・モンティエル）である。

　犯罪と天才が狂気にかかわることは多い。精神病者のうちに別の状況や別の時代だったら天才として通用する輝きが見られるのもまれでない。彼らが犯罪行為をなすのを見るのはさらに頻繁となる。

　天才と悪徳はそれに伴う知的ないし精神的以上によって病の本質を告げている。精神異常者、犯罪者、天才は生まれながら極めて類似した体質を持っている。いずれも興奮しやすいところがあり、通常の心理的規則からはずれた反応を示す。*22

こうした逸脱は、まさに不穏で、予防精神医学が衛生学的偏向を示すことを正当化する。芸術家、犯罪者、娼婦、狂人、これら「優秀変質の正方形」は一九世紀末の文化に深く錨をおろしており、端的に言えば、認識の越えることのできない地平となっている。『ルーゴン＝マカール叢書』がさまざまな欠陥者が集う巣窟となっているのももっともである。雷雨の一夜、稲妻の荒々しい光のもとで、パスカル博士はクロティルドに家族の秘密を明かす。

そうたしかに、種は変質する。彼は小声で言った。そこには本物の枯渇が、急速な失墜がある。まるで私たちの一族が快楽の渇望、欲望をむさぼる満足のなかであまりに早く燃え尽きたように。〔…〕幹の中に虫がいた。今は果実の中にいて、それを貪り食っている。〔…〕さらに驚くべきことは、おなじ根から生まれた人間が、共通の祖先からの当然の変化に過ぎないものでありながら、全く違った姿で現れることが分かることだ。幹は枝の説明になっており、枝は葉の説明になっているのに。〔…〕ナナは身を売り、エティエンヌは反抗し、ジャックは殺人を犯し、クロードは天才となる。〔…〕遺伝が、ひとつの生命が、愚か者、狂人、犯罪者、偉人を産み出している。*23

---

*21——Roubinovitch, p. 33.
*22——Féré (2), p. 51.
*23——『パスカル博士』〔一八九三〕第五章。

優秀変質者の多様な姿は多様な領域の横断的な認識を可能にする。後に精神医学がその政治的権限の本質的部分を引き出すことになるのもここである。もし親が神経症で、元からそうであるなら、譫妄状態の狂人は必ず変態になる。犯罪者は偉大な学者の知性を有し、退廃的な娼婦は狂気の無垢を持つだろう。クレチン病患者の天才が現れ、単なる変わり者が痴呆に脅かされる。その一方で天才は下劣な変態に、エキセントリックな人間は潜在的犯罪者になる。これぞ精神医学の総合ならではの逆転の可能性である。扱われるのが法廷なのか、大衆紙の記事の中なのか、家族の秘密の中か、精神病院の塀の中なのかによって、性質はゆっくりと移し変えられる。しかしこの不安定な認識がその有効性を失わず、果てしない参照のなかで霧散してしまわないためにはひとつの投錨点、ひとつの物的な対象が必要であった[*24]。あらゆるメタファーにとって究極の参照点となりうるもの、それでいて、隠れていて見えず、正確な判定のためには専門の医師を必要とするもの。もちろん反証不可能であると同時に隠されている対象である。かくして変質者はかならず変形した性器、倒錯した性行動を持つことになる。『ルーゴン＝マカール叢書』に見られる病の氾濫はアデライド・フークの放蕩と飽くなき享楽に起源をもつ。かつては神学的絶対として描かれた完全な原初的類型がいまや正常《ノーマル》な性行動という世俗的なものになる。マランドン・ド・モンティエルはそこに究極の基準を見ている。

> この点で異常がないことは、その男が正常であることの証左である。逆の場合は変質的状態の証左である。［…］私は八百人の変質者を診察した。［…］そしてこの診察が証明したのは、生殖器の

異常なしに変質なしということである。実際この八百名の患者のうちに私が形態と機能に欠陥を認めなかった者は一人もいない。[*25]

そしてマランドン・ド・モンティエルは、この話の続きで、次のような格言を口にする。おそらくは、ようやく開花しはじめた精神医学にとって、これは集結への呼び声であった（フロイトなら半分耳を貸したかもしれない）。「私にあなたの生殖器を見せよ、その機能を打ち明けよ。しからばあなたが何者か言おう」（p. 128）。

2　ロンブローゾ——天才の癲癇気質の変質的精神病

ロンブローゾは自分の説が気に入ってはいなかった。それでも、それを甘んじて受け入れねばならなかった。それが真実であったからである。身の毛もよだつ事実からなる苛酷な法則である。「人間精神の最高の表現である者たちを愚者、犯罪者と結びつける発想には恐怖の念を禁じえない」（p. XIX）。しか

＊24——すでにルグラン・デュ・ソールは（上述の引用の続きで）、三つの時間の次元が変質者の肉体のうちで結びつき、その規準をもつと指摘していた。これは「徴候」の理論である。

＊25——トゥルーズ博士との議論での発言（*Enquête*, p.128〔『調査』〕）。以下に論文として再録されている。*La parenté du génie avec la névropathie*〔『天才と神経疾患の類縁性』〕.

し、そんな感情は反証たりえない。ロンブローゾは自説の断定口調を和らげて、この本で行ったのは、狂人と天才とのあいだにある類似の指摘だけであると言う。だが、天才のあり方と病人の症状を示唆的に比較し、両者の間を素早く行き来する議論によって、二つの像は溶け合う。天才が狂人に似ているのか、狂人が天才に似ているのかもはや判然としなくなる。さらに偉大な人物の病的な怪物性は、自然なバランスの結果として捉えられている。「思想の巨人たちは変質と精神病によって自らの巨大な知的能力の報いを受けるのだ」。ロンブローゾは天才が人類を完成へと高める「進化する力」であることを、慎重な留保のうちに提示しているのだが、その際ある意図的な誤解が生じる余地を残し、こうして変質は創造の衝動がもつ暗い側面となる。曖昧さは消えることがない。ロンブローゾにおいて変質は天才を構成するものである（変質は天才の紋切り型表現を超えて、天才を顔をしかめるしかない残酷な真実へと追いやる）と同時に、天才が達した人類の頂点の裏返しの徴として提示されているのである。*[26]

ロンブローゾの著作はあらゆる時代を網羅し、あらゆる国に渉る。その情報は膨大で、学殖は間然するところがない。症例が次々に開陳され、瞬時に堆積していく。それは学術的生真面目さの保証というよりも、我々をじかに奇想天外なものへと導く。まさに病的天才をめぐるバロック的な〈大全〉と言える。

この書の第一部は「天才の生理学と病理学」の研究である。天才のうちに変質的性格が探られる。そこから分かるのは「偉大な人物は往々にして不毛であること。彼らの多数が生涯独身であったり、結婚しても子どもをほとんど持たない。子孫があってもすぐに絶える」(p. 27) ということ。それとは別の徴として早熟がある。これは確かに肯定的側面ではあるが、病の典型的でもある。「ドービニュは六歳にしてラテン語、ギリシャ語、ヘブライ語が読めた。［…］ゲーテは十歳になる前にいくつもの言葉で書けた」（p. 30）。しかし、この早熟は「生物的劣等性の印であり、［ドローネは、］エスキモー、ニグロ、アラブ人の極めて早熟な子どもを示すことで、それを証明している」（p. 34）。ここまではたんなる予備的作業である。仕事をしている天才を考察するとき、天才という種の病理学は火を見るよりも明らかだ。病理学状態をバネに制作に向かう、興奮した創作者たちの姿が短いシーンの連続によって描き出される。

バルザックは常に夜、書いた。そして昼間は自分の書いたものを思い出しもしなかった。［…］自分の構想に思いをめぐらし、それに形を与える天才に最もよく似ている者が、発作に捕らわれた狂人だというのはあまりに真実である。［…］パイジェッロは毛布の山に埋もれて作曲した。ボシュエは寒い部屋に閉じこもり、頭には温かいシーツを巻いた。キュジャスは絨毯のうえに腹ばいになって仕事をした。［…］ライプニッツは地に伏して瞑想したといわれる。この姿勢が彼の思索にとって不可欠だったのだ。ミルトンは肘掛け椅子で頭をのけぞらせて創作をした。トマとロッシーニはベッドの中で作曲をした。ルソーは真昼の太陽の下、帽子もかぶらす思索を行った。［…］これらは手足をないがしろにしても、一時的に頭の血の巡りをよくする本能的な手段である。周知のことだが、思想家のほとんどすべての偉大な概念は特別の感覚の衝撃によって形成される、すく

＊26――強調しなければならないのは、天才の病気の一般的理論に対して、変質の特殊理論の強調が、相次ぐ再版のなかで高まったことである（イタリア語版では最終的にタイトルが『天才と変質』（一八九七）と表示されるほど）。理論上の曖昧さはこれらの再版の結果によるところが大である。

なくともそこから動き出す。いわばそれはよく準備されたボルタ電池で一滴の塩水の果たす役割に似る。[…] シラーは傷んだりんごの匂いにインスピレーションを得た。[*27]

これらの病的なフラッシュ映像から、ひとつの純粋な名人芸が浮かび上がる。読者が呆然とするほど興奮した感覚の病的な乱れや新しい病が奇妙な花を咲かせる。「ボードレールは嗅覚過敏だった。毛皮に女性の匂いを嗅いでいた。[…] ソクラテスは光感覚異常であった。彼は苦もなく太陽をじっと見つづけることができた。恍惚、忘我状態に入りやすかった」(p. 54)。より古典的なのは、偉人の放心した姿、浮世離れした様子、偏屈な年寄り。「ミュンスター司教は自分の控えの間のドアに〈外出中〉と書いてあるのを見て、立ち止まり、自分自身の帰りを待った」(p. 56)。ここまでは「天才の変質的性格」が示されるが、さらに明らかさまな告発が始まり、医学鑑定の雨嵐が降り注ぐ。舞踏病、癲癇（「ソクラテスは訳もなく気まぐれのように、道で踊り、飛び跳ねることがよくあった」p. 68、「リシュリューは癲癇の発作の中で、自分が馬になったと思った。いなないて、ビリヤード台のまわりを飛び跳ねた」p. 69）、メランコリー、誇大マニー、懐疑の狂気、アルコール依存症。こんな具合だ。

モーツァルトはイタリア人が自分の毒殺を狙っていると確信していた。
モリエールはメランコリーの発作に何度なく襲われた。
ヴォルテールは心気症《ヒポコンドリー》だった。[*28]

異常に興奮した天才の一群のなかには、公然たる幻覚症患者もいる。「マルブランシュは心のうちではっきりと神の声を聞いたことがあると公言している」(p. 88)。病の究極のタイプは嫌悪を催させる精神的狂気だ。天才は自らも国家を律する価値にまったく無関心であり、さらにひどい場合は放蕩への度を越した嗜好があるとされる。

> デモクリトスは欲望を抱かずに女性を見ることができなかったので、自ら眼を潰した。アリスティッポスは厳格の仮面の下で、放蕩に耽った。アナクサゴラスはよそ者から預かったものを預かっていないと言い張った。アリストテレスは下劣にもアレキサンドロスに媚びている。テオグニスは良き死をめぐる道徳的箴言を書き、〔…〕自分の財産を遊女のアルチップに遺し、家族を無一文にした。プラトンは自らを年老いた娼婦の奴隷だといっていた。〔…〕詩人、芸術家において犯罪率は不幸なことに極めて高い。〔…〕私が、略奪と詩歌が手を握り合っている古代や野蛮国を別にしていることに注意されたい。〔…〕天才も狂人も孤独に生まれて孤独に死に、家族の愛情や世間のしきたりには冷淡で動じない、とよく言われる。〔…〕フォントネルは自分を食事に招いた友人が卒中の発作で倒れたのを見ても取り乱さなかったどころか、その機に乗じてアスパラガスのドレッシングを変えさせた。〔…〕この感情面の無感覚は愛情の天才たちである博愛主義者たち、つ

＊27——*L'homme de génie*, p. 40-43〔『天才論』〕.

＊28——*Ibid.*, p. 72.

まり貧者への善意と哀れみを活動の軸とした人たちにも見られる。福音書のいくつかのくだりはこうした観点によって初めて説明できる。「イエス・キリストは言った。あなたがたは私が地に平和をもたらすためにきたと思っているだろう。そうではない。私は剣を地に投じるためにきたのだ[*29]〔…〕」。

享楽が激しく糾弾された後は、キリスト教的苦行が病的な厭世として非難される。ブルジョワ的快適さと圧倒的凡庸さの教条《ドグマ》を乱す例外的人物像はすべて病理学に基づいて押さえつけられる。そして同時に、問答無用のグロテスクな告発の束の中に、細切れの激しい非難の打ち上げ花火の中に、ひとつの妄想が、ブルジョワ的妄想が浮かび上がってくる。単調な長いリスト、症例のうんざりするほどの列挙、山のような断定が続く単調さによって、狂った天才の長蛇の列が描かれるのだが、それはなんともグロテスクで滑稽である。偉大な人間のうちには実践感覚が病理的に欠けていることを示すための光景は、学術的主張というより、ほとんどジョークである。

ある日、彼〔ルウェル〕は授業の説明のために実験を行った。聴衆にむかって「釜が火にかかっているのが見えますか。いいですか、もし私がかき回すのを一瞬でも止めたら、爆発して、私達は全員空中に投げ出されることになりましょう」と言った。こういいながら彼はまさにかき回すのを止めた。説明通りに、爆発が起こり、激しい爆発音とともに、実験室の窓ガラスはすべて割れた。二百人の聴衆は、一瞬のうちに庭まで飛ばされていた。[*30]

ばらばらになって散乱する遺体のただなかでも精神医学の平静さは変わらない。太陽のもと精神医学が爆発させたのは天才の肉片である。分析の辛らつな明晰さは天才の体質を病の断片に帰す。その後、ロンブローゾは一連の個人研究に移る。そこではひどい侮辱が不潔な非難と結びついている。結局天才とは、実証的精神科医のペン先に身を横たえている魂の荒廃である。症例の物語（シューマン、ネルヴァル、ニュートン、ホフマン、ショーペンハウアー、ゴーゴリ〔…〕）をゆっくりと読めば、憎しみと復讐から何が生じているのかを聞き取ることができる。記述は学術情報というよりは、憎しみのつぶやき、抑えきれない不満に近い。そこから荘厳きわまりない不寛容があふれ出てくる。侮辱はここでは概念の姿をまとう。以下はボードレールの病理研究である。

> ボードレールは遺作の冒頭に置かれた肖像からすると誇大妄想狂のまさに典型である。挑発的な態度、挑戦的な眼差し、とほうもない自己満足が伺える。彼はいくたの狂人と変人を生んだ家系の出身であった。彼のうちに狂気を確認するために精神科医である必要はなかろう。子どものころから幻覚を見がちで、すでにこのころから、彼自身の告白によれば、正反対の二つの感覚を経験していた。知覚過敏と無感覚であり、「倦怠の砂漠のうちにある恐怖のオアシス」から身を振りほどく

＊29——*Ibid.*, p. 97.
＊30——*Ibid.*, p. 50.

欲求を吹き込まれた。錯乱に陥る前、彼は衝動的な行為に身を任せた。例えば自分の家から店のショーウインドウに向かって壷を投げたことがある。単にガラスが割れる音を聞きたいがためであった。彼は毎月住まいを替え、仕事を終えるためにと友人の家に転がり込み、役にも立たない読書に時間を浪費した。父親を失った後、母親の再婚相手と争うことになり、ある時などは友達の面前で義父の首を絞めようとした。商売をさせようと、インドに送られたようだが、全財産を失い、旅から連れ戻ったのは……黒人女だけである。彼はその女に扇情的な詩をいくつも捧げている。あらゆる代価を支払っても独自であろうとしたのである。名士達の前で過度の飲酒に耽ったり、髪を緑に染めたり、冬に夏服を着たり、夏に冬服を着たりした。醜く恐ろしい女、黒人女、小人、大女に病的な情熱を感じ、愛した。一人のとても美しい女に対しては、天井から手で吊り下げられているのを見たい、その足に口づけをしたいと言った。裸の足へのキスは彼の詩のひとつに性行為の同等物として現れている。[…]狂気の進行とともに、言葉が逆になるようになった。「開けろ」と言うべきときに「閉めろ」と言った。女性に対してあまり優雅ではない言葉が漏れるようになった。

最後には精神病者特有の漸進的な進行麻痺に陥った。あまりの野心がすでにして、前駆症状だったのである。[*31]

この本の第二部は「天才の病因」の分析にあてられている。天才が示す精神の変質の物質的要因の明示である。漠然とした一般化と呆れるほどの簡略化をふんだんに用いて、著者は地理的条件、遺伝的条件、さらには性的条件を詳細に語る。性、家族、国家、この三者が創造的変質者の病気を養う。「天才の誕生に関する気候、気象、社会の影響」についてロンブローゾは単刀直入に言う。「暑い地方、文化の中心地、海沿いの山岳地方が他を圧倒している[32]」(p. 172)。天才が成長するためには丘と暑さと都市が必要なのである。とりわけ丘が決定的であるようだ。それはまるで土地の起伏のうちに魂の歪さがすでに現れているかのようである。「丘陵地方の住民のほうが、平野の住民よりも狂気に晒されている。[…] ここで思い出しておきたいのは、ユダヤ地方、スコットランド地方の丘陵は預言者を生み出し、さらに天才的狂人とか狂った預言者である慧眼の持ち主を生み出したことである」(p. 190-191)。天才は湿度の高い平野、あまりに不健康な沼地の地方には降臨しないというわけだ。[34]

原因の第二の系列は遺伝である。著者は人種の重要性を強調する。「ユダヤ人が他の民族の四倍、ないし六倍の精神異常者を出していることに注目してみるのは興味深い」(p. 202)。欠陥の伝達法則からすると、天才には常に病気の疑いのある両親を認めることができよう。「ピョートル大帝の息子は酔っ払いで躁病だった。リシュリューの妹は自分の背中がガラスでできていると思っていた。兄の方は自分を父なる神だと思っていた。ヘーゲルの妹は自分が封筒に変わってしまったと思いこんだ [...] ベートー

---

*31―― *Ibid.*, p. 404-406.

*32――ただし小さな山である。「進行性の発展的エネルギーは、山があまりに高い時は、おさまる」(p. 179)。

*33――「また明白なことは、オゾンに満ちた、刺激的な大気の光の特別なエネルギー発生作用とともに、丘や穏やかな暑さをここで考慮しなければならないということである。われわれはすでに暑さが天才を生みだすためにどれほど役立っているか考察したし、酸素の多い血が脳の働きにどれほど必要かを知らないわけではないので、このことはなおさらよく理解できよう」(p. 190)。

*34――変質としての天才は、何らかの開花のために健康的な地方を必要とするようにみえる。矛盾の恐れがあるが、ロンブローゾは答えを用意している。「嫌気性のバクテリアがいるなら、好気性のバクテリアもいる」。

ヴェンの父親は酒飲みとして有名で、死して、酒屋の涙を搾ったと人は噂した」(p. 212-213)。最後の要因は、性。ただしここでは男性か女性かと言う意味である。というのも、天才的な女性はほとんどまったく存在しないことをどのように正当化すべきかが問題になっているからだ。もし天才が変質であり、女性がそれを患わないとするなら、それは女性が男性より頑強でよい体質を示していることになる。しかし、これはロンブローゾにとって受け入れがたい話である。彼は書いている。「あらゆる脊椎動物において、メスが知性の点でも体重の点でもオスに劣ることは反駁し得ない事実である」(p. 220)。女性には隔世遺伝の変質はあるが、天才の変質はないのである。女性のうちの何かが芸術的変質を妨げている。この欠如はどこからくるのか。天才的変質者になるためには女性にはエロティシズムが、感受性が、欲望が欠けているのである。

> 女性は偉大な詩人にも、偉大な芸術家にもなれない。何故なら、自分の気持ちを適切に描くためには、たくさん感じる必要があるからである。芸術とは極度の興奮を要する高度な反射作用である。[…] あらゆる抒情的な創造の根本的動機、基層とはおそらく愛であろう。[…] 愛情とか性に関することは音楽から感じられる熱い喜びに大いに関係がある。つまり芸術を生み出す最初のものが女性には部分的に欠けていると言えよう。女性は一般的に物質的な美が分からない。冷ややかである。[…] 他方、確かに、女性は思春期の短い間、音楽や文学の領域で天才的な面を表すことがある。だが結婚するとすぐにそうしたものは消える。月のものの女性への影響によって、このことはさらに確かめられる。そこからイカールが確言するのは、作曲したり、書いたりするのは人生でこの時

期だけという女性たちがいるということである。*35

まれにいる天才女性（ロンブローゾはジョルジュ・サンドの名を出している）は性的異常を示している。「女性の利発さはつねに何らかの器官の異常に結びついている。これら異常のうち一番多いのはおそらく男性的顔立ちであろう」（p. 226）。

第三部は「狂人たちにおける天才」を扱っている。すでに確認済みのことだが、狂気の芸術という概念は現代の作品を辱めるのに役立つ。ロンブローゾにとって狂人はまた芸術家である。天才が病気であるのと全く同様である。痛んだコインの両面である。才能がうかがえる明白な狂人と、精神異常の恐れがある有名な天才との間に、ロンブローゾは「奇人（マットイド）」（文学、芸術、政治、宗教など）という医学上の範疇《カテゴリー》を作る。これはハーフトーンの狂人、つまり偽天才である。彼らは人間のうちでもっとも危険な存在であり、凶暴で計算ずくで、国家の荒廃をもたらす。文学上の奇人は監禁することができない狂人である。狂気を天才として見せることで、体面を保っているからである。例えば「書狂の奇人」として高踏派、象徴主義者、デカダン（「これこそ、いきり立った象徴主義者による第二の発見である。［…］彼らにとってはAは黒、Eは白、Iは青、Oは赤、Uは黄なのである」p. 370）。宗教、政治においてこれらの偽天才たちはもっとも苛烈な革命を引き起こす。

---

*35 —— *Ibid*, p. 221.

国家の政治や宗教の顕著な革新は狂人や半狂人によって実現されたか、少なくとも決定されたものである。というのも、自分の利害や命さえ省みない愛他主義へと追いやる激しい興奮が認められるのは、このような者たちのうちのみだからである。そしてあらゆる改革を嫌い、ときには血をもっての復讐のほうを好む公衆に対して新たな真実を認めさせ、受け入れさせようとするのもまた彼らである。

ある曖昧さが現れ、やがて強まっていく。狂気を天才と重ねる大胆な方程式は、同時に進歩そのものの原因となる。狂気の天才の崇高な活動によって世の出来事はなりたっているというのだ。

狂人の熱狂的で不動の確信と天才の計算尽くされた技とをひとつにするなら、いつの時代においても鈍い大衆をこの怪物によって焚きつけ、彼らを蜂起へと導くこともできよう。[*36]

天才と狂人の弁証法は突然暴走する。というのも、そこにロンブローゾが部分的に引き受けるリスクがあるからである。天才と狂人が断絶という同一の平面で一緒になるのは、普通の人びととの規則正しい生活に裂け目を導き入れることによってである。新しいものを求める狂気《マニー》に取り憑かれた彼らは新たな道を創り出す。「彼らはほとんどいつも最新の発見や革新から霊感《インスピレーション》を受ける。そこから未来を見抜く」（p. 382）。彼らのエキセントリックな着想は広く共有されている通俗的な真理からは遠いものである。たしかに、こうしたズレが実り豊かなものであることが分かり、ときにはその教えが伝染病のように広がっていくこともある。しかし、こうした裂け目と呼びかけ（ここには革命家と預言者の影がほのみえる）というテーマ体系は、テクストに強度を与える隠れてはいるが執拗なひとつの問いかけをもたらさずにはいない。すなわち、この〔一般大衆との〕裂け目は、歴史における真実の発見によって入れられた裂け目ではないのか？[*37] 精神科医が、たとえば変質者としての天才を主張するときにも、同様の恨みに満ちた抵抗に遭遇しないだろうか？ この〔精神科医と天才との〕波乱含みの一致がロンブローゾのテクストを蝕んでいる。なぜなら、人間の歴史において科学的真理を肯定するスタイルは、天才的狂人の作品についても同一だということになるからだ。たしかに精神医学は自らの天才を受け入れる用意があるが、それは影なきものでなければならない。この隠れた不安は後半の章に広がっている。医学的判断のニュートラルな発言のなかに停止原理がある。科学的言説は狂気の作品を対象化し、陳列し、そこから文学的真実を引き出す以上、それを狂気の作品に還元することはできない。最終的診断、非の打ち所がない結論は平穏そのものである。ついに動揺収まり、透明な静けさのなかで医学的真理が輝くのである。

> 天才の心理学と精神異常者の病理学とは数多くの一致点を示している。実際の連続性さえもある。このように考えれば天才的狂人、精神異常の天才がいることを説明しうる。彼らには固有の性格があるが、それは畢竟天才を示す性格の極度のものに帰する。

*36——*Ibid.*, p. 384.
*37——この曖昧さはロンブローゾの著作のフランス語版に付されたC・リシェの序文によく表現されている。

妄想、変質的性格、情緒の喪失が頻繁で多岐にわたること、さらにアルコール中毒、痴愚者、白痴、癲癇患者が親類にいたり、直接の家系であったりすること、とりわけ霊感《インスピレーション》特別な性格――こうしたことは天才が癲癇型の変質的精神病であることを示している。この結論は、狂人のうちに一時的に天才的なものが表れたりすることや、病気によって天才の外見をもつが実質は皆無の奇人《マットイド》という新しい型によって確認される。

こういった主張は爆発的な成功を収めると同時に、脅威として受け止められもした。さらに、そのための差し迫った破局、近づく黙示録を強調する仕事が残っていたのである。

3　ノルダウ、民族の黄昏

天才の変質というテーマは十九世紀末に目覚ましい発展を遂げるが、それは種の絶滅が近いという強迫観念に突き動かされたためかもしれない。この世紀はその初頭から疲労困憊の世紀として認識されていた。断末魔の苦しみが、はなから疲弊していた年月を締めくくるのも道理にかなうかにみえる。マックス・ノルダウ博士の浩瀚な二巻本『退廃論〔変質〕』はこの角度から評価することができよう。イタリアの犯罪学者ロンブローゾに捧げられている[*38]、この本のなかですぐに確認されるのは憂慮すべき事態である。周知のとおり、変質者の仲間は「犯罪者、娼婦、アナーキスト、明白な狂人」だけではない。さらに作家、芸術家がいる。ところで「文学、音楽の変質者のうちにあるものは近年、人気を博している。

多くの崇拝者が、彼らを新しい芸術の創造者であるとか、来るべき世紀の先駆けであるなどと言って称えている」(t. I, p. VI)。もし芸術がひとつの文化の美的・倫理的理想の表現であるなら、柔軟な若者がこうした病的な産物に熱狂するのは不安なことである。したがって、悪・病を告発するには美的評価以上のものが必要である。医学的批評は芸術の新たな潮流のうちに「道徳的狂気、痴愚、痴呆の表れ」(p. VII)を示すことになろう。ノルダウは「偏執的もの書きとその御用評論家たち」を正面から攻撃することで自分に飛び掛かってくる野獣の鎖を解いてしまったことを承知していた。だがひとつの文化の救済がかかっているのである。

第一部は「世紀末」、その第一章は「民族の黄昏」と題されている。ノルダウはいたるところに容喙し、勝ち誇ったように、極度の多感、貧血、無意志、うつろな夢への過度の嗜好などを指摘する。ヒステリー患者は増加していた。いくつもの文学の流派が現れては、才能よりも悪徳を分かち合っている。

これが美をめぐる各派の博物誌である。あるひとりの変質者が強迫観念のもとで写実主義、象徴主義、悪魔崇拝など何らかの文学上の教条《ドグマ》を主張する。昂揚し、激しくも透徹した雄弁をもって、なにも思い煩うことなく猛り狂ったように訴える。すると他の変質者、ヒステリー患者、神経衰弱者たちが回りに集まってきて、彼の口から出る新しい教条《ドグマ》を受け入れる。そしてその瞬間からその教条を広めるために生きることになる。[*39]

＊38——ロンブローゾは『犯罪、原因と治療法』〔一八九九〕で、返礼をしている。

＊39——Dégénérescence, t. I, p. 57〔『退廃論』〕.

すべては人工的で病的なものを漂わせている。「世紀末」とは神経症的人類そのものである。ノルダウは芸術や文学の潮流を分類しはじめる。そこでは常に魂の衰退の症候が指摘されている。神秘主義（前ラファエル派、象徴主義者、トルストイ主義、ワーグナー崇拝）、エゴチズム（高踏派と悪魔主義者、デカダン派と唯美主義者、イプセン、ニーチェ）、最後に写実主義《レアリスム》（ゾラとその模倣者である青年ドイツ派）〔訳注3〕。しかしノルダウ博士は、何もかも一緒くたにするロンブローゾの鷹揚さとは逆に、良き天才とその模倣者を厳格に分ける。ロンブローゾはまた問題を本質的な表現によって立てた。いわゆる天才とは、このような病理的体質を病んだ者のことであろうか、と。ノルダウはこの問いを歴史的な喫緊の問題として自らのものとする。というのも、今日の芸術界において変質者とヒステリー患者の割合は極めて高いからである。彼らは文明全体を妄想と退廃のうちに引き込む恐れがある。したがって、問題は医学的定義である以上に歴史的状況なのだ。「私たちは現在、極めて危険な知的伝染病に直面している。変質とヒステリーという一種の邪悪なペストである。いたるところから〈これから何が起きるのだ〉という不安な声があがるのももっともである。」（t. II, p. 525）。神経症の天才の伝染病が襲ってくるのは文化が非常なる進歩、発見、素晴らしい革新の一世紀を経たあとで、これほどの仕事に重い疲れを感じた瞬間である。かくてウイルスが、頑強だが疲労した体に感染しうるのだ。変質的天才は、まさに下劣な冷酷漢よろしく、一番弱い部分を狙う。

神秘主義者、とりわけエゴチストと猥褻な偽レアリストは社会にとって最低の敵である。社会には彼らから身を守る最低限の権利がある。社会とは人類だけが生き、繁栄し、より高い地点へと進歩することのできる自然で有機的な形式であることに同意してくれる人びとよ、文明を価値あるプラスなもの、守る価値のあるもの考える人びとよ、反社会的害虫を容赦なく足で踏みつけようではないか。ニーチェのように「自由に徘徊する享楽的な肉食獣」に熱狂している人にはこう言おう。「文明の外に出て行け。私たちから離れて、さ迷えばよい。できるものなら自分で道を平らにして、小屋を建て、服を着て、自らを養えばいい。私たちの通りも家もお前のために作られたのではない。私たちの畑はお前のために耕されたのではない。私たちの仕事の一切は、互いに尊重し合い、互いに敬意を払い、相互に助け合い、全体の利益のためにエゴイズムを押さえる人たちによってなされたのである。ここには享楽的な肉食獣のための場所は一切ない。もしお前が私たちのところにもぐりこもうとするなら、こん棒で殴られて気を失うことになろう[*40]」。

前代未聞の暴力的な痛罵である。危険の大きさに負けまいとしているのだ。「性的な過剰興奮を示している個人から構成された社会は［…］確実に滅亡へと歩を進めている」のだから。ではその救済はどこに求めるべきであろうか。警察だろうか。だが警察はあまりに妥協的である。むしろ清廉潔白で、本

〔訳注3〕ノルダウが取り上げているのは、当時新進のカール・ブライプトロイ（一八五九―一九二八）、ハインツ・トヴォテ（一八六四―一九四六）など。

*40―― *Ibid.*, t. II, p. 550-561.

当の教養がある人たちからなる小さな特権集団がその任にあたるであろう。「背徳に関して御託を並べている作品を断罪する」(p. 562) 強い義務感は彼らのものである。この再生と浄化を図る集団(「人びとの導き手にして教育者」) は非の打ち所のない道徳的誠実さをもつ教師、作家、代議士、裁判官、高級官僚などから構成されるだろう。その役割は「芸術や文学に現れている道徳性の検証」にある。容赦のない一徹さに裏打ちされた、完全な正義感が必要になろう。献身的な精神科医がこの救済を図る仲間たちのリーダーになるのだ。

精神科医は医者でも法曹家でもない普通の教養ある人びとに向かって語るべきである。精神医学の基本的事実に関して、一般的な印刷物や分かりやすい講演によって、人びとを啓蒙するのだ。変質者である芸術家や作家の知的障害を人びとに示すのだ。今はやりの作品は書かれた妄想、描かれた妄想に過ぎないことを人びとに知らしめしめよ。医学の他の領域においては衛生学が臨床学より重要であり、健康には治療よりも予防が大切であることは周知の事実である。

つまり、組織されたエリート集団から叱責が発せられるべきだというのだ。そこには死刑判決の響きがある。

このような目的のために、国民のうちで最も優れた人たちからなる集団が、ある人について、真摯な検討の結果、重い責任を意識しつつ、「彼は犯罪者だ」と言うとき、またある作品について、

「それは国辱的だ」と言うとき、その作品と人間は消滅せねばなるまい。[*41]

*41——*Ibid.*, t. II, p. 564.

第5章　標準を超えるもの

ロンブローゾとノルダウによって標準像が定められた変質的天才という考えはすぐさま多様な反対に出会う。なかには不器用な反論もあった（心理学者ジョリの貧弱な論証はこうだ。「誰においても頭は心や腸と同様に病気になる可能性がある。優れた者も、他の者が肺炎を患うように狂人になりうる」）。ともかく、理論的な抵抗が組織される。指摘すべきは、病的なズレを測るための「純粋類型」がすぐに統計的な平均と混同されたことである。このような混同によって純粋類型は神学的な完璧さから離れ、社会的規範が持つ凡庸さへと流されていく。キュレールがその最初の例である。

> ある種の精神にとっては一粒の小さな狂気のほうが、わずかな貴族の血にまさるだろう。半狂人がいなくなったあかつきには文明社会は滅びるであろう。溢れる知恵によってではなく、溢れる凡庸さによってである。これは掛け値なしに断言できる。[*1]

このテーマは後に一八九七年、『パリ評論』に掲載されたチェーホフの短篇小説（『黒衣の僧』）で大きく取り上げられることになる。自分の幻覚がどれほどの病気かを思い悩んでいるコーヴリン博士と、その幻影である黒衣の僧との間で幻想的な会話が交わされ、幻影は言う。「いま学者たちは天才と狂人は隣り合っていると口をそろえている。健康で正常なのは凡庸な人間と家畜だけである」（p. 239）。天才の狂気は庶民の目には、例外的人格のゆがんだ像にすぎない。ルナンは、天才の裏面とされた錯乱の恥辱のうちに人びとが抱く多くの恨みと嫉妬を見てとった。

自分たちのけちな自尊心を満足させるために歴史を台無しにしないように用心しよう。小人である我らのうちの誰が、奇妙奇天烈なアッシジの聖フランチェスコやヒステリックな聖テレジアのまねができようか。医学が人間の本性から離れた偉大な者をなんと呼ぼうと、天才が脳の病気であると主張しようと、〔…〕熱狂と愛情を神経上の出来事として分類しようと、そんなことは重要ではない。健康も病気も相対的な言葉である。凡人として健康であるよりパスカルのような病人でありたいと思わぬ者があろうか。今日狂気について広まっている狭量の考えが、この種の問題におけるわれわれの歴史的判断を狂わせていることは極めて重大である。ひとが意識していないことを口にしたり、思想が意志に呼ばれもせず規制されることもなく、自然に出来上がったりしたら、今日で

＊1――*Frontière de la folie*, p. 9-10〔『狂気の境界』〕。キュレールはいわば精神医学界のシャンフォール〔一七四〇―九四。箴言を得意とするモラリスト〕だが、彼にとって、天才と狂気は、完成した文明と、媒介物の増殖が作り出したものである。罰を受けずにはおれないのだ。未開文明に天才はいないが、狂気もない。キュレールにとって天才と狂気は「歴史の操作手《オペレーター》」である。

はその人は幻覚症患者として監禁されるおそれがある。かつてそれは予言とか霊感と呼ばれていた。[*2]

この段階では、まだほとんど概念化されていない、憤慨した抗議の声しかない。その後、天才を救助するための、考え抜かれた体系的な活動が、各所で始まるが、それも相手側の一貫性を揺るがすことはできない。最初のいくつかの反論はレヴェイエ＝パリーズによる古くさい図式を元に展開された。レヴェイエ＝パリーズはすでに一八三四年に、神経症は天才の結果であり、その条件ではないと主張していた。一八八九年にヴェニアコフが主張するのも別のことではない。

> ある時期に複雑な精神活動に没入した思想家や学者は［…］生物としては早すぎる退廃に身を委ねた。[*3]

ここでは精神の働きという精密な生理学が摩滅と疲労、消費と過剰という術語で考えられ、精神的創造は神経の縫い目を磨耗させると考えられている。フルリィ博士[*4]の多岐にわたる考察（タバコ――「現代のペシミスムの源泉のひとつ」p. 121、と文学者たち、作家の消化作用――「奥様、あなたのお気に入りの作家の消化作用はひどいものです」p. 123――小説家の典型的な一日など）[*5]から、ジェリノーの執拗な諸研究まで、一連の著作は知識人に生活上の理想的な健康法を提案している。これらの考察は、適切かどうかは別として文学者たちの病的な神経系を前提としている。ただそれはあくまで偶発的で治癒可能な病理としてであり、せいぜい病歴という程度であり、体質的なものでは毫もない。ジェリノーは次のように自分の努力を正当化している。

物事をよく考え、国を愛するすべての人にとって、また、われらがフランスの将来を憂い、最も気高く、最も健康でなければならぬ国家のエリートたちのうちに日増しに病人が、それも神経症に冒されている者が増えていることに不安を覚える我々にとって、それを予防するために衛生学が教えてくれる手段を紹介するのは〔…〕必須の義務である。*6

また、トゥールーズ博士はロンブローゾやノルダウの本で顕著だった綜合的発想に対抗して、生体内での綿密な分析的作業を打ち出した。いい加減な噂や根も葉もない悪口はもうたくさんだという訳である。生真面目な科学者は侮辱的なエピソードの無秩序な収集とは別の方法を求める。『知的優越と神経疾患との関係』についてのトゥールーズ博士の調査は明確で資料に裏づけられたひとつの症例を中心に

---

*2——*Vie de Jésus*, p. 367-368〔『イエスの生涯』、一八六三〕.

*3——*Savants, penseurs et artistes*〔『学者、思想家、芸術家』、一八九九〕.

*4——ゾラの『パスカル博士』のために医学情報を提供したのはフルリィ博士である。

*5——八時半に起床。医学的に制御されたぬるめのシャワー。九時に朝食（卵二個）。九時半から十二時半まで、執筆の仕事。昼食（白身の肉と焼いたパン）。半時間、軽い記事を読みながら、喋ることなく横になる。ズボンはウエストのゆったりしたもので、サスペンダーを使う。葉巻は三分の一本。そのあと四時まで散歩。六時まで読書。外で食事。ほどほどの娯楽観賞。零時に就寝（*Introduction à la médecine de l'esprit*, p. 127-129〔『精神医学入門』〕）。

*6——*Penseurs et savants*, p. XVII-XVIII〔『思想家と学者』〕.

行われることになる。エミール・ゾラの症例だ。ゾラ本人が自分の神経症的体質や遺伝的負債について詳細を述べているだけでなく、自分の一連の小説がもたらすリスクも認めていたからである。その生涯のすべてが、些細な習慣にいたるまで、吟味され、分析され、分類を施され、研究される（ただし、マランドン・ド・モンティエルが後に指摘するように、おそらく最も重要で、最も決定的なこと、彼の性生活と生殖器の解剖学的詳細が欠けている）。こうして次のような確固とした診断が発せられる。

エミール・ゾラ氏は癲癇でもヒステリーでも精神異常でもない。長期にわたり不快で持続的な神経の障害に悩んでいる神経症患者である。具体的には調整作用の拘縮、偽狭心症、偽膀胱炎、絶えざる多発性神経痛、拡散的痛痒、疑念の病的発想、計算癖などである。[*7]

トゥールーズ博士は優秀変質という概念を成功に導いた大胆で浮かれたような綜合を、細心さという酸によって分解しようとつとめているのだ。原因と結果の二者択一で決定することを拒否し、頭脳労働が長く続くと現れてくるような遺伝的な神経症の基盤を想定したのである。彼はドラマチックな誇張を排し、神経症と天才の因果関係の範囲を時間をかけて調べ尽くす。

ゾラ氏が神経症であることは否定できない。つまり神経系統《システム》が傷んだ人間である。彼はなぜそうなったのか。その障害は遺伝性のものだろうか。後天的なものだろうか。遺伝が土壌を用意し、長い知的活動が神経繊維のデリケートな健康を少しずつ損なったと私は考える。しかし、この神経症の状態がゾラ氏の優れた能力の行使に過去も今も不可欠だとは思われない。それはおそらく避けがたい結果である。まったく残念な結果ではあるが、必要条件ではいささかもない。[*8]

重々しい断言が細切れになされている。ここで言われていることは単に天才と神経症の間には、特定の条件において、ある種の調整が働くということだけである。精神科医のグラセはもっと果断であろうとする。彼が最初に確認するのはトゥールーズの結論である。「優れた人には往々にして神経症が確認されるが、優越性がこの神経症の徴候や発現というのではない」(『半狂人』〔一九〇七〕、p. 55)。その証拠に、ひとはパスカルの天才なくして、神経症のみ持ちうる。シラノの才気なくしてその鼻のみ持ちうるのと同様だ。そして、脳の局在化の法則によって一切の曖昧さが消え去る。「同じひとりの人間が神経症であると同時に、優れていることがありうる。これは神経系統《システム》のある区域によって神経症であり、他のある区域によって優れた存在であるからだ」(p.59)。したがってトゥールーズもグラセも鷹揚な綜合とは正反対の、狭量な分析的精神によって、神経障害の状態を完全な狂気から分離しようとした。神経過敏と精神障害との間に本質的な違いをたてようとしたのである。しかしながらその弁護は脆弱だった。それほど神経系、神経症、神経精神症は字面だけとはいえ、つながっており、その横滑りを防ぐことは難しかったのである。グラセ博士はこの危険を十分感知しており、空間的なメタファーによって固定化を試みたのだが、効果はなかった。

*7——*Enquête* (séances de 1897), p. 119〔『調査』〕.
*8——フルリ博士による引用。*Introduction à la médecine de l'esprit*, p. 146〔『精神医学入門』〕.

つぎにアルコールと夢の側に、天才における普通を超える何かが探求されることになる。一八九七年、シャバネックスは『芸術家、学者、作家における下意識』を出す。[*9] レジス博士はこの著作の重要性を次のように捉えている。「こうした証明は［…］偉大な創造者たちは決して狂人ではなく、目覚めた睡眠者であり、しばしば下意識の空想のうちにさ迷っていることを示した。ひとことで言えば星の輝く夢のなかを颯爽と歩む特別な存在なのである」（序文、p. 6）。

中心には下意識の活動の純粋な状態としての夢（「睡眠中の夢の作業、ないし客観化された下意識」、p. 117）がある。その周囲には概念の自然な成熟をもたらす睡眠がある（「生理学的下意識」）。混乱した考えを抱いて眠りにつき、明晰な考えとともに目覚める者のようなものである。意識にもっと近いところに、位置するのは寝つく前の夢想の状態をまとめる入眠幻覚である。最後に「覚醒状態の下意識」がある。天才が動くのはここである。

> 下意識は［…］創造的な情動や発想をもたらす「なんらかの現れ」によってその存在を告げていたが、今や、活動によってその存在を示すことになる。息の長い仕事を生むこともできる。そこにあるのは霊感《インスピレーション》の現象、自動症的な創造である。作者は自分の作品を他人のものに感じるほどである。[*10]

創造作用はもはや病的な過敏ではない。霊感《インスピレーション》のモデルはもはや躁病の発作のうちにではなく、正常な夢の現象のうちに求められる。霊感は溢れ出る夢のようなものである。芸術家は狂人ではなく、夢見る人なのだ。そしておそらくは、この書の結論が示唆するように、酔った人と言うべきであろう。[*11] アルヴェード・バリヌはちょうど一八九五年十一月、『両世界雑誌』において文学エッセーの連載を開始する。そこでは想像上の世界とかフィクションの構造とかが霊感《インスピレーション》をもたらす毒に結び付けられて語られている。

ホフマンをはじめとする何人かの作家は、完全に健康な脳ならば見ることができないものを見るために知性の毒に頼った。興奮剤には事欠かなかった。選択に困るぐらいだった。それにどの毒を好むかで、彼らの文学作品は違った調子を得た。ワインにインスピレーションを受けた幻想はアヘンによる幻想と同じではない[*12]。

---

*9――「下意識」とは意識の主題化されていないものの総体である。シャバネックスの中心的主張は、意識を限定的に承認したうえで、観念の交流の背景全体の内的な組織を、法則と固有の力学によって措定することにある。「わたしたちが下意識と呼ぶものはまさに記憶の背景から引き出された要素によって作られる。これらの要素は結びつき、体系化され、意識の外部に、もしくはすくなくとも意識の隣に、存在を、固有の生を獲得する。[…]下意識は、精神が以前に獲得したものの結果であり、脳はその結果を保持し、自動的に引き渡すのである」(p. 12, 118)。この秘められた結合は夢のうちにおいて純粋な状態で姿を現す。夢こそは下意識の活動の典型である。「この精神の下意識の作業は、大抵、覚醒状態においては深層にあり、眠りの間に出現し、自身の機能を果たし、夢幻的現象を生みだす」(p. 15)。さらに「この下意識は[…]いわば夢という典型状態のまわりを回っているのだ」(p. 115)。

*10――「覚醒状態にある下意識」の章。

*11――モーパッサンは、『ピエールとジャン』についてフルリィにこう書いている。「あなたが思慮に富むとおっしゃってくださり、私自身もただしい雰囲気を示していると思うこの本ですが、もしエーテルで酔わなければ一行たりとも書けなかったことでしょう。私はこの麻薬のうちに、一段上の明晰さを認めたのです。でもひどく苦しみもしました」(*Médecine de l'esprit*, p. 143)。

*12――*Névrosés*, p. 4.

ポーのアルコール、ホフマンのワイン[13]、ド・クインシーのアヘン。どの興奮剤も作家が耽溺する全宇宙を出現させる。つまり、虚構《フィクション》のうちに沈潜するのだが、この虚構は完璧な誠実さにひとしいものなのだ[14]。夢の文学であり、酔いの文学である。もちろん狂気は徘徊し続けるが[15]、もはや中心的なものではない。夢と酔いが、遺伝的気質以上に「絶対的な、引き起こされた状態」を構成する。しかし毒への嗜好と夢への過度の傾きは変質徴候として告発されてしまうだろう。こうした発想そのものがまたつぎの敗北となるのである。天才からその変質者の影を振り払うためには、病的偏差の理論の中心にとどまり、さらにその理論を屈服させ、時の矢をひっくり返すことが必要であろう。

　仕事机で雷に打たれたように突然死んだフローベール。かくも長い間、愛し憎んだこの祭壇の足元で気を失い、死んだフローベール。批評家エヌカンはこの場面に有名な解釈を与えた。

　フローベールは肉体に特異な魂を宿した怪物だけが感じる密かな不安のなかに生きていた。横暴な脳の活動は肉体からは影響を受けることなく、そこに精神病——青年期と老年期の一時的な癲癇——をもたらした。そのため最後にはフローベールは自分の仕事机の足下で、突然死んだのである。それは器官の器官に対する恐るべき最終的勝利であった[16]。

　フローベールは癲癇の発作で死んだ。マクシム・デュ・カンはそう信じていた[17]。青年期の発作〔訳注1〕を知っていたゴンクール兄弟も同様である。フローベールは重い神経症、聖なる病［癲癇］を患っていた。ジェリノー博士によると、癲癇は「天才から［…］、遅鈍、白痴状態、極度の薄弱、敵意に溢れた意地の悪さまで想像しうるあらゆる段階がある」。そのうえで博士は一九〇〇年の秋に有名な癲癇のリストを作る。ヘラクレス、アイアス、エンペドクレス、ソクラテス、カエサル、聖パウロ、ムハンマド、ルター、パラケルスス、ニュートン、シラー、ヘンデル、そして最後にフローベール。『聖アントワーヌの誘惑』の著者は癲癇の発作の犠牲者だったのだろうか。レニョ博士は青年期のエピソードからむしろヒステリーの発作という意見に傾いている（なぜなら「ヒステリー患者は［…］つねに記憶がはっきりしてい

＊13——グラセ博士もまた、ホフマンとポーをふたりの「天才のアルコール中毒症」とし、「自分の夢を描くことで、わたしたちが研究している毒物によって、自身の上にもたらされた効果を見事に描写した」とする（*L'alcoolisme insidieux*, p. 26〔『流行性のアルコール中毒』〕）。

＊14——この恐るべき等式によって、大作家たちは死ぬことになる。「かくも美しい知的玩具を作り出したこれらの想像界は、その創造者にとって高くついたにちがいないと思える。おそらくは、読者をとりこにする誠実さと確信の調子を得るため、書いているあいだはそれを自ら信じなければならないからであり、それは目覚めながら、夢見るという条件によってのみ到達されるのだ［…］ホフマンは仕事机で、激しい恐怖に見舞われる幻覚を得た。［…］彼がそれを求め、引き起こしたのは、主題や登場人物の悪夢を手に入れれば、それだけ彼の物語は人生と現実の体裁によって光り輝くことをよく知っているからだ」（p. 4）。

＊15——モロー・ド・トゥールは狂気と理性の間に、夢と覚醒を分かつものと同一の境界を引いていた。さらに狂気の状態と、陶酔の状態とを同一視していた。

＊16——*Flaubert*, p. 68.

＊17——デュメニルは（「フローベールの神経症は癲癇ではなく、ヒステリー性の神経衰弱からきていた」としており p. 112）その医学博士論文のなかでデュ・カンの主張を批判している。「マクシム・デュ・カンが『両世界評論』誌上で友人の病気を暴いた論文を発表した時、彼はとうてい褒めることのできない感情に従ったのである。その基盤にあったのは嫉妬である」（p. 103）。

〔訳注1〕フローベールは、パリ大学法学部学生だった一八四四年一月、帰省中に、ポン＝レヴェックで自分が御していた馬車から不意に落下する。学業を放棄し、文筆に専念するきっかけとなった事件だが、この発作も癲癇によるものか、神経症によるものか議論は分かれている。

る」）。ミショ博士は癲癇による即死をありそうもないと考えている。ビネ＝サングレ博士（『G・フローベールにおける癲癇』〔一九〇〇〕）はそれらをひっくるめて一蹴する。その理論は平明である。「彼のうちに神経の消耗を引き起こしたのは主として二つのものである。一、文学の創作。二、癲癇の発作」。癲癇と霊感《インスピレーション》は「神経の放電」のまったく異なる二つのあり方である。「天才の爆発」は「記憶の大きな火花」として理解される。「その生理的基体は互いに遠く離れている二つのニューロン間に炸裂する放電である」。なんと詩的イメージに満ちた魅惑的な生理学だろうか。電気的なぴくっとした震えが遠く離れた二つの意味を一つに結びつけている。[18] この唯物論的還元主義それ自身は独創的なものではないが（世紀末の脳の神話学）[19]、「上等機能」を考察することを可能にするものである。ビネ＝サングレは異常なものを二つの還元不能なまとまりに分解した。正常を超えたものと正常以下のものである。優秀変質者というパラドックスは解消し、昔ながらの階層（劣等、普通、優秀）が復活する。同時に変質論の裏返しにあたるひとつの科学がそれ自身の緊急の要請から描かれる。「超」人の科学、超標準の人類学である。

私は心や肉体が標準を超えた性質を持つ人間の研究を目的とする新しい科学に「超標準の人類学」という名を与えることを提案した。これは、肉体の特別な技量と、疲れに対する特別な抵抗力を見せる陸上選手から、精神の極めて稀な資質にいたるまで、標準的人間を超えるあらゆるものを扱う。〔…〕超標準の人類学は、標準の人類学の隣に、三番目の科学的枠組みである、標準以下の人類学を含むことは当然である。そこでは標準に到達しない人間が問題になる。この科学は想像上のものではなく、すでに存在する。薄弱児、痴愚者、一部の白痴、変質者は普通以下の人類学に属する。〔…〕私は天才を、全体的で新しい、標準を超えた精神と定義しよう。〔…〕したがって、天才性とは生理的条件として、脳の量的かつ質的な高度の発育か、血液の流れの豊かさを持つ。さらには最良の場合、この二つの特徴を併せ持つ。[*20]

変質説は二つの状態しか立てなかった。正常と正常外である。この理論は神学に根ざしていたために（神の手による被造物としての原初類型）、ズレを即座に病的で退廃なものとして考えていたのである。これに対して、ビネ＝サングレの非宗教的な超唯物論は、標準の外にある並外れた二つの層を分けるように反応した。それが劣等と優秀である。天才を構成するズレは、もはや人間から切り離すことができなくなった。それどころか人間の生理学的完成をもたらすものとなったのである。ほどなく同じ発想から、ルニャールの手による小冊子（『天才と狂気、パラドックスの反証』〔一八九九〕）が出版される。おそろしく非宗教的で、断固とした唯物論者であるルニャールは、狂人と偉人のうちに脳における正反対の二つの状

＊18——ヴォワヴヴネル博士は後に書く。「現実に存在する天才のひらめきとは、脳中枢の痙攣である」(p. 19)。ラボーが（マイネルトの理論的構成を取り上げ直し）後に提案するのは、脳の高度な機能を理解するために連合繊維と投射繊維の走行を考察することである。

＊19——マルセル・ゴーシェ〔一九四六—。歴史家、政治哲学者〕は以下の書のうちでこれについて完璧な説明をしている。Gauchet, *L'inconscient cérébral*, Le Seuil, 1992〔『脳の無意識』〕.

＊20——*L'anthropologie surnormale*, p. 625-629〔『超標準の人間学』〕.

態を見る。欠陥による萎縮と完全な調和がそれである。

> 階梯の一番下に位置するのは痴愚者、完全な狂人、「犯罪的」と呼ばれる道徳面での狂人（これはロンブローゾが見事に特徴づけたもので、私も満腔の賛意を示したい）である。頂上には、天才。別の言葉でいうと、人類の英雄たちであり、その完全な脳の組織が、器官のもつ力の最高の発現をもたらし、まさに〈自然〉と〈生〉の精髄となっている。[21]

狂人、凡人、天才という物質的な基盤にもとづく階層が守られている。[22] 例外的存在の唯物論は、偉人に見られる怪物的な特異性を無視する方を好む。かくして、堕天使と天上の動物の顔を持ち、狂人たちの無垢と犯罪者の悪徳を分かち持つ野性的で暗き天才の一族は姿を消し、その後に現れるのは有限な完全さの冴えない陳腐なものだ。つまり脳の能力を最高度に機能させたのが天才というわけだ。

これは二〇世紀に入った際に、大規模の破局がなかったためだろうか。時間が止まることもなく、世紀が転換したからだろうか。世紀末の不安は消えた。それとともに、近づく黙示録の暗い先触れだった狂った天才の昂然とした姿もぼやけだした。時は再び流れ出し、時の矢はさらに進歩の地平を描き出した。世界大戦によって進歩の夢想がひっくりかえされるのはまだ先の話である。

ルニャールとビネ＝サングレは天才性の偏差を上等人類や、能力の最適化という術語で解釈していた。だがまだなすべきことは残っていた。そしておそらくただ世紀の変わり目だけが、この理論をより堅固なものにしようとしていた。つまり、変質説から歴史の方向を奪うことである。かくして、時間の向きは一八〇度回転し、天才は「進化変質者」と呼ばれることになる。[*23] モスクワのバジュノフ教授は一九〇四年に宣言する。「アリストテレス以来、人口に膾炙した有名な説を真剣に見直すべきときだと私は考える」（『ギィ・ド・モーパッサンとドストエフスキー』、p. 35）。この見直しによれば、天才とは優秀人の時を得ない到来である。

もし私たちが、天才を未来の精神のタイプの先取りとしてさらに進化の階梯において、人類の現在の平均（ノーマルと呼ばれる）の位置よりずっと上の位置を占めると考えるなら、現在において天才が病理学的症候を抱えた姿で現れていてももはや何の驚きもないし、説明できないことでなく、不可思議なことは何もない。［…］そこで結論として私は、天才を現時点では病理学的徴候を伴っている人間精神のより優れた形、型を超えたものとして解釈する。あくまでもより優れた精神の形を先取りして素描しているのにすぎず、現時点では不完全で、いくつかの点では欠陥を持っている

*21—— *Ibid.*, p. 163-164. 著者は、精神病者である天才の網羅的な記載をした後で、次のように書く。「四〇九人の普遍的に認められた確かな天才のうち、モロー（ド・トゥール）とロンブローゾの理論に合致するのは十一人、すなわち二・六八％だけであるとわたしたちは考える［…］。わたしの務めは終わった。狂気が、天才のうちで例外でしかないこと（約二・五％）をわたしは示したのである」（p. 103, 160）。

*22—— フィエサンジェの論文「精神の種族」はもう一つ別の種による解釈である。著者は、以下を区別する。「均衡と偉大」によって特徴づけられる「王族」（エピクテートス、アリストテレス、プラトン、コルネイユ、パスカル、ゲーテ、別名、古典派）、「欠陥が現れ始める」「半・王族」（ヴェルレーヌ、ルソー、ポー、ミュッセ、つまり近代派）、最後に「中間の種族」（永遠の大衆）。

*23—— この術語はリシェ博士によってロンブローゾの本の序文で、初めて用いられたようだ（p. VIII）。

ことがありうる。[*24]

天才は、今ここで、未来の人間となる。ラカサーニュ博士のアフォリスムによると「天才の脳は未来の脳である」。未来になされるはずの完成が現在の結び目に入り込んでくることで、少し肉体を揺さぶる。しかしそれは種の絶滅が差し迫っていることを示す徴候ではない。

一九〇八年、――これは本書で扱う時間的上限である――ヴォワヴネル博士[*25]は『文学的天才の病理解剖学研究』を出版する。進化変質理論を極限まで押し進めた著作である。偉大な文学者とはなによりも大きく重い脳（平均より一〇〇グラム）のことである。その脳の構成は特殊である。生殖観念中枢の過度の発達によって言語中枢が二倍まで肥大している。[*26] 性と言語の本質的錯綜は、ジョルジュ・サンド[*27]の作品が、その存在のパラドックスのうちに露にしている。ルソーが詩的に描いていたように、恋愛と言葉は、機能においても目的においても、相互に厳密に結びついているのだ。

人間の歌、それは言語である。そして言葉が性的武器として最強であることを認めるのにあれこれ議論する必要ではない。女をものにするのは言葉によってである。詩の出発点はしばしば意識的な生殖欲求である。［…］私たちとしては、生殖観念中枢と言語野が同じ起源を持つことを認めたくなる。偉大な文学者たちは、正常であるか、倒錯であるかを問わず、性豪であることが多い。[*28]

大詩人の脳内部で、性的能力と言語能力が同時に肥大すると、器官のバランスが崩れる（著者によれば、ライン河の鮭と同じで、ことにのぞんで生殖器官が膨れ上がるとき背中の筋肉がダメージを受ける)。だが作家が示す調和の欠如は卓越さの印である。というのも作家の脳は「未来の脳を素描している」(p. 540)からである。性と言語、書くことと欲望の働きは一般の人間においてはなおも、意識の脆弱な計算処理能力に依存している。逆に詩人においては、言語中枢の高度な発展が、そのエクリチュールの無意識によって示されている。詩人は反射的な行為によって創造する。「無意識が彼らのために働いている。それが彼らの能力である」(p. 536)。詩人においては愛においても文学においても意識を介さず純粋な反射作用に向かう、とすべてが示している。未来の人間は意識の重さから逃れ、考えることなく考え、熟慮することなく享楽をえるだろう(意識とは昔の組織の名残である。それが消えることは生物学的にプログラムされている)。すでに我らが詩人たちは「本能のままに話し、書いている。印象は即座に適切な語を解き放ち、作品は何の労苦もなく生まれる」(p. 536)。そしていつの日か男と女は反射作用によって愛し合う

*24——*Guy de Maupassant et Dostoïevsky*, p. 36-37〔『ギィ・ド・モーパッサンとドストエフスキー』〕.

*25——彼もまた筋金入りの唯物論者であり、「脳と思考の関係を胃と胃液の関係と同じように考察する」と言う(p. 5)。

*26——これが詩人たちが超‐多感であることの説明である(「言語中枢は感覚を記録したり外在化するためにある」(p. 528))。

*27——ロンブローゾの場合がそうなのだが、性と執筆活動《エクリチュール》の関係が問題になるやいなや、またしてもジョルジュ・サンドの名前が出てくる。サドの作品の場合、大量の道徳的な非難が邪魔し、明確に述べられた性行為の形態が犯罪に近づくため、完全な概念的な理解が難しい。それに対し、男まさりの女性作家に見られる穏やかな怪物性であれば、女嫌いで意地悪な注意深い医師が、性行為と執筆活動《エクリチュール》のあいだに太い連結記号を引くことができるのだ。ミショー博士は一九〇四年、サンドについて、穏やかなヒステリーが「燃えるようなニンフォマニア的なエクリチュールの濫用と、病的な対照性からくる、奇妙な性的、感情的不感症によって」表現されていると語る。

*28——*Ibid.*, p. 461.

だろう。獲得された無意識の純粋な快楽のなかで。

無意識、性《セクシュアリティ》、言語、これらは来るべき脳の透明な半球の中をかけまわっている。人間が愛し合う機能はいかなる欠陥も曇りもなく、その運命を反射行為によって奏でるであろう。天才の狂気とは、未来から現在へと放たれた謎に満ちた谺なのである。後にフロイトは『レオナルド・ダ・ヴィンチの幼年期の想い出』〔一九一〇〕において、天才の狂気を過去からの濁った谺として考えることを示し、彼の主張のほうがより長い生命力を獲得することになる。無意識、性、言語は幼年期の渦に巻き込まれていく。というのも、幼年期の渦巻きのほうが、歌う未来の渦巻き、透明の肉体と澄んだ言葉の渦巻きよりも魅惑的だったからである。

第Ⅲ部　芸術家としての狂人の肖像

ここまで、狂気と芸術の関係をめぐって二〇世紀初頭まで行われてきた二つの問題提起のあり方、分析の二大潮流を記述しようと試みてきた。一方に、法医学的アプローチがあり、そこでは精神異常者の作品が持つ固有な美的価値は稀に言及される程度で、評価の欄外にすぎなかった。もう一方は、病的な天才性という論であるが、こちらはきわめて暴力的に登場し、侵犯と冒瀆のあらゆる価値を帯びていたものの、しだいに広範な予防政策のプログラムとなった。この二つの分析に共通することは、十九世紀においては、知恵遅れや純然たる痴呆には属さない非主流の狂気の諸形態が医師たちを魅了していたという事実である。つまり、自らの「存在理由」を論じ示すような狂気に魅了されていたのだ。しかし、こうした分析は、これらの非主流の狂気のなかに自己崩壊につながる要素があることを察知し、また同時に、混乱した議論によってそれを隠していたのである。理論面での崩壊は、正常と病理の境い目が不確かになり、説得力をもたない時間的指標が用いられたこと（間欠的狂気）である。実践面での崩壊もある。精神医学は、狂気を測りその居場所を見つけることによって政治的になり、秩序の番人役を担ってしまったために、個別・具体的な苦悩に対する配慮であることをやめてしまったのである。この配慮こそ精神医学の誕生理由であり、本源であったはずなのにだ。ここで論理的な狂気の産物である、一人の

「周期性精神異常者」〔訳注1〕の文章を見てみよう。

私は精神病院に閉じ込められている。これは確実なことだ。ひとつには、私の記憶は極めて確かなものであるが、自分が理性に反するなんらかの行為や言葉をなしたことが思い出せないのである。だが他方、こうした破廉恥が全く例のないものではないにしても、行政の悪意か、すくなくとも行政に携わる担当者の誰かが、私の監禁を画策したと考えるのはあまりに辛い。ではこの監禁の理由はどこにあるのだろうか。私は精神病院に送られた。でも病人としてではない。明らかなのは国家元首、首相、知事が私の次のような能力を知っていたということである。明らかな観察精神、きわめて控えめな態度、鋭敏な聴覚。おそらくほとんど確実なことだが、彼らは私を一時的に精神病院に送ることで、暗黙のうちに「高等警察」の使命を私に託したのである。そこで何が起きているのかを見聞し、中央行政の指示を「秘密裏に」受け、「内密の」報告書を出すためである。ローマ法王、欧州のすべての元首、アジアの二、三の君主もまた同様である。私は、これらの帝国の運命にとって極めて大きな役割を「密に」そして「神秘的に」果たしている。*1

間然するところのない論理的仕上がりのテキストではある。私は狂人ではないのに精神病院に閉じ込

〔訳注1〕ほぼ現在の双極性障害（躁鬱病）。

*1——Pailhas, *Dessins et manifestations d'art chez deux aliénés circulaires*〔『二人の周期性障害者の描画と芸術表現』〕.

められている。私は恣意的な判断の犠牲者であろうか。だが私は当局と精神医学の分析能力を信用している。もし私が監禁され続けるなら、それは極秘の神秘的理由による。つまり私が観察されるためではなく、他人を観察するためである。

この文書を読めば、精神科医は偉人妄想を診断し、入院の継続を決定するであろう。それがまた妄想を導くことになる。二つの言説が重なり合い、つながりあうなかに人を不安にさせるものがある。どちらのほうが厳密なのか決めがたいところがある。これら理屈をこねまわす狂人たちは、ときには部外者が驚くほど説得力にあふれた文章や描画を最も多く作り出す。エルシリ・ルイは自分の権利を見事に主張し、判事たちをたじろがせた。彼女は陰謀と誤解の物語を文章にしている（『ある精神病者の回想録』）。それは不思議な誕生から始まる嬰児すり替えの小説である。彼女の自称によればベリー公爵夫人の娘（実際よく似ている）にして、アンリ五世の妹であり、チュイルリー宮から誘拐されて、ロシアまで連れて行かれたが、それは世界改革の計画に仕える使命を受けたからだという。敵は力ずくで阻止しようと、うそを積み重ね、彼女を孤児と偽り、精神病院に監禁し、つぎつぎと病院を移すことで、追跡の目を攪乱する。物語は正確で、きびきびと進み、極めてよく叙述されている。かくも豊かなエスプリをもって文章を書く者が、狂人と見なされるべきだろうか。エルシリは不法な監禁に対して賠償金を得た。恥をかいたのは精神科医たちの方である。

この本を読むと、行政官や司法官がこうした「理屈をこねまわす狂人たち Fous raisonnants」の生き生きとした知性や、彼らの文章の端正さや、その隠し事の巧みさにどれほど魅了されているかがよく分かる。彼らは野心にみちた妄想の正当化さえ成し遂げる。[*2]こうした悪魔のように魅力的な理屈屋は、我らが同朋のうちの最も恐るべき存在だとされる。彼らに関して、精神科医は二重の責めを負う。一方で、連中が暴れる前に監禁を決めるなら、スキャンダラスな行き過ぎとして告発される。

気の触れた人間の監禁は、その人がわずかでも世間で知られた地位にあるなら、極めて重大な結果をもたらす大事件になる。公的生活は停止される。アカデミー会員気取りの議員たちは精神科医の診断を活発に論議する。新聞は恣意的な監禁に関するいつもの記事を――二五年、三〇年前から変わらない記事――を印刷にまわす。演劇の舞台や新聞小説では、問題を起こす登場人物が精神異常を口実として巧妙に監禁される場面が出てくる。〔…〕これは拳銃を持った名もない狂人が、イタリア人大通り〔パリの目抜き通り〕をぶらぶらする平和な市民たちの列に死の災厄を撒き散らすまで続く。[*3]

＊2――Sérieux et Capgras, p. 386. ルグラン・デュ・ソールもまた、解釈妄想患者について明言している。「(彼らの) 文章は両親、司法官、行政官に強烈な印象を与え、これほど正確で、ときに文学的である文を書くことができる人間を精神病者と見なすことはできないと彼らには思われた」(*Le délire des persécutions*, p. 52-53〔『迫害妄想』〕)。

＊3――Cullère (1), p. 5-6.

他方で、ひとたび犯罪がなされると、精神科医は、それを防げなかったと世間から非難され、無能な学問だと難じられる。理屈をこねまわす狂人たちが精神医学につきまとうのは、彼らが精神医学の理論的限界を画定するからであり、また絶えず精神医学を実践の外へと、失策の刻印を押して投げ出すからである。それでも、精神科医は、後に遺伝的狂気として再定義される論理・道徳両面での狂気という迂路を用いて、痴呆的な白痴や凶暴な精神錯乱者とは異なる天才というものを確保した。犯罪者もまた同じ型の問題を引き起こし、同じ種類の狂気に属している。狂気の「偽装」（免責を得た犯罪者にこれが疑われた）をめぐって裁判官が展開した広範な議論に、文学批評家が詩人の韜晦に関してめぐらした議論が谺のように反響する。ボードレールは気取り屋だったのか、それとも頭がおかしかったのか。[*4] マラルメははったり屋だったのか、それとも病人だったのか、という議論である。犯罪者の偽装と詩人の韜晦は、裁判官と文学批評家が自然に行った反・精神医学なのだ。詩人は批評から身を守るために自分が病人だと認めねばならなくなるのだろうか。とはいえ、ロマン主義的イメージは狂った詩人という姿を伴っていないだろうか。象徴主義的な神話はデカダンスの価値を高く掲げていないだろうか。芸術家の意識のうちにある狂気を扱った歴史のうちにかなり大雑把な区分けを立てることができるが、それによって狂人の創造性に関する精神科医の主張に見られる不調和なもの、独特なものを把握することができよう。

＊4――ブリュンチエールは、区別しようとはしない。「猥褻なマニアックであって、韜晦の人」としている。

第1章　詩人とその狂気

1　狂気のエクリチュール

十九世紀を通して芸術家と狂気との関係はどのようなものだったのか。その一般史を描くのは手に余る試みであろう。ここでは最も容易に捉えられる断片のみを扱うことにしよう。ロマン主義、写実主義《レアリスム》、象徴主義という三つの契機を抽象的に想定し、そのいずれもが狂気に依存しているという仮定を素描したい。

ロマン主義が、狂気に陥った精神に対して興味を抱いていたことを示す証言は多数ある。エスキロスは「狂人の家[*5]」についての記事を執筆するため、いくつもの病院を訪問した。アントニー・デシャンは、長期にわたる鬱病患者であり、ブランシュ博士の病院に逗留していた。

さていま私は狂人たちと暮らす

彼らを見ては過ぎ行く日々
近づく運命を嘆きはしない
彼らをまぢかに見ても顔を赤らめず*[6]

そんな逸話を別としても、十九世紀初めの物語は狂人に満ちている。ノディエのコントには（『青鞜ジャン＝フランソワ』*[7]から『パンくずの妖精』のミシェルまで）エスプリ豊かな様々な狂人たちが多数登場する。目に見える狂気は私たちの不器用な意識からすれば、超越的な明晰性を反映している。*[8]だがそのとき、狂気が狂気であるのは私たちにとってのみである。つまり狂気のうちにあるのは卓越した理性であり、それを狂気として示そうと狂おしいほどやっきになっているのは精神科医の方なのだ。*[9]風変わりな人物が描かれる箇所はさらに多い。ブルジョワに向かって、自らの奇矯な態度の燃えかすを残していく熱情に駆られた芸術家たち、崇高な使命のために普通の慣習を犠牲にする詩人たち。こういった者たちはみな凶暴な民と同一視される。*[10]ここで狂気とは、俗人が、自らの理解を超えた表現力や生活力に与えた名称である。狂気は、真の人生と、俗人の必然的に誤った認識との間にのみある。これは狂気礼讃だろうか。だが、結局ロマン主義者たちが狂気を称えたのは、精緻な見せかけによってでしかなく、狂気から抽象的な神話と遥かな栄光をとりだすためであった。ロマン主義の狂気とは鏡であり、弁証法的な繊細さである。それは誘惑と後悔の微妙な戯れなのだ。*[11]のちにゴーティエは、ネルヴァルの『オーレリア』やホフマンの『五つの幻想物語』に付した序文で、潜在的な曖昧さを一刀両断にしている。

＊5――彼は印象的な話を報告している。「ルレ博士はビセートル病院の精神病者の話を私たちにしてくれた。そのひとは、病気の間、見事な文才を示したが、健康な状態では同じように書くことはできなかったということだ。快方に向かっていると考える医師に彼はこう言った。「私は完全には治っていません。まだ頭がはっきりしすぎています。健康な時は一通の手紙を書くのにも一週間かかるのです。普段の状態の私はばかなのです。もとに戻るのを待ってください」と」（*Paris, les institutions et les mœurs au XIXe siècle*, t. 2, p. 163〔『パリ、十九世紀の施設と習俗』〕）。もっと後のことだが、ゴーティエも精神病院を訪れ、美的経験を報告することになる。ヴェネツィアのサン・セルヴォロ島の精神病院で、狂人のフレスコ画に感嘆するのだ。しかしエスキロスが取り上げた、狂気と才能の相互的含意は、残存という問題にとって代わられる。「狂気は巨大な欠落を穿つが、かならずしも全ての能力を停止させてしまうわけではない。詩句や絵画をものする狂人たちには、芸術の何らかの法則の記憶が理性の崩壊の後にも生き延びているのだ」（*Voyage en Italie*, p. 275〔『イタリア紀行』〕）。彼ら全員に対してミルボーの『神経衰弱者の二十一日』（一九〇一）の主人公の考察を対比できるだろう。この男の職業は精神科医であり、友人を自分の精神病院に招き、一人の狂人について述べる。「彼は、恐らく他の詩人たち以上に狂ってはいない――彼ら以下かもしれない、誰が知ろう。ああいった詩人たちは、自分の魂のなかに庭があり、自分の知性のなかに通りがあると言い、架空の愛人の髪を船のマストに喩えたりするのだ」（第三章）。もはや狂人が詩人なのではない。詩人こそが精神病院入院に値するのである。

＊6――次の書からの引用。J. Richer, *Nerval Expérience et création*, Hachette, 1970, p. 410〔『ネルヴァル、経験と創造』〕。ロマン派作家ネルヴァルは優秀狂人だとされている。精神病者たちの間に生きたアントニー・デシャンは異邦人のなかの異邦人、排除の二重のシステムの犠牲者であり、例外の裏返しのしるしである。「彼らには私が彼らの仲間であることが分からない。（改行）そして、それを知るわたしは、最も不幸な者の一人」。

＊7――ノディエは自分の主人公について書いている。「病んだ知性のかくも多様で、かくも拡散した光線が突然、レンズ上に焦点を結ぶ陽光のように束にまとまると、哀れな精神病者の話に強い輝きをもたらす。その強さゆえに、彼がかつて理性を全面的に使えたときは、もっと学識深く、明晰で、説得力のある者ではなかったかと考えられるのだ」。

＊8――『夜の一時の幻』のなかでノディエは書いている。「人びとが狂人と呼ぶ不幸なものよ、はたして、この一般に欠陥とみなされているものが、一層強力な感受性、一層完全な頭脳の兆候でないとだれに言えよう。自然は、きみの能力を高揚させたあげくに、未知なるものを見抜く力を与えてくれたのではないだろうか」〔篠田知和基訳、岩波文庫版〕。ホフマンにとってもまた狂人たちを訪問することは超越的なまでの特別な教育であった。「まさに異常な現象によって、〈自然〉は私たちがそのもっとも恐

『オーレリアもしくは夢と生』は高熱の枕元での冷たい理性を示している。幻覚は最高の努力によって自らを分析している。[*12]

私にはひとが感覚と理性を失いつつ、これほどの文章が書けたとは思えない。かくも熱烈な長科白は素面で書かれたものと私は考える。[*13]

狂気は作品の条件とはされていない。せいぜいひとつのテーマ（ホフマン）か病的体験（ネルヴァル）である。こうした議論の組み立てには危険なところがあるかもしれないが、文学によって狂気を制御することは、理性にとって深淵と矛盾であるものに形を与えることで、叫びになるほどに張り詰めた理性の圧倒的な勝利をもたらすことなのだ。

だが、いわゆるロマン主義の周辺（ウージェヌ・アスの表現によれば「小ロマン派」、ノディエが命名した「狂乱派《フレネチック》」さらにはシュルレアリストの博識によって我々にとっては幻想趣味や黒いユーモアの源泉となった余白の文学）には形態の完全な混沌において把握された狂気が決定的特権性を示しているではないか、という反論もありうるだろう。それでも、文学的狂乱は狂気という言葉からダイナミックな価値を引き出しつつも、冴えない医学の客観的なカテゴリーは愚か者に委せているように思われる。文学的狂乱が直接示すのは、何よりも病的な誇張表現、ものぐるおしい熱狂、死における過剰、奔放な想像力、怪物や奇妙なものへのあからさまな趣味など、人に衝撃を与えるすべて、「普通の感情」[*14]から懸け離れたすべてである。十九世紀初頭の幻想文学に関して言えば、その構造は複合的である。たしかに、登場人物の多くは冒頭部

るべき深淵に眼差しを投げかけることを許す。事実、狂人たちの奇妙な交流で、私をたびたび襲った恐怖のただなかで、直観やイメージが私の心に何度も湧きあがった。それらは私の心に生気と力強さと奇妙な高揚を吹きこんだのである」（『ゼラピオン＝シプリアン同人の会話』）。

＊9——これがまさに『パンくずの妖精』の結論である。最後のページで、狂人は優れて奥義に通じた存在であり、精神科医は哀れな取り乱した人間として現れる。

＊10——ホフマンのクライスラーが典型例である。「すでにずっと前から、あわれなヨハンネスは、狂人として通っていた。実際、彼の行為と仕草、とりわけ芸術に捧げられた彼の人生は、ひとが理性や体面と呼ぶすべてのものとは強い対照をなしていた」（『クライスレリーナ』, p. 927)。ゴーティエの『オニュフリユス』をその皮肉な応答として比較できよう。「街では、といっても、忌まわしいブルジョワの服装で身を汚さねばならないから、あまり街には出なかったが、彼の動作はぎこちなくぎくしゃくした。まるで鋼鉄のばね仕掛けで動くみたいに角ばった身振りが目立った。足どりも不安定で、急に跳んだり千鳥足になるかと思うと、はたと立ち止まったりする。それで大方の目には、狂人、あるいは少なくとも変わり者と映るのだった。いずれにしろ、名誉なことではない」〔井村実名子訳、『若きフランスたち——諧謔小説集』（国書刊行会）所収〕（しかし物語の続きで、賢明なゴーティエは狂気と詩的天才の不一致を述べる。「もしこの不吉な傾向がなかったら、彼は詩人のなかで最も偉大な者になったであろう。彼は狂人のなかでもっとも変った者になったのだ」）。

＊11——ネルヴァルの書簡のうちにこうした逆転や、ためらいを認めることができる。「普通の人の家にいることが怖いのです。狂人たちが外にいるのが怖いのです」、「たぶん狂っているが、普通に病的なものかもしれない、一連の幻影」（一八四一年四月二七日付書簡）。しかし二度目の発作の後、ネルヴァルは狂気の割当てと病気の割当てとを分ける。「私は自分が病気だったと公式に認めます。私が狂人、あるいは幻覚症患者であったと認めることはできません（一八五四年十月、アントニー・デシャン宛書簡）。というのも、狂気の診断は彼の詩的夢想を無効にしてしまうからである。

＊12——一八五五年の版の序文。また、「人びとはオーレリアのことを、〈狂気〉が自らについて語っている詩だと言いました。むしろ、〈理性〉が〈狂気〉の記憶をその口述のもとで書いたと言った方が正しかったでしょう」（一八六七年十一月二日。リシェ編『オーレリア』中のリシェによる引用、*Aurélia*, Minard, 1965, p. 235)。

＊13——「ホフマンの幻想譚についての研究」以下の書に所収。E. T. A. Hoffmann, *Contes fantastiques*, 1987, (p. IV-V〔『幻想物語』〕).

＊14——C. Nodier, *Journal des Débats*〔『デバ』紙〕、一八一九年七月一日付。

で狂気にとらわれるのだが、その狂気は不思議と客観化されており、物語の「合理性」の支えなのだ。[*15] 例えば、「狼男」とも称したペトリュス・ボレルの短編、死者にして生者である両義的な肉体が夜な夜なさまよう『ゴットフリート・ヴォルフガング』の結末を見てみよう。

> この驚くべき出来事は信憑性を欠き、その細部のいくつかはおそらく読者の強靭な精神に衝撃を与えたに違いない。しかし、それは次のような説明を聞けばごく自然に腑に落ちるであろう。ゴットフリート・ヴォルフガングは、好んで語ったこの幻影を見たしばらくのちに精神病院に入り、そこで死んだのである。

幻想譚において、狂気とは物語の隠れた原理なのだ。というのも、実証科学の主張を前にして、不思議なことや異界じみたことが文学としての権利を持つためには、物語の冒頭において幻覚的妄想に襲われるという装置が必要だったからである。これによってどんなナンセンスも盛り込むことができ、自然な説明が可能となる。「信仰が失われた時代に、良き真実の幻想物語を語るには、狂人の口を借りるに優る仕方はなかったのである」(『パンくずの妖精』序文)。物語の現実性を担保するために、幻想譚においては、妄想による物語の形をとって、きまって最初になんらかの科学が呼び出されるのだ。十九世紀フランスの写実主義《レアリスム》小説は、このような幻想の系譜のうちに、独特な色合いの秘密を見出すことになる。文学の「現実性《リアル》」(科学でいう現実性の意味での)は、なによりもまず、鮮やかな幻覚やその他の病的妄想の現実性《リアル》さであった。この意味で『聖アントワーヌの誘惑』は『ボヴァリー夫人』に先立つのみならず、

『ボヴァリー夫人』を可能にしたと言える。[*16] もっとも、写実小説は不安にみちた超自然的なものや、目の回るような不可思議なものをおかしくなった脳の狭い次元に「還元」するのとは別の仕事をまもなく見つけることになる。また自然主義はその描写を支えるため、正常に関する心理学の規則や自然物理学の基本法則や群集の社会学を持ち出すことになる。だが、幻想的なものに訴える手法は周辺的ではなく、写実主義《レアリスム》小説のあらゆる傑作の中心に見られる。[*17] フローベールとモーパッサン、ゴンクール兄弟とゾラがその証左である。というのも、少なくとも歴史的に見れば、幻想的なものの妄想にみちた語りは、写実主義《レアリスム》小説にとって〔対象そのものではなく、対象を可能にするものという意味で〕超越論的なものだからだ。自然主義小説家の無表情な声は、現実世界の計り知れない豊かさの中ではなく、狂人の無限の妄想のうちに源を持ったのであり、写実主義《レアリスム》小説の奥行きはそれに由来する。ただ、精神科医によって客観性が担保されたことで、狂気と静かに対峙することが可能になっていた。この客観性は文学的エクリチュールによって不安定になることもある。というのも、そこでは二つの声が混じりあい、二つの主観性が交

＊15――ホフマンのことを「この上なく深遠な精神病医が、その深い学識に詩的な形態《フォルム》を着せて楽し」んでいると言って紹介するボードレールもまた同じ事を述べているのだ（『笑いの本質について』〔阿部良雄訳〕）。幻想を担保するのは狂気の声よりも、むしろ狂気に関する科学である。

＊16――すでに見たように、P＝M・シモン博士は、精神病者の制作物を重視した最初の一人であるが、『日付のない日記』のなかで、彼が「医学の道」を選んだことを友人のフローベールが赦してくれたのは、精神医学を専門とするつもりだと伝えたからだと語っている。

＊17――例えば、ゾラの小説（『獣人』）の中心にある、そうした裂け目。これは、ジャックの「遁走」時に出現する。

じり合うからである。[*18] フローベールは、マラルメやヴェルレーヌ以上に、アルトーを告げているのだ。

おそらくは、象徴主義詩人のイメージの炸裂や激しい響きの中よりも、自然主義小説の堅実な散文の中にいっそうの狂気がある。たしかに、デカダン派は神経症を引き受けた美学として広く紹介されている。ユイスマンスのデ・ゼッサント〔『さかしま』（一八八四）の主人公〕やジャン・ロランの『フォカス氏』〔一九〇一〕はたしかに普通ではない神経系を高らかに主張している。彼らは自分の奇矯さを自讃している。異常発達した感受性としびれるような美的感動に魅了されている。[*19] だが、デカダンの挑発は精神医学の綜合に逆行している。近代作家が神経症から取り出すのは、崇高な弱さを感覚に刻印された名門の末裔の気高さや、未知の快楽に開かれた驚くべき肉体の特別な可能性である。神経症はまるで稀な能力であるかのように慈しまれ、幻覚はかけがえのない友達であるかのように大切にされるのだ。神経症のもろさはここでは精神繊維のまれにみる繊細さと釣り合っている。呆然としながら人間生理の複雑さを対象とする例外の医学から、デカダンは神経症を取り上げる。神経症のうちに、実在が怪しげな名門一家の断絶の運命や、「衰退する文明」の高い標章《エンブレム》が読まれるのである〔『文学と芸術のデカダン』〔一八八六—八七。定期刊行物〕参照〕。それに対して、精神科医たちは最も驚くべき神経症たちを、貧しい錯乱者や不毛なクレチン病患者の凡庸さに重ねようと試みた。詩人たちの神経の変調は、みずから引き受けた近代的アイデンティティの運命的な音色として公言されている。

> シャルル・ボードレールの深い独創性は近代人というものを深く、本質的に提示したことにある。〔…〕私の考えでは、過剰な文明の洗練が作り出した近代的容貌の人間、鋭く震えるような感覚を

持つ近代人、苦しいほど鋭敏な精神、タバコが充満した頭脳、アルコールに沸き立つ血液、要するに、テーヌ風に言えばすぐれて「書痴的で神経質な存在」のことである。いわばこの感じやすい個性的人間をボードレールは典型的な姿で示している。おのぞみならば「英雄的」姿で、と言ってもいい。[20]

神経症（感情過敏なダンディズム）が、詩人たちを貧しく血走った狂気から守っているという倫理的な読解というべきか。近代人の神経症は精神科医たちがそれまで扱ってきた自然な狂気とはまったく別の歴史的な宿命となる。なるほど、神経症は文明の産物か、それとも人生の選択の倫理的な要求か、例外者や死にとりつかれた者の特別の美学なのか（たとえばロリナの『神経症』）、精神科医たちは迷っていたが、神経症患者を称えることは常に彼らを精神病者たちの狂気から引き離すなかで行われた。[21] 逆に変質を主張する精神医学はこぞってこの曖昧で揺れている境界を流動化しようと働きかけていた。だが、ヴェルレーヌは『叡智』を公にし、ランボーは「この狂気が徘徊する大陸を離れる」（『地獄の一季節』）と言う。

---

*18――フィラレート・シャスル（一七九八―一八七三　批評家）は『ドイツ研究』のなかで、ホフマンについて言及している。「ここでは病人と医者が、狂人と観察者が、混ざり合っている」。それは「躁病《マニ》に変化した芸術」である。

*19――「本当の病人である私は自分の苦痛を愛していたので、おぞましくも不吉な幻影をどこで、どうやって生みだすのかを知っていた」（『フォカス氏』）。

*20――ポール・ヴェルレーヌ、『アール』紙、一八六五年十一月十六日付。

*21――ランボーは「狂気――閉じこめられた狂気の詭弁」を論じ尽くすと主張する。だが、それはより高みから制御することによってである。「僕はその体系を掌握している」（『地獄の季節』〔錯乱Ⅱ〕）。

ボードレールは、楽しみながら自分のヒステリーを養ったにしても（『火箭』）、「私は狂人ではない」と高らかに宣言している（一八六五年五月三〇日付書簡）[*22]。少し後のゴッホ（一八八九年一月〔二八日〕の書簡）はもう少し諦めぎみでこういった過度に繊細なニュアンスには関心がない。「私たちはいつも冬を抱えているのだから、静かに仕事を続けさせてほしい。もしそれが狂人の仕事だというのなら、まことに残念だ。でも私にはどうしようもないのだ〔訳注2〕」。

2　狂人文学者と文書資料

精神医学による知の綜合化に対する芸術家の意識の激しい反感が次に認められるのは、古めかしい記録文書と逸脱的な態度に関して、「エキセントリック」という言葉の対象においてである。すでに一八三五年、シャルル・ノディエは『愛書家通信』に「狂人たちの書誌」に関する二つの記事を忍びこませていた。妄想が滲む古い大部な書物を紹介しようというのだ。グーテンベルクによる印刷術の発明によって、狂気は狂人の生を越えて生き延びるようになり、読者を獲得し、不安にさせるのである。

古代には、すぐれて社会的な力があった。この力が世紀から世紀へ一定のバランスのうちに人びとの知性を保ち、前の世代のひどい誤りから新しい世代を解き放った。愚かなことは一時の命しかなかった。このすたれてしまった力こそ、人間社会の古い守護神であり、良識と呼ばれていたものだ。そのおかげで、狂気の寿命は狂人の一代分しかなかった。大規模の伝染病のように次の時代へと広がることはなかった。出版がまだ発明されていなかったからだ。現代では、本が人間に取って代わっている。もし本がたまたま想像力や心の琴線を振るわすなら、その本はそれを書いた狂人と同じくらい魔術的で偏狭なものになる。グーテンベルクとその発明以来、占星術は二世紀を支配した。錬金術は二世紀、ヴォルテールの哲学は一世紀を支配し、それが終わったとは言えない。そんなものはローマでは二五年すらもたなかったろう。キケロの時代だったら五年ももたなかったであろう。正気を欠いた書物を写す者も、購う者もいなかったからである。[*23]

印刷物を収めた図書館は、狂気の退避所である。無意味な本は過去の賢い文明においては写字生の厳しいふるいにかけられたが、図書館はあまた収蔵し、それゆえ人を魅了せずにはおかない暗い力を漂わせる。ネルヴァルはそんな魅力に抗うことはできなかった。同じ理由からこんな言葉を記している。

---

*22――自らの狂気に関する意識は、アントニー・デシャンによれば（すでに示した引用において）、狂気の批評的考察を意味していた。一方、ボードレールによれば、それはむしろ狂気の直接的否定を意味している。「ぼくが完全に狂っているとは思わないでほしい。というのも、ぼくは自分の狂気を知っているからだ」（一八五三年五月二六日付書簡）。ボードレールはシャルル・メリオン（パリを描いた見事な版画の作者であり、シャラントン病院に収容されていた）を訪ねた後で、満足げに驚きながら、自身の理性が保たれていることを確認している（一八六〇年一月十八日付書簡）。

〔訳注2〕ゴッホがアルルで、耳切り事件を起こしたのは、前年の十二月二三日。アルル市民病院を一月七日にいったん退院し、作品に取り組むが、二月七日には再入院になる。

*23――*Bibliographie des fous*, p. 66〔『狂人たちの書誌』〕.

> 誰もが痴愚神礼讃を書けるわけではない。だがエラスムス——もしくはサン＝テヴルモン——ならずとも長い年月のなかに埋もれていた特異な人物を取りあげ、腕によりをかけて復権を図ることには興趣そそられるものがある〔…〕。昨今は文学者の肖像を描くのが流行っているが、私は哲学におけるエキセントリックな人をいくたりか描きたいと思った〔…〕。私は地方の年取った伯父のもとで育った。家の蔵書の一部は昔の革命の時期に入手されたものだった〔…〕。幼い私は家中ひっかきまわして、屋根裏に忘れられ山積みになっていた本を見つけ——大半はネズミにやられたり、瓦の隙間から入ってくる雨水に濡れ、腐ったりしていたが——、魂の健康を害する消化の悪い糧を取ることになった。このため、後になっても私の判断力はこの幼年期の刻印と戦わなければならなかったのだ。
>
> おそらくこんなことは考えないほうが良かったろう。だが、心にのしかかる重荷から解放されるのは善いことだと思う。それに、狂気からは何か良識的なものが引き出せるのではないだろうか。[*24]

「エキセントリック」とは一般に狂人文学者を形容する言葉である。一八三五年にすでにノディエがこの用語を定めていた。「私がここでエキセントリックな書物と呼ぶのは文体や構成が通常の規則一切から外れ、その意図するところが全く不明だったり、理解しがたいものだったりする書物のことである」(p. 63)。シャンフルリはネルヴァルの『幻視者たち』に応えるかのように『エキセントリックな者たち』〔一八五二〕を上梓する。そこでは規範の外にある幻想作家たちの異様な人生がまとめられている。

続いて、ゴーティエの『グロテスクな者たち』〔一八五三〕が出る。このジャンル（図書館の埃まみれの奥から古い異常な本を見つけ出し、作者の人生をたどること）の目録はけっしてささやかなものではない。一八六〇年、ドゥルピエールは『狂人たちの文学史』を発表する。この書は四部から構成されている。狂人神学者、狭義での狂人文学者、狂人哲学者、最後に狂人政治家である。判断基準に曖昧さはみじんも見られない。「私たちが関心を持つのはもっぱら、実際に狂気に冒された人たちである。本書で言及した人たちの大部分は保護施設に収容されこそしなかったものの、極めて明白な精神的逸脱を示したのである」(p. 3-4)。一八八〇年、フィロムネスト（本名ギュスターヴ・ブリュネ）は「狂人文学者」の百科事典を作った。三年後、ラドラーグ（筆名チェルパコフ）がその改訂版を出す。二つの版の間で、対象の拡大が問題となる。「狂気が確実な」狂人の文章だけを考察すべきか、それとも幻視者や幻想家《ヴィジョネール》たちの文章も一緒に扱うべきか*25、あるいは全部ひっくるめて狂人とすべきかが問われるのだ。ノディエからシャンフルリ、ネルヴァルからラドラーグまで、愛書家たちの手によって、豊かな学識のなかで編集されたものをじっくり見ると、意外にもそれらが医学的立場によって補強されていることが分かる。「エキセントリック」という言葉で、高いレベルの詩的な神秘主義や理論への情熱をもつがゆえに常識の外に飛び出てしまった人間、変わり者を示そうとしている。だが文学におけるエキセントリック性に関する知は、墓場の知

*24——*Les Illuminés*, p. 953-954〔『幻視者たち』〕.

*25——例えば、ラドラーグの説明を参照のこと。「幻視者、幻想家などは、神秘主義者、神智学者をも含めて、少なくともその大多数を狂人のうちに数えることはできない、と私は主張する」(p. 6)。

である。すでに姿を隠して久しい幻想を甦らせ、その呪われた栄光の復権がなされる。ランプの灯かりの下に亡霊たちを引き出すのである。その青白さは疑いえない。現在いる者に関して、「エキセントリック」だと告げるのは、精神科医の専権事項であり、読書家たちに許されたのは死者を呼び起こすことだけだった。実際、エキセントリックというカテゴリーは精神医学の概論にひろく見られる。[26] それはおよそ二十年間隔で三度現れている。モレルはエキセントリックを「一般的な理性が無数の個別的性格に対して課す巨大で有益な圧力」から離れた行動として定義した（『臨床研究』、p. 406）。ささいな奇妙さや、独特さは「重大な病気のきわめて顕著な症状ないし先駆けとして考察されねばならない」（一八五三）。ルグラン・デュ・ソールはエキセントリックを「判断力がほとんど完全に欠如した、知性の異常な状態」と定義する（一八七九）。正常と病理の境界において、エキセントリックは「精神異常の恒常的な補完要素」（『疑義をはさまれた遺言書』、p. 564）となる。そして一八九四年には、ポール・モロー・ド・トゥール博士（『病理心理学』の著者の息子）が『エキセントリック、もしくは精神不均衡者たち』と題する小冊子を公刊した。

医者にとって、エキセントリックとは入院しないですむ特権を持つ精神不均衡者である。それは意識を持った精神異常者であり、突拍子もない行動へと流されていく。だがそのために理性じたいが崩れることもないし、かといって意志が行動に歯止めをかけるのでもない。[27]

ポール・モローはさらに、真性のエキセントリックと社会的エキセントリックを分ける。前者は精神異常者、変質者であり、医師が担当する。後者については以下の通りである。

　彼らは模倣という伝染病の犠牲者にすぎない。厳密な意味での精神異常者ではなく、神経症の大家族に結びついているのだ。

　これこそ本当の病人と、世間の流行に影響されやすい弱い存在との違いである。模倣によるエキセントリックは医学の対象ではなく、社会的産物であり、病気であるエキセントリックとは異なる。だが、モロー（息子）は種の違いを大きく強調する一方で、冊子の最後になると突然、二つのグループの決定的な結びつきをいう。模倣のエキセントリックは真性の病人ではないが、それでも病的存在であり、精神の病から限りない恥辱の次元を受け取っている。モレル、ルグラン・デュ・ソール、モロー（息子）においては、あらゆる点で、エキセントリックは通常の理性から離れた行動であり、それは自分だけの手近な真理を精神の異常のうちに見出し、その到達地点を犯罪行為のうちに見出す。

　エキセントリックな文章を称揚する文学通たちは書架の空気の淀んだ場所に（もしくはもっと遠く英国

*26——いかれたという術語も見られる。アザン博士は一八九一年の著作のうちでその種類を定義しなければならないと考えた。「いかれた」はゴッホが手紙で用いる言葉でもある（「結局、なんらかの仕方で、いかれた画家がたくさんいるから、私は次第に慰められる」、一八八九年二月二二日。「もし仕事のただなかに再び飛び込むなら、それはよいことだが、それでも私はいかれたままだろう」、一八八九年五月三日）。

*27——*Les Excentriques ou déséquilibrés*, p. 7〔『エキセントリック、もしくは精神不均衡者たち』〕.

に[*28]）作家たちを見つけることを好む。十九世紀の狂人文学者とは具体的な人物であるよりは、黄ばんだ紙でできた存在であることが分かる。たとえ錯乱の芸術が芸術家によって直接主張されることがあっても、それは強大なユーモアの庇護のもと、極度のアイロニーがつくる距離のうちにおいてである。例えば一八四四年十月の「支離滅裂芸術展」。ここではアルフォンス・アレーのモノクロームの絵画が話題を集めた（『卒中の枢機卿たちによる紅海のほとりでのトマトの収穫』、『雪の降りしきる中での貧血少女たちの初聖体』）。しかしシャラントンやビセートルの病院で怒りや苦痛からわめき散らしている精神病院の狂人たちは、自分たちの悪夢を文章や絵にぶちまけているが、その実際の悲惨さと零落の姿を知るなら、彼らが真性の画家であり、真性の作家であるなどと誰が言えようか。詩人は彼らとのつながりを巧みに回避し、文学通たちは古文書の狂人文学者を発掘することに専心する。

ただ能弁な精神科医のみが声高に狂気の創造性を訴え、錯乱の産物に作品の称号を与えることになる。だがそれはあくまで権力をめぐる戦略からにすぎない。狂気の芸術は一八六〇年代に承認されたが、それは精神科医たちによってなされたのだ。法廷での地位を確固たるものにし、自分たちのことを偽医者だとか恐ろしい拷問人だとか言って非難する世論の動向に対処するためだったのである。

*28——文学上のエキセントリック性は、英国の文化の特色として定義されるときは、反精神医学的意味をもつ。シャンフルリが、エキセントリック性を狂気の観念に対立させるのは、そのためである。「フランス人にはエキセントリックスと呼ばれる権利がない。彼らはブルジョワであるか、芸術家であるかで、中間がないのだ。生活が少しでも乱れると、〈幻覚〉に落ちたとされる。悲しいことだ。こうして、彼らは狂人とされ、収容されるのだ」(『エキセントリックな人たち』、p. 84)。ボードレールが、『奇人《エキセントリック》伝』を自己同一化の戯れのうちに書く時、それはまた、エキセントリック性をイギリス特有のものとして出すことで、それに医療とは無縁の異国情緒を与えることになる。まもなく彼の敵たちはその呼び名を侮蔑としてぶつけてくることになる(「彼の賛美者たちが、彼のために願うことができるのは、いつの日か、好事家、趣味人がこの狂人を数部だけ印刷される書物のなかに、幾人かの悲惨なエキセントリックとともに、収録することぐらいである」、J. Vallès, 1867)。

第2章　裁き手を前にした狂人芸術家

ひとかどの精神科医ならば、自分の精神病院で特別な霊感を得た狂人のひとりやふたりは知っているものだ。その経歴《キャリア》において、無教養の精神錯乱者がラシーヌよりも壮麗な韻文を書いたり、痴愚者がソロモンを思わせる箴言を口にしたりする狂気の発作に居合わせたことがあるはずだ。躁の発作は突然の霊感、まったく新しい人間の出現を意味することがある。天才が狂人のうちで語りだすのである[*1]。ある女性は「躁の発作の間、韻文でしか話さず、しかも次から次へと見事に唱えたのだが、健康な状態では詩の才能をいささかたりとも見せたことがなかった。詩を作ったことさえなかったのである。この女性は極めて偏屈で、若いころから生活のために手仕事だけをしてきたからである」（Parchappe, p. 45）。このような躁の発作における奇跡的表現という古典的な認識において[*2]、精神医学は、悪魔憑きから精神病患者へと変換したのだと繰り返すことで、自らの誕生の場面を演じるのだ。というのも、狂った精神による詩的驚異に驚く者などいないからだ。悪魔の角だとか神の人差し指だとか騒ぎ立てるのは無意味なのだ。このような驚異には内在的な説明があるのだ。それは「知性が発揮される際の強度と持続面での過剰さ」（p. 42）、「狂気に伴う知性の超活動」（p. 49）である。躁病においては脳の活動の過熱、精神と心情の激しい沸騰が生じる。狂気はこの脳の病的な過度の興奮のうちにあり、白痴の見事な詩でさえもその極めて散文的な結果なのである。*3 かくして、昔の聖人たちの奇跡の真実は、彼らの錯乱の高みにはない病人たちの崇高な音誦症のうちに失墜してしまう。

この最初の狂気の芸術の承認が、精神科医たちの報告を貫いている。しかし奇跡譚を宗教色ぬきで示しながらも、この承認には依然として漠然とした抽象的性格がある。錯乱による奇跡的な芸術表現を直接読ませようとはしないのだ。

精神病者の書き物が具体的に公開されるためには、教会に反発するあり方で生まれた精神医学が示してきた冷静な対応よりも、さらに神秘性を薄めることが必要になるのである。

---

*1――パラン博士の場合は、創造的跳躍を進行麻痺の確実な前兆と考えている。

*2――ティソは発作の際にラテン語を滔々と話しはじめた若い男の話を知っている。トレラは頭から転んだ農夫がそれからドイツ語で演繹的推論を展開することができたという話を知っている。ピネルは『概論』のなかで書いている。「わたしはときおり、ある文学者の独房によろこんで立ち寄ったものだが、彼は発作の間、革命の出来事を力づよく、威厳をもって、まくし立てるのだった。その言葉づかいの純粋さは、最も深い教育を受けた人間、もっとも健全な判断力からのみ期待できるものだった。他の時はきわめて普通の人でしかなかったのだが」。ルレは『断章』のなかで書いている。「七月革命のときに民衆の側で戦ったある士官は突然、聖処女マリアが顕現するのを見た。同時に以前の自分とはまったくちがう自分を感じた。肉体の動きは、まもなく本物の躁的な興奮状態になった。今まで知らなかった知性を自分にみつけだした。やすやすとシャンソンを作曲した。彼自身、このような才能に驚いて、わたしに繰り返し言ったものだ。「かつては一度もこのようなことはしたことがありません。まったくの軍人として生きてきました。文学、詩には関心がありませんでした。宗教はさらにそれ以下でした」。

*3――しかしパルシャップ博士は、書いている。「この超活動性がまったく凡庸な結果を生みだすことのほうがずっと多い」（p. 49）。たいていの場合、精神病院で即興で書く詩人たちの作品を検討して感じるのは、「憐れみの感情」（p.50）のみであろう。

1　精神科医と裁判官[*4]

アンリ・サントゥーは責任感のある医師であり、裁判官や博愛家を自称するジャーナリスト（医師が拷問者と化していると告発することで狂人を守ろうとする者たち）に対して精神科医の道徳的性格を擁護した。一八六七年、彼は『狂気における知的能力の過剰興奮』という博士論文を発表する。その核心にあるのは、いかにして司直の手から罪のない狂人を取り戻すことができるか、という不安な問いである。裁判官からすれば、人は半分狂人であることはありえない。法廷に立った犯罪者が出される質問に答えられる能力があり、確かな知性の徴を示すなら、裁判官の考えは決まる。この男は完全な理性を持っており、したがって責任能力を持ち、それゆえ有罪である、と。あたかも狂気は極端な妄想や興奮以外の姿を取ることはできないかのようである。

でたらめな行為、常軌を逸した振舞い、激昂した状態のときにのみ狂人を観察するなら、彼のことを半分しか理解できないであろう。どんな妄想に囚われているのであれ、なにがしかの理性が残り、知性のかけらは留まり、精神のうちで鋭いものが示されるのであり、そういったすべては、不統一や暴力、つまり狂気と同様に、彼の精神状態の一部を成しているのだ。[*5]

ここにあるのは、一見理性的に見えるがじつはその下には狂気が隠れているといういつもながらの発想である。狂気を組織的に猛り狂った姿に仕立てあげる作業のうちに、サントゥー博士は過去の精神科医の政治的戦略がもたらした倒錯的な効果を告発する。

狂気の症候学について書いた医師の大部分は、ことさら精神錯乱という絵柄を描き出すことに執着した。その一方で、意図的に、絵のもう一つの面を陰のうちに置いた。つまり理性的行動、常識ある言動、文章、そのほかの知的作品といった事象である。これらは狂人の名にもっとも相応しい者においても、日々、観察され、我々を驚かせるものである。医師たちのこういった態度はおそらく自ら意識せずに時代の欲求に従っていたためである。人びとが狂人のうちに悪魔に憑かれた者しか見ようとしなかった時代においては、狂人を火刑の薪の山から救うためはそうせざるを得なかった。当時、医師たちの責務は、悪魔、吸血鬼、狼男と決めつけられた存在が、正気を失った人間にすぎないことを示すことであった。〔…〕だが、医師たちによって彼らが病人であることが見事に証明され、そのでたらめな行為が見事に示されたことで、裁判官や世間の人びとは狂人と言えばグロテスクな者、猛り狂う者だけだと考える習慣がついた。これが哀れな精神病者にとって危険と不幸の新たな源となる。[*6]

＊4——本章の初出は以下のとおり。*Détours de l'objet*, coll. « Pratiques de la folie » (dir. F. Chaumon, L'Harmattan, 1996, p. 201-218)〔『対象の迂回』、F・ショモン監修「狂気の実践」叢書〕.
＊5——*De la surexcitation*, p. 9〔『過剰興奮』〕.
＊6——*Ibid.*, p. 10-11.

医師たちは、裁判官に悪魔憑きだと決めつけられた者の無罪を説くために、精神病を猛り狂う姿のうちに描いたわけだ。しかし、人びとは猛り狂う人間が狂人だと思うことで、狂人といえば必ず猛り狂う人間だと思ってしまう。医師たちの戦略は見事に成功した。しかしもはや今日では、宗教裁判の炎から、哀れな狂った存在を救い出すことが問題ではない。もうひとつ別の英雄的戦いの戦線が開かれたのである。法廷で狂人の犯罪者を無実にすること、免責することである。狂気の種類は、裁判官が識別するよりも多様であり、微妙である。ところが、法廷は、精神科医がいたるところに狂人を見出し[*7]、いい加減な（そして社会の安全にとって危険な）科学の名において犯罪者をのきなみ無実にすると言って非難する。法廷にとっては、被告が質問をどうにか理解できるなら、理性があり、処罰可能なのだと宣告する。精神科医と裁判官の勝負は接戦。だが、サントゥーにとって幸運だったのは、狂人たちが本物の文学をつくったことである。

ある裁判長が審理中に、おぞましい無知からとはいえ、狂人を、責任無能力者を、無実の者を罰するために次のような発言をしたのもそれほど昔ではない。「被告は狂人ではない。もし被告が狂人であるなら、われわれの質問にかくもきっぱりと答えることはない」。これらの発言に対する答えとして、私は公衆の眼前にすばらしく知的な作品をご披露したい。それは妄想の最中に書かれたにもかかわらず、狂気の痕跡などないのである。

こうして狂気の芸術は十全に承認される。だが、それは司法システムのうちで精神科医の鑑定の重みを増そうとする戦略的な枠組みのうちにある。芸術家の狂気に驚嘆するサントゥーの以下の言葉はこの論争的文脈で理解すべきであろう。

> 詩人、芸術家、学者はシャラントンの施設では決して稀な存在ではない。折りにふれ彼らの手から生まれる作品は外部の作品に匹敵するものであり、時には世論も、雄弁さや優美さや美において勝るとも劣らないものと認める。もし精神科医が、狂人の残した文章をもとに、散文であれ詩であれ、抜粋を作るなら、「文学宝典」を作ることもできよう。それが上梓されれば少しは謙虚になる同時代人もあろう〔…〕もし、私たちに守秘義務がなかったら、公開のコンクールで隣りあった巨匠の作品を色褪せたものにかえてしまった絵画や彫刻作品を引用することができよう。サロンで流行のメロディーや、評価の高い翻訳や、雑誌で注目を浴びた科学論文を想起することができよう。その「病気の」作者は自分の名前がよく知られているので筆名を使わなければいけないと考えた。これらすべての作品はシャラントンの施設で生まれたのである。*8

サントゥーは裁判官との勝負にあたり切り札を持っていた。それが「マッドポリスの落穂拾い」である。信じ難い、ほとんど魔術的な物語であり、狂気の作品を問題にする者なら避けて通ることのできな

---

*7——サントゥーはこの嘆かわしい疑いが病的天才の理論によって強められたと指摘する。レリュとモロー・ド・トゥールは悪しき戦略をとったとして非難される。

*8——*Ibid.*, p. 88-89.

い参照項である。[*9]

すべては一八六三年五月、Fの監禁とともに始まった。Fはリペマニーに冒された被害妄想患者であり、幻覚症状もあった。シャラントン病院に着いたときはひどい興奮状態で、太い鉄格子を取り外すほどで、周りを脅やかしたが、巨体の主任看守によってなんとか取り押さえられた。次に長い鬱状態が続く。二ヶ月間の興奮をはさんで、その後Fは翻訳の仕事に着手する（ディケンズの『ディヴィッド・コパフィールド』）。長い時間を病院の図書室で過ごし、仕事に過度の情熱を込めたようだ。ここで第二の人物が登場する。彼は砲兵隊司令官であり、狂躁病者の班から出たばかりであった。この男が病院の柱廊玄関に見事なデッサンを描いた。Fはこの作品を見て、文章を捧げた。一八六五年六月二日、彼は書く。

マッドポリスへの道

マッドポリスへの道は側溝や路肩の整備された飛ばせる道ではない。それは地球のように球状で広大な道、道幅はエジプトの最大のピラミッドの高さほどもある。

人は生まれると同時にマッドポリスへの道にはいり、出るのは死ぬとき。奇妙なことに、眠っているときでさえ、その道を最も速く進む。そして、まるで予想もしていなかったときに、この有名な都市の門をくぐるのだ。

マッドポリスには男性と女性が住んでいる。マッドポリスの住人は月から落ちてきたなどという噂が世間に流布しているが、重大な誤解である。月に憑かれた人が多くいるのはマッドポリスの城壁の内よりもその外である。マッドポリスへの道は込み合っている。哀れな者たちよ。彼らは旅立ち、私たちのもとへ来る。もし私たちがその思い出を甦らすなら、月に憑かれた人たちに囲まれて、ここへやってくる自分たちの姿が見える。ああ、マッドポリスの男、マッドポリスの女……。

Ｆはこの文書を司令官に渡したとき、「自分の考えをすべて示すためには雑誌がまるまる必要だ」と告げた。司令官はこの言葉を額面どおりに受け取り、定期雑誌の作成を提案し、自分がイラストを引き受けようと言った。この考えは実行に移され、Ｆは協力者を探す。かつては冷淡で控えめだった彼がいまや仲間に対して注意深く、思いやりを示すようになる。ひとりひとりのもとへ行き、多くの忠告をしていく。創刊号発刊に向けて熱心に働いた。Ｆは五編の詩を書き、同数の散文記事を書いた。まもなく雑誌は出され、見事な論説が冒頭を飾った。賞賛の嵐が起き、雑誌を創刊したことに対して感嘆の声が上がった。ところが奇妙なことにＦはこれを悪くとらえ、誉められるたびに怒った。ある婦人が『落穂拾い』を一部希望したが、Ｆはにべもなく断った。すぐに後悔にとらわれたＦはこの婦人のために一編の詩を書く。

＊9――ルニャールはソルボンヌで行った授業においてこの話を再度取り上げる（『精神の伝染病』）。ロンブローゾはそれに多くのページを割いている（『天才論』）。ローグ・ド・フュルサックは自分の研究ための例を取りだしている（『精神病、神経症における文章とデッサン』）。最後に、レジャはそれを大量に使用している（『狂人における芸術』）これらの著作以外に、精神病者の文章を扱う無数の論文が、サントゥーの報告を参照している。

音楽家の婦人へ

あなたは私たちの最初の落穂拾いを
読むことを所望された
私たちにとって女性のどんな願いも
光栄の至りです
ですから日曜の晩に
過度に称賛を集めた散文を拒んだこと
私はひどく後悔しました
お詫びのしるしに

昨日、私はしたためました
いま、あなたに贈る文章を
直したりせず
短い時間でものしました。
読みづらい私の原稿がそれでも
最初から
怒りっぽかった人間の

願いをかなえますように！

この願いは私たちの自由時間を魅了する人
誰にとっても親切な人に
気に入ってもらいたいということ
その喜びとして
もしエスプリがありすぎると非難された
落ち葉拾いがあなたを笑わせるなら
わが愛しい女神も
また笑うでしょう。

雑誌は号を重ねた。医師たちは熱をおびた興奮が支配することに不安を覚えた。編集長に原稿を拒まれた入院患者たちとの間で激しい議論が沸き起こった。この原稿採用の恣意性に抗議の声が上がりはじめた。

この話の第三の登場人物は、慢性的躁病患者で民間企業の技術者Bである。三度目の入院であった。彼からすると理由のないことで、純粋な誤解である。だが彼はこれを受け入れる。模範的な入院患者となり、コンサートに出席し、サロンに通い、パーティで踊る。入院から一ヵ月後、彼は自分の組の入院患者が雑誌の制作に孜々として取り組んでいることを知る。彼は協力することに決め、極めて短い記事を書く。

それは何？
シャラントン精神病院の雑誌は私たちの傷の膿の受け皿なのか。
ならば膿を出そう
人が少なくともその死後は、青の世界に住みたいと思ったとき、空と地を結ぶ紐を考え出した。
ダチョウの習性と類似の何かがある。
手を振り、手を振り
小さなマリオネットたち
手を振り、手を振り、三度回って、去って行く〔訳注1〕

自分が検閲と言う名ではなく福引《トンボラ》と言う名だったら（デッサンや刺繍やだじゃれをだすよ）落ちろ《トンボラ》検閲よ。ところで皆様方に申し上げましょう。良識ある狂人を役立てるため、狂った良識人が検閲を作ることを考えたと。もしあなたがシチューを作りたいなら、まずはノウサギを用意。さあ始めましょう。ノウサギの皮をはぎなさい。毛は刈るように。そうしないと動物臭さや田舎臭さが強すぎてしまう。つづり字の間違いを正す筆耕者に食べさせよ。そうすれば『パーフェクトジャーナル』ができるだろう。………だから私は上記のことと下記のことをあなたのはさみのもとにもってきた。ああ、でも、いったい、それは誰のはさみなのか？　はさみを持つ人、あなたの名は？　私の名はミック＝マックだ。

最初の衝突が起きる。Bの散文は編集委員会で没にされる。編集長は「あまりに不統一」と判断する。しかしBは気を悪くすることなく、詩に挑戦する。

私はシダの火が好きだ
長く残らず　ぱちぱちいう
煙は苦い味がする
だが灰の　狂った私は徘徊し
楽しみながら二スーを
すべてを洗う塩から
すーっと引き出せる！
ミック＝マック

またも没。Bは苛立ち、編集部に短い手紙を書く。「ミック＝マックのつづり字を言えるようになれ。もし気が向いたら尻にけりをいれてやろう。それが私の提供する協力だ」。このあと、極度の興奮が一

〔訳注1〕童謡の一節。

週間続き、発作が再発した。この状態の中である日、彼は『落穂拾い』の複写室にはいる。韻を踏んで、その場で即興の四行詩を作った。

屈折した、とろい眼でマッドポリスは
轡をつかむひとの
弾薬入れの中を覗いている
だんだん形をなしていったのは落穂拾い

編集長は韻を捉え、即座に続けた。

屈折した言い回しで、落穂拾いについて
轡という語を私たちのもとに来て口にする作家は
だんだん形をとっていく雑誌を馬と思っているのか
弾薬入れの奥底に彼は礼儀をしまっている

シャラントンのなかの文章のアトリエで繰り広げられた即興はいまその興奮の頂点にある。Bは賞賛を送り、和平はなった。彼に一枚の紙が差し出され、公式に参加が要請された。彼は即座に即興で詠んだ。

詩句のうちにわが心が溢れ出るとき
いたずら好きなインクがひいていく
黒い線の隣に
白いページを私は残したい

こうしてBの寄稿が確実なものとなった。夜の間、彼は新聞のために『旅の冒険』と題する見事な短編小説を書く。「私はアーヘンの街の郊外に位置する小さな住まいに暮らしていた。窓は小さな広場に面していた。右手には城壁、左手には小さな丘……」。

2　精神科医とジャーナリスト

サントゥーは博士論文を出した年、『フィガロ紙とシャラントン　ジャーナリストの狂人と狂人のジャーナリスト』と題した小冊子を出版する。ここには『落穂拾い』の散文が見られるが、それは新たな戦略に基づいてのことである。今度の相手は裁判官ではなくジャーナリストだ。事の発端はフィガロ紙の一八六七年四月二四日付記事であった。ジョルジュ・マイヤールという人物が、無知蒙昧な精神医学と残酷な病院体制との結合をこれまでになく厳しく告発する辛辣な記事を掲載した。[*10]

＊10——この論文はイアン・ドゥヴィギンが *La folie héréditaire*〔『遺伝的狂気』〕（p. 128-135）で示した文脈のうちに置き直さなければならない。つまり一八六〇年代からフランスのジャーナリズムを襲った「反精神医学」の運動である。

> これまで言われてきたことが何であれ、科学は無力である。それなのに、専門家たちは誇らしげにこの恐ろしい病の治癒の秘密を知っているとほのめかす（きっちり主張はできない）。というのも、彼らはそのイロハさえ知らず、知っていることと言えば要するに自分たちの病人を収容することだけである。すべての治療は、とどのつまりここに要約される。その根本は、隔離である。［…］見事な科学である、まさに、人を馬鹿にしたような慢心のうちに正当にも成り立っている。あなたの父親なり、兄弟なりをこれらの学者のもとに連れて行ってみれば、彼らが何をされるか、そしてその結果がどんなものかお分かりになるだろう。絶食でやせ衰えた哀れな遺体、言うも恐ろしいがこれらの遺体は、時として——このことは真実である、私はそれを知っている——正気を失った不幸な人の世話役を仰せつかった卑劣な死刑執行人が残した傷跡を見せている。治療法が分かっているのだろうか。これらの専門病院はいかなる権利と、いかなる目的で存在するのだろうか。そこに医者を継続的に置くことがどのような役にたつのだろうか。理性を失った不幸な人を収容し、絶食させることが大切なら、どんな牢番だって最高の医師団と同じことをするだろう。さらに、これらの病院の事務局には熱意がなく、入院患者の世話をする小使いが、患者の叫び声で眠れないからと屈辱的な拷問を加えるのを防ぐことさえしないのだ。

こうした糾弾は精神科医の狭い世界に動揺をもたらした。サントゥーは即座に反応し、フィガロ紙に事情説明の手紙を書くが掲載を拒まれる。そこで、このフィガロ紙宛の書簡に加えて、問題のあらゆる要素を包含する小冊子が企画された。サントゥー博士がまず喚起するのは、精神科医はこれまでつねに素晴らしい博愛家であったこと、人間の苦悩の真の原因を発見し、そのすべてを和らげることを目標に邁進してきたということである。彼は数字を挙げながら、狂気が治癒の見込みのある病気であることを示す。ただし、癲癇と進行麻痺はべつである。最初の攻撃の角度は次の通りである。

「優男」のみなさんにジャーナリズムの心得としてご承知いただきたいのは、進行麻痺は不品行の宿命的な産物であり、下層階級においては飲酒癖、上流階級では頭脳と快楽の不節制が主因ということです。あなた方の妄言すべてについて言及することはごめん被りますが、放蕩に対して（お望みならば）文句をいってください。（おできになるなら）自分を手本として他人を説きなさい。もし徹夜仕事や女性やアブサン酒や貪欲な生活があなたをまだ損なっていないなら喜びなさい。でも軽率な人間が寿命に先んじて好き勝手にすり減らした器官を新しく回復することができないからといって、医者に罵詈雑言を浴びせるのは止めてください。そう、非難すべきは放蕩であって、医師ではありません。お屋敷街の放蕩と進行麻痺、郊外の悲惨と結核は平行関係にあります。肺病患者を治せないからと救済院の廃止を求めたら、笑いものです。進行麻痺の犠牲者がでるからといって、専門施設の閉鎖を求めたら同じように笑われるのが関の山です。

医学的権威に依拠した攻撃が二方向で展開される。一方で、サントゥー博士は治癒の症例を挙げる。その一方で、マイヤールに対して将来自分の患者のひとりになるぞと脅すのだ。しかも彼の場合は治らないと言うのだ。レリュもすでに、曖昧な記述ながら批評家に対し、そのカルテを持ち出すと脅していたが、サントゥーのほうは、ジャーナリストが病院での生活条件をこれほどの確信をこめて言うのは、収容経験があるからだろうと仄めかした。それは戦略からである。というのも、原則としてサントゥーは卑劣な非難から、精神科医と狂人とを守ろうとしたからである。しかし、精神科医は狂気の創造的可能性を称えていながら、ジャーナリストを名人技で叩く段になると、やはり狂気の恥辱の次元が生きてくる。サントゥーはさらにマイヤールの告発に対して、狂人自身による発言、またその散文による発言という、もうひとつの陳述をぶつける。つまり医学的言説を省いて、ジャーナリストのテキストと精神病者のテキストをひとつひとつ対比したのである。それは無数の逆転を作るためではなく、狂人は、ジャーナリストの理解以上に自分自身をよく理解していることを示すためである。例えばマイヤールはシャラントンでのコンサートとその聴衆を描写している。「まるでひどい苦痛が彼ら全員を打ちひしぎ、額には彼らの頭蓋骨を砕いた運命の指の跡があるようだった……彼らは生きていない、生き延びているだけだ、彼らは考えない、かろうじて鈍重に、瞬間的に感じるだけである……」。さて、この催しを語るマッドポリスの住民の言葉に耳を傾けてみよう。

> ベルティーニ夫人は『アルディタ』を歌った。巨匠アルディティの作曲によるワルツの歌曲である。偉大な女性オペラ歌手が軽々とその卓越した技量を示すワルツは今の流行である。同じ作者による有名な『バッチョ〔キス〕』、モーリス・ストラコシュの『舞踏会』は熱狂的な大喝采を浴びた。『アルディタ』の歌唱は私たちの見るところ、その堅実な技量を示していた。その母音唱法《ボカリーズ》の優美

さに匹敵するものは何もない。それは日頃の研鑽の賜であり、称賛に値する。このロンバルディア出身をうかがわせる体のラインを持った美しい女性はもともと魅力的なのに、そこに若干の媚びを加えたのは残念であった。

これがはたして、フィガロ紙の記者が書いたような、「牛たちの陰鬱な諦観を」を示しているだろうか？　マイヤール自身でさえ、これほどのエスプリをもって、この催しの様子を報告することはできなかっただろう。シャラントンの住民の厳しい反応は理解できる。

大新聞は私たちを悪し様にいう
あらゆる新聞がこのテーマで誤るのだから
もはや彼らに理性がないのは確かだ
だから私たちは思う
彼らはシャラントンを再訪すべきだ

精神病者たちは軽蔑に対して声をあげ、ジャーナリストたちの入院を求める。狂人が完全に理性を失っているなどと信じるのは、それこそ理性を失っている証拠である。こう断言するのは狂人の理性なのだ。

サントゥーの戦略は図に当たった。だが、ひとつの危険性を含むものでもあった。ただし、それが現われるのはずっと後のことである。『落穂拾い』のエピソードの五十年後、狂気の創造性という主張は、翻って、その矛先を精神医学の制度に向ける。

拝啓　院長各位

法律と習慣によって、あなたがたは精神を測定する権利を与えられております。この至上の、恐るべき裁判権を皆様はご自身の悟性をもって行使されています。笑うのをお許しください。文明社会の人びとや学者や政府は、お人よしなことに、精神医学をわけの分からない超自然的な光で飾り立てています。あなたがたの職業への批判は初めから結果がでております。私たちはここであなたがたの科学の価値や精神病の実在の疑わしさを論じようとは思いません。しかし百もある気取った病因論では物質と精神の混乱が生じていますし、これも百ある分類では、もっとも曖昧なものがいちばん役立つ始末です。これで、あなたがたの囚人が暮らす頭脳世界に近づくために十分な試みが一体いくつあるといえるのでしょうか。例えば、早発性痴呆が見る夢やとらわれているイメージが単語のごちゃまぜとは別物であると見分けがつく人はあなたがたのうちに何人いるのでしょうか。

　あなたがたにこうした務めができないことが分かっても驚くことはありません。極めて僅かな人だけしか向いていないことですから。しかし私たちは、力量の有無ではなく、あなたがたに与えられている権利に抗議します。永続的な監禁のもとで精神の領域の探査を認める権利に対してです。

　それになんという監禁でしょうか。病院が「保護院」などでなく、恐ろしい牢獄であることは分かっています（十分には知られてはいませんが）。そこでは拘束されたものが無償で便利な労働力を提供します。勤務は規則となっており、それはあなたがたによって認められています。精神病院は科学と司法の口実のもと、兵舎、監獄、徒刑場に似ています。

私たちはここで、恣意的な監禁という問題を取り上げることはしません。わざわざ否定してもらうこともありませんから。公式の定義に従えば完全な狂人である、あなたがたの囚人の大多数もまた恣意的に監禁されていることを私たちは断言します。私たちが許せないのは妄想の自由な展開を邪魔したことです。妄想は人間のいかなる発想や行動とも変わることのない論理的で正当なものなのです。反社会的な反応の抑圧は原理的に、受け入れがたいものでもあれば、それ自体空想的なものでもあります。個人のあらゆる行動は反社会的なものだからです。狂人は専制的社会のもとで優れて個であることからの犠牲者なのです。人間の特性である個別性の名のもと、私たちは感性の徒刑囚の解放を要求します。考え、行動するあらゆる人間を監禁するなど、法の及ぶところではないからです。

ある狂人たちの表現の完全に天才的な性格を強調するのではなく、私たちがそれらの表現を評価できることにおいて、私たちは彼らの現実の見方について絶対的な正当性を認めます。そこから生じるすべての行動についても同様です。

明朝の回診時間の際にこのことを思い出していただきたい。専門用語抜きで会話しようとする時、あなたがたの優位は権力以外の何ものにも由来しません。

全国の精神病院の院長宛てのこの手紙は、『シュルレアリスム革命』第三号（一九二五年四月一五日）[*11]に掲載された。その議論の構造が、フィガロ紙の記事に近いことは一目瞭然である。監禁の恣意性、精神医学の無知、治療の残酷さ、病院での暴力が揃って告発されている。しかしサントゥー博士の後継者が同業の医師たちを擁護するために、狂人の詩を声高に朗誦することはもはやありえない。狂気の作品の有する美的価値がここで、明らかにしているのは、精神医学がもつ絶対的不当性なのである。

『落穂拾い』の魔術的エピソードは残る。およそ四分の三世紀後、そのあとを辿るのも悪くはない。エリュアールの詩選集（『非意思的な詩と意図した詩』〔一九四二〕）には、ブルトン、コクトー、スーポーの断章と肩を並べて、『落穂拾い』からの抜粋が散文詩として掲載されている。

> マッドポリスにはホテルが蝟集している。贅沢な豪華さが支配しているグランドホテルから、値段が安く、施設も快適なプチホテルまで。
>
> マッドポリスの施設が素晴らしいのは有名で、シーズンごとに多くの外国人をひきつけている。そのシャワーの慈善の美徳には絶大な効能がある。[*12]

マッドポリスの落穂拾いたちが精神科医たちの自己肯定的な思索やその貧弱な戦略に登場することはもはやなくなった。彼らはこの後、詩的妖精譚に熱狂する余白をさまようことになる。

*11——この手紙はロベール・デスノスとテオドール・フランケルによって書かれたようだ。その最初のヴァージョンについては次の本を参照のこと。*Folie et psychanalyse dans l'expérience surréaliste*, Z'Editions, Nice, 1992 (p. 112)〔『シュルレアリスム的試行における狂気と精神分析』〕. ネルヴァルがアレクサンドル・デュマ夫人に宛てた一八四一年十一月の書簡は年代的には前のものだが、その反響ともいえるものが聞こえる。「しかし、ここには医者と役人がいて、詩の領野を広げすぎて、公共の道路を犠牲にすることがないように見張っています。私が外出し、正常な人びとのうちでのんびりことを許されたのは、自分が病気であったと明白に認めた後のことです。これは自尊心にとっても、また真実を貴ぶ気持ちにとっても、とても辛いものでした。白状しろ、白状しろと皆が私に叫ぶのです。かつて魔法使いや異端者に向かってしたようにです。結局私は、医師たちによって定義され、医学辞典で〈神がかり《テオマニー》〉や〈悪魔憑き《デモノマニー》〉と、いいかげんに呼ばれている症状のうちに、自分が分類されることを認めねばなりませんでした」。

*12——P. Éluard, *Œuvres complètes*, Gallimard, « La Pléiade », 1968, t. I, p. 1166〔『エリュアール全集』〕.

第3章　子ども、芸術家、野蛮人、狂人[1]

レジャの本（『狂人たちの芸術』（一九〇七））は、ピカソが『アヴィニョンの娘たち』を完成させた年に出版された。著者ムニエ博士は画家が引き起こした驚きと似たものを引き起こそうと思っていたのだろうか。いずれにせよ、博士は自分の主張をレジャという筆名で書くことを選んだ。[2]

それでもこの著作はあくまでも澄み切った静逸さをもっている。著者は議論を悠然と静かに繰り広げていく。狂気とは何だろうか、その最も確実な判断基準は何だろうか。無用なものに対する並外れた関心とか「実際的な面を一切欠いた企て」への執着かもしれない。[3]第一の指標は、狂人と芸術家が有用性の価値に無関心であること。第二は「狂人が自分の思考の運動を制御せず、それに流されるという点で、非狂人と区別される」ことである。[4]このように上位の論理に従うことこそ霊感の特質ではなかろうか。

最後にレジャは旧来の教えを再び取り上げる。長い間、悪魔憑きと見なされた狂気が、精神病の地位を得たのは、ほんの最近である（こうして真理の土壌にたどりついた）。[5]この発見から奇妙な結果が生じたのであった。かつて狂人は霊感を受けた天才と見なされることがあったが、いまや天才が、狂人として宣告されるのだ。そこで、レジャは立脚点を逆転させる。芸術家の狂気よりも、狂気の中の芸術のほうを理解しようというのだ。

　強い知的活動を行う患者たちが、他の者以上に精神的障害《トラブル》に陥る危険があることは、疑いえない。だが私たちはこの問題をまったく別の側面から扱うつもりである。つまり芸術家がどの程度狂人になりうるのかではなく、明白な狂気に芸術的表現が伴うのはどの範囲でなのかが研究課題である［…］。病に冒された患者は、一時的とはいえ、自己を超越するが、その後、治ると再び凡庸さに落ち込む［…］。狂気がときに創造的活動の開花を促すことは明白である。[*6]

このくだりは、パルシャップがすでに一八五〇年に『狂気の症候学』で確認したことの平板な繰り返

＊1――本章の最初のヴァージョンは以下に掲載された。« Oui, l'artiste » de *la Revue du Litoral*, février 1996, nº 43 (p. 139-143).

＊2――M・テヴォーの次の論文を参照のこと。M. Thévoz « Marcel Réja, découvreur de "l'art des fous" »（「マルセル・レジャ、狂人の芸術の発見者」）. これは次の本に再録されている。*Art brut, psychose et médiumnité*, La Différence, 1990（『アール・ブリュット、精神病と霊媒』）.

＊3――*L'art chez les fous*, p. 6（『狂人たちの芸術』）.

＊4――*Ibid.*, p. 14.

＊5――「私たちにとって、精神の変調は、超自然的な介入とはもはや関係がない。それらは病理学の章のうちに場所を占めるだけである。異常者の大多数は、「狂人」のラベルをはるなら、私たちにとって十分な仕方で説明される」(p. 8)。

＊6――*Ibid.*, p. 13.

しに見えるかもしれない。狂った芸術家から芸術家である狂人へと相貌を転倒させるくだりだけでは断絶を示すのに十分ではない。こういった転倒はあまりに多くの論文においてレトリック上の対位法として用いられていたからである。決定的な変化をしっかりと把握する必要がある。

> 狂人の作品の話に戻れば、それを組織的に研究にすると、もうひとつの本質的な点に触れることができ、芸術活動の起源の諸条件が極めて特別な光で照らしだされるのだ［…］。天才は――狂人よりも例外的で、常識を超えている――、人間精神のあり方やその性向を美しく見事に示してくれる。狂人は同じものをその無邪気な不器用さで、メカニズムをむき出しにして示す。目眩いを覚えるものではないが、よりはっきりと見ることができるのだ。[*7]

狂人が作り出すものは芸術の傑作が持つアルカイックな真理のようである。それらはその遥かな起源を顕わにし、その秘められた先史を示している。天才の太陽が目を眩ませるのに対して、夜明けの静かな明かりのうちにベールをはがされた土台を見せる。狂人の芸術は偉大な芸術にとって、そのまま考古学になっている。それは偉大な芸術を浮かび上がらせる。だが、躁病患者の熱に浮かされた過剰な興奮や、変質者の創造性もまた、真理の演算子として同じようには機能していたのではなかったか、と人は言うかもしれない。たしかにそうだが、その場合、狂人のゆがんだ顔は、それが天才の精神面での真実を示すという意味でのみ、天才の戯画として出されていたのだった。おそらく精神医学のそれまでの半世紀にわたる思索の教えはそのようなもであった。ところが、レジャはここでまったく別のことを言っているのだ。狂った芸術を芸術作品の先史時代とすることは、作品を起源の真理に重ね合わせることである。（モロー・ド・トゥールからレジス博士までの）知性の病的興奮という神話においては、精神病院での産物と芸術作品が結びついていたのは、時間の突然の炸裂的な次元においてであった。両者に共通なのは、諸能力がとつじょ暴発し、不調和を引き起こしながらも、崇高な調和を保っていることであった。それでも、狂人と芸術家は、時間の線的な流れを断ち切る過剰さによって互いに触れ合っていた。変質という枠組みにおいては、狂人と芸術家はよりいっそう一致している。ただしそれは進歩のゆっくりとした時間性の外側へと失墜する動きによってであった。偉人と精神病者は彼らを位置づける偏向によって外へと運ばれているのだった。両者はそれぞれのあり方で、規範的で健全な人間性の枠組みをはみ出るものだった。両者の違いが曖昧だったとすれば、それはこの衰退が意味しうるもののうちにあった。つまり、それが新たな真理への希求なのか、それとも、ようやく獲得したアイデンティティの外への転落なのかという点である。常に危険が予感されており、政治的対応が求められていた。これに対してレジャにとっては、芸術と狂気の結びついている時間的指標は別ものである。*8 結局のところ、狂人の悲惨な作品以上に、傑作から遠いものはない。その違いは赤子と成人の違いである。それでもやはり、狂人の落書き以上に高度に洗練されたアカデミックな絵画に最も近く、最も親しいものは存在しない。それ

*7――*Ibid.*, p. 18-19.

*8――変質の学説は、退行のテーマと対立する。例えば、マニャンとルグランが主張している。「変質は病理的な状態であり、退行的な状態ではない」（『変質者』、p. 79）。

は遠く離れた同一性、密なる距離なのである。つまり狂人の芸術は大芸術の先史なのである。しかしそうだとすれば、大芸術は狂人たちの芸術の真理だということになりはしないか。つまり完全な成し遂げ、全面的な成就、最終的な開花に至ったものだからである。だが、これはレジャの答えではない。むしろ逆である。芸術をもっとよく理解するために、狂人の芸術を検討しなければならないのだ。なぜなら結局のところ「起源の真理は常に真理の起源とひとつになっている」からだ。アルカイックなもの、プリミティヴなものが芸術の真理を支えていることは明らかである。この真理とは文明の中の傑作のうちに身を宿すとき、もはや表に現われない。真理もはやは歴史的に展開されるもの、時間の運動のうちに明らかになるものではない。それは誕生の内奥のうちに、最初の所属の開示のうちに身を潜めている。鉛筆を手にした狂人、まだ手先が不器用な子ども、洞窟の壁面に漠とした形を描いた最初の人間たちが、始まりの謎のなかで芸術の本質と交流する。

> これら不幸な者たちの彫刻やデッサンの一般的な特徴のひとつに、芸術のアルカイックな形とのほとんど完全な類似があることである。彼らは芸術の道を探求する人間精神の模索を自身のうちにたどり直すのである[*9]。

芸術の誕生を繰り返すのは狂人だけではなかろう。子どもや野蛮人もそうだ。レジャによって狂気の作品がとつじょ起源への澄んだ輝きへとずらされたわけだが、この行為は画家による同時代的探求のうちに共鳴するものがもしなかったら、おそらくほとんど関心を呼び起こさなかっただろう。先ほど『アヴィニョンの娘たち』に言及したが、アフリカ彫刻への熱狂とかプリミティヴィスムの展開も挙げる必要があろう。例えばレジャの本の五年後に書かれたクレーの日記から、カンディンスキーがどんな展望を開いたかについて説明しているくだりを見てみよう。

一九一二年。今なお芸術における原初の始まりが作られている。それはむしろ民族学的収集の中だとか、単に自分の家の子ども部屋の中に見つかるようなものである。読者よ、笑うなかれ。子どもたちは天分に劣っているわけではない。その才能の源には知恵がある。彼らの技量が乏しければ乏しいほど、彼らによって示されるものは何かを教えてくれる。いますぐにも堕落から守るのがよい。平行する現象が精神病者のうちに見られる。ここで表現に至ろうと蠢《うごめ》いているものを決定するために、悪意を持って幼稚とか狂気とかという語を使うことはできないだろう。こうしたものすべてを深く真剣に、あらゆる美術館の絵画よりも真剣に受け止める必要がある。今日、〔絵画の〕改革が課題なのだから[*10〔訳注1〕]。

＊9―― *Ibid.*, p. 31.

＊10パウル・クレー『日記』(一八九八―一九一八)。

〔訳注1〕カンディンスキーの最初の抽象絵画作品は、一九一〇年ごろとされるが、一九一一年にマルクらと青騎士グループを結成し、探求を進めていく。代表作の『コンポジション』シリーズは一九一二年。クレーは、当時カンディンスキーと知り合い、青騎士に参加。第一時大戦後、二人はともにバウハウスで教えている。

二〇世紀の初めになると。真なるものはもはや努力の完成形とは見なされなくなった。文化によって獲得されたものはあまりに重荷なのだ。新たな課題は、真なるものの生ける源へと、起源へと、アルカイックへと回帰することになる。それは少なくとも、アカデミズムやよき趣味の蔓延のうちに芸術の最悪の姿しか見出せない芸術家たちの課題であった。この芸術家たちは剝きだしの本源性へと向かう道の途上で、堅固な道標のように残った、精神病院の作品に出会ったのだ。

結論

レジャの本が我々に示したのは奇妙な配置転換であった。[*1]〈変質〉という正方形は、天才、狂人、犯罪者、娼婦という四つの角からできていたが、そのうち少なくとも犯罪と悪徳の角が崩れ落ちた。我々の文化の表面に無垢の時代とつながる別の図形が浮かんでくる。未開人と子どもが、芸術家と狂人に出会うのである。こうして、フロイトは『レオナルド・ダ・ヴィンチの幼年時代』や『トーテムとタブー』を書くことができた。しかし、これらの顔がおずおずと入れ替わったことは何を意味するのだろうか。その意味を把握するためには、ここまで見てきた資料体に対して距離を取る必要がある。そうすることで、全体の動きが見えてくるだろうし、栄光とは無縁のこれらの無数の文章を研究することの意義も分かるだろう。

十九世紀末、芸術と狂気の問題は、少なくとも精神科医学の分野においては、ひとつの遠近法のうちに位置づけられていた。この遠近法は現代の我々の意識にとっては、スキャンダラスとまでは言わずとも、驚くべきものであることはすでに見た通りだ。本書が抽出した三つの軸（エクリチュールに関する臨床科学の構成、幻覚や神経のトランス状態や優秀変質者といった概念を通してできた病んだ天才像の形成、狂気の芸術についての一方的な言明）には、それぞれ進展のリズムや、概念の結晶化や、還元不可能な戦術的な企てといったものがあったとはいえ、どれも暗黙裡に同じ疑問表現に訴えており、どれもが同じ不安を示していた。

十九世紀において、天才と狂人の結びつきは政治的[*2]性質のものであった。精神科医が、ある狂人は芸術家のように描くと言うとき、彼らが天才の病気を断定するとき、また精神病者の作品の症候学を作り出すとき、彼らは純粋な臨床でもなければ、大胆な美学でもないひとつの領域に身を置いている。彼らは芸術と狂気の結びつきから歴史・政治的次元を作り出そうとするのだ。

精神病者たちの文章や描画《デッサン》に関する考察は、収容という至上命令のために進展しなかった。狂気の産物の症候学を作り出す必要が生じたのは、明晰で理性ある狂気を一刻も早く囲い込むためであった。こうした狂気こそ、都市の闇で、家庭の闇で成長し、気づくときにはすでに手遅れで、ひとたび犯罪がなされたあとは家族を恥辱へ、従順な魂を破滅へともたらすからである。なぜ狂人に書くことを勧めるのかといえば、尋問の罠を逃れる被害妄想を見抜くためである。さらには、狂人の引出しを強引に押し開けることまでされた。それは冷酷な裁判官の毒牙から彼を救い、死刑の代わりに精神病院という終の住処を与えるためである。文体の判断基準は、憂鬱症と躁病患者の文書を識別するまでに洗練されたが、狂気の一般詩学へと向かうことはない。気の触れた遺言者が見ず知らずの人に遺産を譲る惧れがある際に、家族を守るためにあるのだ。というのも、文章こそ、狂気が惑い、姿を現す確実な痕跡、堅固な記録だからである。書き手を捕まえる罠である。ここに見られる政治的実践とは、精神病院で書かれる作品を即座に回収したり、さらにはわざわざ書かせたりし、疑わしき者の文章を精査し、整理机の中身をすべて出し、引出しをこじ開けることである。無罪なのか、佯狂なのかを見極め、収容か放免かを決定すること、保護とスキャンダル、安全と犯罪である。公共空間における狂気の行為が問題になっていたのである。

精神医学は、天才と狂気の昔ながらの綜合を科学的基盤の上に置き、それを客観的必然性の体制に従わせると標榜したのだと指摘するだけでは十分ではなかろう。精神医学はまた別のこともしたからである。つまり、最古からあるこの狂気と天才の類縁関係に新しい政治的次元を作りだしたのだ。レリュ博士は、ソクラテスやパスカルの狂気を主張することで、錯乱を民主化した。その後、ノルダウ博士は同時代の変質芸術家のリストを作り、世紀末という危機感を煽った。文明社会の諸民族の黄昏を予言したのだ。凋落を防ぐには博士とともに医学エリートの指摘する緊急事態を人びとが理解し、我らを脅かす作品を焼き、これらヒステリックな無能者を排除する政治的勇気を持たねばならない。そういった連中はいたるところで病的芸術による卒倒を引き起こすからである。

最後にサントゥーのような精神科医は狂気が生み出す本源的芸術、精神病院の素晴らしい文学の存在を認めたが、それは、司法の場で精神科医の鑑定に重みを与えるためであり、また、頭の病気が治る可能性と精神医学の技術の社会的効用に疑義を呈したフィガロ紙の記者を馬鹿にするためであった。

＊1――この論考の第一稿は以下に掲載された。*Revue d'Histoire du XIXe siècle*, n° 13, 1996/2 (p. 87-92)〔『十九世紀史』誌〕.

＊2――ここで「政治的」とは、公共の場面で、個人間の関係の内在的なあり方を規定するものという広い意味である。

十九世紀において、作品を生み出す狂気は、その行為によって社会秩序を脅かす狂気でもあった。こうした特徴が我々に縁遠いものに思われるとすれば、それは今日では、芸術の狂気をすべて分裂病〔統合失調症〕に結びつけて考える根強い風潮があるからだ。あたかも、人類の歴史の外部に退き、孤独な世界を病的に投射することだけが創造と係るとでも言うかのように。かつて芸術家の狂気は事件を起こすものであった。精神病者の文章に対する研究、優秀変質者に関する諸理論、精神病者の文学的成果の大胆で戦術的な評価、これらすべてを貫いているのは、明晰なる狂気に対する強迫観念である。この狂気は理性の背後に隠れているが、必ず最後には公の場で事件として姿を現し、人びとを震わせ、おののかせるからだ。ルソーの狂気、筆記狂はつねに危険な狂気、革命をはらむ狂気である。一世紀におよぶ精神医学的考察の後に登場するラカンも、一九三三年にほぼ同じ主張を繰り返すことになる。

　これらの病人の危険な反応は、歴史的にみて今日的課題をはらむ社会的緊張の急所において極めてよく現われる。

　パラノイア的生体験に固有な特徴によって、人とのコミュニケーション能力の面で問題があり、それは別の文明のもとでは実際に力を発揮してきた。とはいえ、それは私たちの合理的文明においても力を失ってはいない。ルソーはその人格と文体によって彼の世紀を魅了したが、彼には典型的パラノイアの診断を確信をもって下すことができるし、その魅力はまさに病の経験によっていると断言できよう。[*3]

十九世紀において芸術の狂気は、歴史的な狂気、挑発とスキャンダルの狂気であり、文化の中心に危険にみちた作品を書き込み、公的生活の中に受け入れがたい行為を持ち込む狂気であった。輪郭が定まり、排除されることによって、狂気は社会の掟という織物のうちに取り込まれ、存在し続ける。つまり国家・政治にかかわる狂気となる。

以上の点を踏まえてマルセル・レジャの著作を読むと、一九〇七年に断絶があることが容易に理解できるだろう。狂人の作品を子どもの絵や、未開人の彫像のほうへ移し、娼婦と犯罪者（これら公の場所の人物）の姿を消すことで、レジャは狂気の芸術を歴史以前に位置づけたのである。だとすれば狂気の芸術が重きをなすのは歴史の手前ということになる。芸術家の狂気は、政治的な災厄のおそれや前兆を意味することはなくなる。芸術家の狂気は誕生の秘められた場面や、夜明けの淡い透明さに身を置いたかのように見えるのだ。

しかしながら、子ども、未開人、芸術家、狂人がひとまとまりにされるのは、ある起源の堅い結び目を作りだすためのみであり、そこではもはや公の決定など問題にならず、飾りなどない最初期の萌芽が持つ純粋性だけが話題になる、というのは必ずしも確かなことではない。現代芸術が時代なき原始性《プリミティヴ》を要求するとき、そこにはこのような回帰という意味はない。マルローは『黒曜石の頭』のなかでピカソ

＊3——「様式の問題およびパラノイア性体験形式についての精神医学的考想」（『ミノトール』、一号、一九三三年六月）（『二人であることの病』所収）。

の言葉を記している。「僕はあいかわらずそれらの呪物的彫像を見ていた。それで分かったのだ。僕はすべてに反対なのだ、と」[*4]。フランツ・マルクの『青騎士年鑑』での宣言がそれに呼応する。「私たちは偉大な時代に否定を突きつける」。そしてゴーギャンが「未開人」であることを自認するとき、それは「気詰まりな文明」（『これまでとこれから』）の堕落しつつある威光を拒絶すること、遠くから戦いを望むことであった。未開人になることは彼にとって、失われた無垢で生ぬるい子羊に戻ることではなく、「首輪のない森のなかの狼」たらんとすることである（一九〇一年七月の書簡）。芸術におけるプリミティヴィスム、本物の探索、「野蛮な」伝統の探索は我らの文化においては、回帰のゆったりとした曲線よりも、荒々しい切断による陥没地域を描きだす。いわば純粋な「拒絶」である。

シュルレアリスム、そして後にはアール・ブリュットが証言するのは、精神病者の殴りがきからプリミティヴ彫刻まで、歴史なき芸術の所産は、文明によって生みだされた作品の原初的条件を教えてくれるような秘密の貯蔵庫ではないということである。そうではなくて文明の峻拒なのだ。

ブルトンはサン＝ディジエの精神病治療センターで、戦争の存在を信じていない若い兵士に出会った。その男は戦場であまりに無謀なふるまいをしていて人目を惹いていた。彼にとって戦争は幻影に過ぎず、鼻であしらっていたというわけだ。この妄想からブルトンは「患者《スュジェ》」という詩を作り、一九一八年、『ノール・シュッド』誌に発表した。兵士の生の言葉を拾い、それらを詩として提出することで、ブルトンが示した狂気の次元は、この後この詩人が歴史の拒否というその宿命によって、切り刻まれた自分の容貌をそこに認める次元なのである。爆弾を殺人兵器とは認めないこの惚けた頑固な若者が言っていたのも、まさにこの歴史の拒否なのである。もし芸術の現代性がこの拒否のうちに説明され、それを本質的な手だてとするなら、そこには狂気の新しい意味との出会いがある。それはフロイトがその初期研究のなかで、その才能を傾けて作り出したものである。

狂気はピネルの初期の著作以来、長い間患者の個人史〔物語〕のなかで、自己との差異が起こった出来事を意味していた。モレルの著作と変質という概念の重要性はおそらくこの自己との隔たりを表面的な現象にしたことだった。狂気は最初から「精神の不調和」へと運命づけられている存在の持続状態《フェルマータ》になったのである。

初期のフロイトが神経症における「抑圧」として、後には精神病者に見られる「否認」として追求したのは、患者に個人史〔物語〕として起きる出来事のちょうど手前にある、拒絶という断絶なのである。ヒステリー患者は、自分の体の症状を喜んで受け入れることもあるとはいえ、何よりも「否」と言う者のことだとされる。「意識の分裂は患者の意志活動の結果である。〔…〕防衛能力をもつ自我は、相容れない表象を《到来しなかった》表象として取り扱おうとする」[*5]。かくして、病的存在は、構造化する力をもった最初の拒絶から理解されることになる。この拒絶が無意識の領野を開き、解き放つのである[*6]。

＊4――「わたしは反対だ」。これはダダ宣言における一九一八年のツァラの標語でもある。

＊5――「防衛――神経精神症」（一八九四）〔『フロイト全集　第一巻』（岩波書店）三九五頁〕。

＊6――そうなると、さまざまな狂気は否定の比喩によって分けられるかもしれない。分裂病者の「もはや絶対に……ない」、パラノイア患者の「それだけ……ない」、鬱病患者の「何も……ない」、強迫神経症患者の「それしか……ない」、ヒステリー症患者の「すでに……ない」など。

狂気は患者が自分ではなくなる〔主体が自己とは異なる〕という出来事ではなくなる。患者の病の一貫性を証明する一連の出来事の連続性でもなくなる。フロイト以降、狂気は拒絶から理解される。存在の内部に出来する歴史〔物語〕に対する患者〔主体〕の拒絶である。

だからこそ、芸術家は狂人のうちに影の兄弟を認めることができる。どちらも人間の水平的歴史、文化的価値の再生産と規範的な意味内容の水平的歴史のうちに、同じ拒絶を垂直にたて、それらとは折り合わない断絶の深淵を開くのである。マルローはすでに指摘していた。「真の狂人は、戯れていないのだから、芸術家と共通の領域を持っていて至極当然である。それは断絶という領域である」[*7]。この拒絶は文化が否認される際の政治戦略的脈絡にそって葉脈状に広がっている。拒絶のうちに出口を見出す拒絶の、「否」の過激化だけを超越とする侵犯〔例えば一九一八年のダダ宣言の「否」〕の政治戦略である。ゴッホの言葉を借りればこの「活動的なメランコリー」のうちで、異議申し立てが醸成するのである。狂気の芸術の政治的意味が案出されたのは十九世紀だが、その意味は今日では別の形で表れる。

かつて芸術の狂気は大衆行動の呼び水として恐れられていた。ルソーの書記狂的偏執が大革命に通じたということがすでにそれを証明していた。それに芸術と狂気が共通の歴史を作っているのは確かなことであった[*8]。精神医学の知はこれらの一切の「撹乱分子」を制御し、歴史の成就へと足並みをそろえさせる方向で構成されていた。予測不可能な行動は国民の不利益となりかねなかったのである。彼らは歴史に望ましくない方向と意味を与えるかもしれなかったからである。

今日ではもはや、狂人と芸術家は歴史の実現過程の内部で役割を持つとは思われていない。彼らの政治性はむしろ、歴史の外部へと退く運動のうちにある。それは認められている作品や価値を根こそぎ拒絶する態度である。もはや狂気は革命に関与しない。ここで言う革命とは歴史の痛みを伴う成就としてであれ、危険な逸脱としてであれ、歴史のなかで起こるという意味でである「来るべき」の哲学はすべて歴史にからめとられてきた。今日、空虚な抵抗から、あるひとつの政治性が生じる。それは時の裂け目のなかで炸裂し、何も約束せず、何も結論をださない政治性である。それは無駄な狂気、空虚な作品〔営み〕に他ならない拒絶という出来事である。しかしそうしたものは私たちの現在の企ての絶えざる否認として存在し続ける。周知の通り、芸術家の狂気は、ルネサンスが憂鬱質《メランコリー》に与えた威光が長く続いたあとで、十九世紀に迫害妄想のなかで再創造されたが、今日では分裂症〔統合失調症〕の容貌を示している。ルソーの後には、アルトーというわけだ。

芸術は長い間、文化や時代にとって、包摂と閉域の原理、つまり既成の意味を画定することを意味してきた。現代芸術が狂気と出会うとき、それは意味の崩壊点であり、私たちの諸価値の無限の消失となる。こうした拒絶の剥き出しの暴力のなかに、共有された孤独の刃の上に、狂人と芸術家は立っている。それでも、拒絶の所作からその悲劇的側面を取り除き、意味の不都合による切断が引き起こす居心地の悪さをぼかすことは、少なくとも概念のレベルでは可能であった。現象学は一部分、それに力をつく

＊7——今になってみれば、テヴォーの批評的著作は、マルローの適切さを欠いた宣言に対する、見事で戦闘的な注釈になっている。

＊8——ロンブローゾが『天才論』において、歴史は常に狂気の天才によって成し遂げられたと主張することで表現していたもの。

した。すでに一九〇七年に、フッサールはホフマンスタールに宛てた手紙の中で芸術の暴力性を斥けている。「純粋な美的芸術作品の直観は、知性が行う存在の措定をすっかり厳密に停止するなかでなされます。感情と意志による措定についても同様です[*9]」。なるほどここで問題になっているのはまだ作品の受容だけである。しかしフッサールの後継者たちはすぐにこの存在判断の停止を、つまりこの強烈な中和作用を、創造の契機を司るものとして理解することになる。芸術にとって無意味はもはやその拒絶からくるのではない。意味がまだないことからくるのである。分裂病に存在の岸での同種の待ちの姿勢を認めるだけで十分になる。やがて哲学者、画家、精神病者は世界の始まりの漠たる現前の岸辺で手をつなぐことになろう。起源というくぐもった威光がここでまた、出来事の暴力的な青白さを隠すことになるのだ。

しかし〈大地〉の頑固さと執拗さ（ゴッホの「絵画の国」のそれ[*10]）は、生命を再生する源の深淵で穏やかな可能性よりも、我々の文明の蹉跌を示している。我々の文化が、不安とまでは言わないが、罪悪感を和らげることができるのは、拒絶の出来事を出来事の拒絶へと裏返すことによってではない。罪悪感や不安は、文化のうちに、その表面にある意味の穴から生じるのである。今日、表面があまりにも平滑なため、意味の穴が文化をのみこんでいるように見えるほどだ。

フーコーが「作品〔営み〕の不在」として示したものをいかに理解すべきだろうか。そして、なぜ彼はそれを詩の源泉として、また狂気という言葉で示したのだろうか。この最初の問い、この執拗な疑問が我々の探求の導きだった。

作品の不在は歴史の拒絶という所作を指し示す。そこにフロイト以来そしてゴーギャン以来、現代の狂気と芸術は出口を見出してきたのである。それは作品が存在するために自分自身から逃げ出す瞬間、狂気が何も言いたくない〔意味しない〕がために妄想に入る瞬間である。狂人と芸術家は、このにべもない非弁証法的な炸裂によって一致する。両者は歴史の外でなされる拒絶の輝きによって結合されている。ゴッホは自分のことを「場所〔画壇〕の外」にあると言った（一八八〇年七月のテオ宛書簡）。

作品の不在は、古くさい革命の政治戦略とは無縁だ。それはもっと不安にみち、勃発的な蜂起の政治戦略を開くのだ。蜂起は私たちの文明社会に対して、希望なき「否定」をつきつける。作品の不在は反抗の運動を描く。そこではもはや実現や約束が問題ではなく、定めがたい裂け目こそが問題なのである。

革命というものは、時間《とき》の内部にある一連の構成原理《エコノミー》——さまざまな条件、約束、必然性——に沿ってはじめて組織されるものだ。そしてそれゆえ、革命は歴史のうちに住まい、歴史のうちにみずからの床《とこ》を作るものなのであり、結局そこに身を横たえるものなのだ。一方、蜂起というものは、時間を断ち切り、地面に対して、そして自らの人間性に対して、人間をまっすぐに立たせるものだ。*11

＊9——この手紙は以下に再録されている。*Art et phénoménologie*, La Part de l'œil, 1991, p.13〔『芸術と現象学』〕.

＊10——「その国を遠く離れたいまでも、絵画の国に対する望郷の想いにしばしば駆られるのです」（一八八〇年七月テオ宛書簡）。

＊11——ミシェル・フーコー「時代を別様に生きること」『ミシェル・フーコー思考集成　第八巻』（阿部崇訳、筑摩書房、二〇〇一年）所収、九三頁。

訳者解説

本書はフレデリック・グロ（Frédéric Gros）の『創造と狂気——精神病理学的判断の歴史』（*Création et folie : Une histoire du jugement psychiatrique*, Presses Universitaires de France, 1997）の全訳である。著者は、フーコーの専門家として、日本でもすでに二冊の翻訳が刊行されているパリ第十二大学教授。一九九七年に刊行された本書は書くという行為をはじめとする創造性と狂気との関係を論じたものであり、本人も序文で書いているように、フーコーの影響がきわめて色濃く見える作品である。とはいえ、師が十八世紀に照準を絞ったとすれば、弟子のほうは十九世紀半ばから二〇世紀初頭までの時期を対象としている。

神経症をはじめとする精神疾患が社会において担っていた意味を明らかにすることは、一九世紀フランスの社会と文学の基盤を理解するためだけでなく、シュルレアリスムや実存主義にいたる二〇世紀半ばまでの思想と文学の淵源を意識するためにもきわめて重要である。本書は、狂気というファクターなしでは、ロマン主義も、写実主義《レアリスム》も、自然主義も成立しなかったことを見事に暴き出しているが、文学作品や芸術作品に直接向かうのではなく、無味乾燥とも見える当時の医学論文を渉猟するという迂路を通してこの作業を遂行する点に特徴がある。さらに、異彩を放っているのは、個々の論文や著作の著者に関しては個人的特徴を捨象し、論旨を前面に押し出すというフーコー仕込みの手法である。

とはいえ、精神医学の世界に通暁する専門家ならばともかく、一般読者にとっては、ほぼ無名な人物の論考が入れ替わり立ち替わり参照されるために、話の流れを追うのは必ずしも容易ではないだろう。告白すると、訳者たちも当初はかなりの戸惑いを覚えたのである。したがって、翻訳に際して備忘のために描いた簡単な見取り図をここで紹介することは、一般読者に資するところがあるかもしれない。簡単に流れを確認しておくことにしよう。[*1]

まずは、本書で暗黙のうちに了解されているいくつかの事実がある。フランス精神医学は、パリのサルペトリエールとパリ南郊のビセートルという二つの精神病院を中心に発達した。どちらも一六五六年に太陽王ルイ十四世の発令した「大監禁」によって創設されたもので、さまざまな形で社会生活に支障を来す男女を収容する施設だったことはよく知られているとおりである。サルペトリエールが女性、ビセートルが男性という棲み分けがされていたが、この二つに、本書でも重要な役割を演ずるシャラントン病院を加えれば、十九世紀フランスにおける精神医学の拠点は出揃うことになる。

フーコーが明らかにしたように、西洋において狂気は、正常からの逸脱として考えられてきたわけだが、それでも十七世紀中頃までは、精神病者たちの多くは一般社会のうちにあり、狂気そのものも広く文化現象のうちに目にすることができた。だが、大規模な収容施設の建設とともに囲い込みが始まり、精神を病む者たちの姿は見えなくなり、声は聞こえなくなった。それと同時に精神病患者たちは、犯罪者や乞食など社会秩序を乱す者や、生産能力を欠いた人びとと一緒に隔離されることで、反社会性の烙印を押されることになったのである。

しかし、十八世紀末から事情はすこしずつ変わっていく。象徴的なターニングポイントは、ビセートル病院での患者たちの処遇の変化であり、具体的には、それまで鉄鎖に繋がれていた患者たちが解放されたことである。フーコーは、この改革が本当の改革ではなく、目に見えない道徳という鎖によって拘束したにすぎないと批判したわけだが、[*2] それはとりあえず措いておこう。いずれにせよ、近代的精神医学の誕生はこうした新たな拘束を前提として出発したと言える。この改革を断行したとされるのが、「近代精神医学の父」といわれるフィリップ・ピネルである。彼は、精神病院の現場の責任者として活躍したのみならず、『精神疾患に関する医学‐哲学的論考』（一八〇一年）を著し、理論家としても重要である。十九世紀フランス精神医学は、このピネルと、その後継者エスキロールの弟子たちによって発展していく。本書冒頭に登場するトレラをはじめ、ほとんどがその直接間接の弟子だ。ピネルとエスキロールの功績は多方面にわたるが、本書との関係で言えば、何よりも疾病分類を挙げねばなるまい。古代ギリシャ医学以来、西洋において狂気を表す名称は、メランコリー、マニア（マニー）、フレニティス、ヒポコンデリー、デリリウム、インサニア、ヴェサニア、デメンティア、アメンティアなど数多く

＊1――本稿の記述にあたっては以下の書を参照した。藤縄昭・大東祥孝・新宮一成編著『精神医学群像』アカデミア出版、アンリ・バリュク『フランス精神医学の流れ　ピネルから現代へ』（影山任佐訳）東京大学出版会、小俣和一郎『近代精神医学の成立』人文書院。

＊2――フーコー『臨床医学の誕生』（神谷美恵子訳）みすず書房。

あるが、なかでもマニアとデリリウムは、狂気の総称として広く用いられてきた。それらを整理する形でピネル以降の精神科医たちはそれぞれ個性的な名称を提案することになる。これが本書の「分類の魔」でも揶揄的に取り上げられている現象だ。十九世紀を通じて、精神医学は急速に発達、変化していくため、術語の多くは現在では医学用語としては廃れてしまっている。本書で重要な役割を演じる「単一狂《モノマニー》（monomanie）」もその一つだ。

エスキロールは、部分的狂気あるいは部分的妄想を指すモノマニーという語を、広範な精神病理現象を包括するものとして規定した。モノマニーは人知が進めば進むほど人がかかりやすい病気であり、他の狂気とは異なり、知能が損なわれないという共通点があるとエスキロールは考え、次のように分類した。一、知的モノマニー（体系化した妄想を伴う）。二、感情的モノマニー（感情と性格の異常を伴う）。三、本能的モノマニー（放火、殺人、酩酊などの行動へと不可抗力的にひきずられるもの）。以上の三種のうち、とくに第一の知的モノマニーでは、妄想・幻覚はあるものの、それを除いては判断力や論理にまったく異常がなく、感情や行動も正常であるから「理性ある単一狂《モノマニー》」（monomanie raisonnante）と呼ぶこともできる、とした。本書で重要な役割を演じるこのような考えは、フランスやドイツの学者から評価され、パラノイア問題へと発展していくことになる。さらにエスキロールはメランコリーに関しても、部分的な狂気と捉え、これに「リペマニー（lypemanie）」という病名を提唱したほか、嫉妬や性愛感情に由来する「エロトマニー」や、宗教的感情や罪悪感に由来する「デモノマニー」などの分類を行っている。エスキロール以降の精神科医たちは、このような疾患の概念や分類を批判的に継承する形でそれぞれ個性的な名称を提案することになり、その百花繚乱のありさまが、本書に描かれているのである。

ここまでが、いわば本書で扱われる時代以前の流れだが、グロが考察対象とする時代、一八五九年から一九〇七年までの発展も続けて見てみよう。通常のフランス史では必ずしも重要な日付でないこの二つの年は何を意味するのか。前者はモロー・ド・トゥールの『病理心理学』出版の年（ダーウィンの『種の起源』が出版された年でもある）、後者はマルセル・レジャ『狂人たちの芸術』の出版年だと著者は説明しているが、この日付の厳密さに関しては少し差し引いて考えるべきかもしれない。前者の二年前に、本書でも重要な位置を占めるモレルの『変質概論』が出ているし、それ以前に刊行されているレリュの著作への言及も見られるからである。著者グロの意向に抗して、ここでは今しばらく時代を追って、フランス精神医学の流れを追っていくことにしよう。

重要な固有名としてまず挙げねばならないのは、ジュリアン・バイヤルジェである。エスキロール院長下のシャラントン王立病院で内勤医を勤めた後、サルペトリエールの精神医学部長を務めたバイヤルジェは、今日も続く雑誌『医学心理学年報』を創刊し、医学心理学会を設立するなど斯界の重鎮的存在であったが、二重精神病の研究で、同種の症状を循環精神病と呼んだファルレと論争を繰り広げるなど活躍した。二人が注目した、抑鬱と興奮が交互に現れる病状の研究は、後に躁鬱病論として展開していくことになる。バイヤルジェの研究で他に重要な分野は幻覚である。幻覚の理論では、バイヤルジェは精神感覚因を主張し、これは後に弟子のジュール・セグラによって発展されることになる。一方、ビセートルやサルペトリエール病院で臨床に携わっただけでなく、パリ大学教授であったレリュは、『ソクラテスのダイモーン』（一八三六）、『パスカルの護符』（一八四六）で、幻覚にとらわれた狂人としての哲学者を描き、医学界を越えて、大きな影響力を与えた人物である。この二人に関しては、ボードレールの「貧乏人をぶちのめせ」にも言及があるが、彼らの具体的な主張については、本書によって見事に紹介されている。

フランス精神医学の特徴のひとつが臨床的記述の重視であることはこれまで概観した流れからも伺い知ることができようが、そのために、病原論や病因学は片隅に追いやられる傾向があった。そんななかで、グロがひとつのメルクマールと見なすモロー・ド・トゥールは、精神疾患の原因を何よりも神経系の障害と見なすことで、これまでの流れとは際立っている。シャラントン、ビセートル両病院で勤務した彼は、東方旅行をきっかけにハシッシュ（大麻）に関心を持ち、薬物による幻覚と精神病者の幻覚との関係について、研究と実験を重ね、『ハシッシュと精神病』（一八四五）として発表したが、これは向精神薬を科学的に扱った最初の文献である。一方、『病理心理学』における精神疾患は、後述のモレルの場合と同様、遺伝の問題とも関係づけられ、その器質論的立場は明瞭であると言える。そして、そのような観点から、天才と精神病が結びつく言説が展開していく過程にグロは着目するのである。

一方、現代の視点からすればとうてい受け入れられないが、一世を風靡した概念が、ベネディクト・モレルの提唱した「変質者《デジェネレ》（dégénéré）」である。モレルは、サルペトリエール病院でファルレについて働いたのち、欧州各国の精神病院を視察、最終的にはサン＝ティヨン精神病院の院長ともなった人物で、司法精神医学のパイオニア的存在でもあった。敬虔なキリスト教徒であった彼は、一八五七年に刊行された『変質概論――人類の身体的・知的・心的変質、およびこれらの病的変種を生ずる原因に関する概論』で、変質を人類の正常型からの病的偏差であり、遺伝的に後の世代へと伝わり、最後には、その種は絶滅へと向かう、と考えた。神によってエデンを追放されたアダムが、原罪による堕落によって自然界の諸々の影響を受けて劣化（変質）するという考えに明らかなように、その中核概念は、「創世記」とも訳される genesis である。「誕生」「発生」を表すギリシャ語に由来するこの語を起点として、そこから退行しているという意味で、dégénéré（退行者、変質者）という言葉が用いられているのである。その一方でモレルにおいても、器質論的立場が明らかに見られる点も忘れてはなるまい。大人になって被った神経系の損傷はその子孫の神経系の発達に影響を与えるとしているからである。モレルが挙げるアルコール中毒の例などは、そのままゾラの描く世界と地続きになっている。このような変質論は、精神医学の世界を越えて、大きな影響を与え、特に社会現象や政治的な次元での議論に広く援用されることになるのだが、モレル自身は、民衆の教化や公衆衛生の改善によって、変質に歯止めをかけることができると考えていた。

この変質論を医学の分野で、さらに独自に発展させたのが、古典的フランス精神医学の統合者とも言えるヴァレンティン・マニャンである。マニャンは変質徴候を強迫《オノマトマニー》、計算癖《アリスモマニー》、渇酒癖《ディプソマニー》など数多くに分類したが、それ以上に重要なのは、優秀変質者《デジェネレ・シュペリエール》という概念を創案したことにある。本書で詳述される優秀変質者とは、天才的な創造性を持った変質者に他ならない。その後、神学的色彩の強い「変質者」という用語を捨てて、「優秀不均衡者《デゼキリーブル・シュペリエール》」と呼び変え、さらにドイツのクレペリンが「早発痴呆」と「躁鬱病」という二大疾患を軸に精神病を体系づけるようになると、クレペリンの早発痴呆のフランスにおける導入者になり、モノマニーという考えを捨てるようになる。

フランスの精神医学ではないが、モレルの提案を広く社会現象の次元で発展させたのが、第Ⅱ部第4章で考察されるイタリアの精神科医チェーザレ・ロンブローゾとハンガリー出身のノルダウである。ここまで見てきた精神科医に比べれば、格段に知名度の高いロンブローゾは、日本でもいち早く紹介がされ、比較的よく知られているから、簡単に触れるだけにしておこう。ロンブローゾは、ユダヤ系の家に生まれた法医学者であり、骨相学、観相学、社会学、人類学を動員した『犯罪人論』（一八六四）を著し、犯罪人類学の創始者として知られる。本書で対象とされているのは、一八六四年に刊行された『天才論（*Genio e follia*）』。プラトンやアリストテレスからルソーを経て、同時代のモーパッサンまで多くの作家や思想家が取り上げられる。この本の中には、狂人の文学と題する章があり、精神病院での制作物についても触れられており、マルセからの引用もあるから、グロは大いに刺激を受けたと想像される。日本では、ロンブローゾの『天才論』（邦訳は一九一四年）を訳したのは、伝説の思想家、辻潤。ダダイストと称し、マックス・スティルネル『唯一者とその所有』の翻訳も行った辻自身、天才と呼ぶにふさわしい人物だが、精神病を病み、病跡学《パトグラフィー》*3の対象となったほどだから、ロンブローゾの天才論のうちに自分自身のシルエットを見出したに違いない。現在の眼からすれば、その立論は荒唐無稽に見えるが、それでも天才の秘密の一斑に鋭く触れていることはまちがいないし、天才と狂気の関係は今なお解明されているというにはほど遠い状態であることを再確認するという意味でも、一読に値する本である。

一方、ノルダウの方は、ブダペストのユダヤ人家庭に生まれ、生涯をほぼパリで過ごした医師、小説家、思想家。ロンブローゾと同時期に日本でも盛んに紹介された。その主著であり、本書でも取り上げられている一八九二年刊行の *Entartung*（変質、堕落、退廃、一八九六年に刊行された仏訳は *Dégénérescence*）は、ドイツ語で執筆された二巻本の大著、ロンブローゾの大きな影響下に執筆された。一九一四年に『現代の堕落』（中嶋茂一訳、大日本文明協会編）として邦訳が刊行されたが、抄訳に留まっている。この本のなかで、ノルダウは芸術と文学を対象に変質論を縦横に展開し、同時代の芸術家や作家をことごとく変質〔退行〕者とみなすのである。このような変質論をめぐる議論は、進化論や優性論、さらにはレイシズム的発想と密接な関係があると同時に、世紀末のデカダンス、ニーチェの超人論ともつながり、複雑なネットワークをなしている。

本書の重要なテーマのひとつが、精神医学とエクリチュール（書かれたもの、書く行為）一般との関係であることは言うまでもないが、それはⅠ部、Ⅱ部、Ⅲ部と違う形で変奏される。第Ⅰ部では、まず精神病者院において、精神治療の一環として行われていた執筆活動と、それによって生み出されたテクストが対象となる。それに対して、第Ⅱ部ではいわゆる文学作品と、それに対する精神科医たちの解釈が、とりわけ天才とは何かということを中心に扱われる。第Ⅲ部では、文学者たちの狂気に対する関心、精神科医による病人のテクストの積極的評価、狂気のうちの創造性の問題が素描される。

十九世紀のフランス文学における、神経症などの精神疾患の重要性に関しては、これまでも少なからぬ研究がある。日本では、吉田城が『神経症者のいる文学――バルザックからプルーストまで』（名古屋大学出版会）において、詳しく追っているほか、小倉孝誠が『犯罪者の自伝を読む』（平凡社新書）ほかの著作で、精神医学と法曹界の関係などもふくめて優れたサーベイを行っている。グロの特質は、先にも述べたように、日本でもよく知られた文学作品からの研究ではなく、むしろ文学者たちが作品に神経症

＊3――三島寛『辻潤 その芸術と病理』金剛出版社。。

や狂気を描くようになった社会状況を、精神医学の側から描いた点にある。その意味でも、読者にとって興味深いのは、シャラントン病院におけるマッドポリスのエピソードや、精神病者の書いた様々な文章ではなかろうか。じっさい、精神病院には、夥しい数の狂人作家がいただけでなく、美術制作などの活動も行われていた。ドイツの劇作家ペーター・ヴァイスの極めて長い標題をもった『マルキ・ド・サドの演出のもとにシャラントン精神病院患者たちによって演じられたジャン＝ポール・マラーの迫害と暗殺』は虚実織り交ぜた作品だが、富裕層の患者が収容されていたシャラントン病院は他に比べて、患者の扱いが人道的であり、サドが収監されていた時期に院長であったクールミエが治療の一環として演劇活動を認めていた点は史実に基づいている。

一方、シャルル・ノルディエに始まった狂気の文学への関心については、本書では散発的な形で紹介されているが、全貌が描かれないことによってかえって興味がますます掻き立てられるとも言える。フランス幻想文学の祖とされるノディエは、その創作活動において、夢と狂気を主要なテーマとしたが、パリのアルスナル図書館に勤務し、書誌整理に献身的に務めたノディエが、狂気に冒された人物たちの書いたテクストを渉猟したというエピソードは、この幻想作家の背景に広がる広大な図書館を透視させる。小ロマン派以降も、少なからぬ作家が、このような狂気の文学に興味を示していることは確認しておくべきであろうし、開拓されるべき研究領域だと言えよう。シュルレアリスムの領袖アンドレ・ブルトンの例はよく知られているが、本書に言及がない（時代が下っているためだろうか）とはいえ、きわめて重要な作家にレーモン・クノーがいる。一九三八年に発表された『リモンの子供たち』（塩塚秀一郎訳、水声社）の主人公シャンベルナックは、狂人文学者／物書き狂人[*4]（fou littéraire）たちのテクストを集めた

『不正確科学百科事典』の刊行を試みる人物として設定されており、小説中に引用されているテクストは、すべて実在のものである。それもそのはず、作者クノーが、この小説を構想する以前に、国立図書館に通い、グロに半世紀以上も先立って、このテーマで調査を行い、『無知蒙昧の果てに』と題する研究書を仕上げようと考えていたからである。作中では、本書でも引用されるセリューとカプラーの論文に基づいて、ベリー公爵夫人の娘を名乗るエルシリ・ルイの挿話が詳細に記述されているほか、さまざま物書き狂人のテクストが引用されているので、関心を持った方に併読をお勧めしたい。

エクリチュールを通して隠された像が浮かび上がってくるというテーマは、文学研究の観点からしても、さらなるアプローチを呼び覚ますと思われるが、本書の一見単調な記述を通して、グロは様々なテクストを併置することで、同時代がひとつの問題に取り組み、ある言説が次第に形成されていく様子を活写している。その際に、それぞれの言説の話者のプロフィールをできる限り捨象するというのが、序文で「中立性の原則」として提示されるグロの立場だが、それは提示の仕方にまで及ぶ。ふつうであれば、「マルセ博士は主張する」と書くであろうところを、グロは「マルセ論文は主張している」と、ほとんどの場合テクストを主語にするのだ。しかし、それをそのまま訳してしまうと、かなり読みにくくなってしまうため、著者の意には反してしまうが、人物を主語として訳した場合が多いことをお断りしておく。

＊4―― fou littéraire に関しては、久保昭博氏が考案し、訳者の塩塚秀一郎氏が採用した「物書き狂人」という訳語を本書でも用いたいという誘惑に駆られたが、グロの文脈では少しニュアンスが異なるため、残念ながら見送らざるをえなかった。

＊

最後に翻訳作業の進め方に関して、簡単に説明しておきたい。作業にあたっては、まず黒川が全文を訳しあげ、その訳文を澤田が原文と照合し、訳語の選択も含めて検討して初稿を仕上げ、その訳稿を両名で協議・推敲する形を取った。ただし、翻訳の最終的な責任は澤田にある。なお、訳者は二人とも二十世紀フランスの文学と思想を専攻する者なので、精神医学に関する初歩的な誤りや、十九世紀の社会状況に関する誤解などを少なからずおかしていよう。それぞれの分野の専門研究家のご叱正とご教示を賜りたいと思う。

なお、訳語の選定にあたっては、主に『精神医学事典』（弘文堂）に依拠したが、現在の疾患概念とは著しく異なることも多いため、必ずしも通例に従わなかったこともあることをお断りしておく。特にschizophrénie は現在では「統合失調症」と訳されるが、時代的な背景も考慮して、「分裂病」と表記することにした。また、本書が十九世紀の精神医学の歴史を扱っているという事情もあり、狂気、狂人、痴呆など、今日では使用されない言葉を用いている場合もあるが、これはあくまでも歴史的文脈における使用であり、差別的意味はまったく含まれていないことをもお断りしておく。

著者グロ流に言えば、本書の訳にもひとつの物語＝歴史があるが、これについてはここでは書かない。最初に手をつけてから十年ほどの歳月が流れてしまった。それは内容が訳者たちの手に余るものだったためばかりではないが、法政大学出版局編集部の前田晃一さんの粘り強い対応と、適切なアドバイスがあってなんとか完成にこぎ着けることができた。この場を借りて、御礼を申し上げます。

本書の翻訳に関しては、澤田がフランス大使館の翻訳家のための助成（Bourse de séjour au traducteur confirmé）をいただき、膨大な文献の検討作業をパリのフランス国立図書館で行うことができた。本書で参照されているテクストの多くは現在ではGalicaとして電子化され、ネット上で閲覧できるようになったとはいえ、灰色の資料体《アルシーヴ》の現物の物質性に触れることによって、想像（妄想）力が掻き立てられ、落ち穂拾いに熱中した作者グロの足跡を辿ることに身が入った。このような機会を与えてくださった在日フランス大使館およびCentre national du Livreにも感謝申し上げます。

二〇一四年三月　松沢病院にほど近い世田谷区八幡山にて

澤田直

著 者

フレデリック・グロ（Frédéric GROS）

1965年生まれ．パリ東（クレテイユ）大学哲学教授．パリの高等師範学校（ENS）で学び，哲学教授資格を取得．1999年にミシェル・フーコーについての研究「認識の理論と知の歴史」で博士号を取得．その後は，フーコーに関する著作を刊行する他，精神医学，正義と暴力といったフーコーの思想に触発された大きなテーマを軸に研究を行っている．フーコーのコレージュ・ド・フランス講義集の編者でもある．邦訳されている『ミシェル・フーコー』（白水社），『フーコーと狂気』（法政大学出版局）の他に，未邦訳の著書として『暴力状態──戦争の終焉についてのエッセー』『歩く──ある哲学』『安全原則』などがある．

訳 者

澤田 直（さわだ・なお）

1959年，東京生まれ．パリ第1大学哲学科博士課程修了（哲学博士）．立教大学文学部教授，専門はフランス現代思想，フランス語圏文学．著書に『〈呼びかけ〉の経験──サルトルのモラル論』（人文書院），『新・サルトル講義──未完の思想、実存から倫理へ』（平凡社），『ジャン＝リュック・ナンシー──分有のためのエチュード』（白水社），訳書に，ジャン＝ポール・サルトル『言葉』『真理と実存』（以上，人文書院），『自由への道』（共訳，岩波文庫），ジャン＝リュック・ナンシー『自由の経験』（未來社），フェルナンド・ペソア『ペソア詩集』（思潮社）『新編 不穏の書、断章』（平凡社），フィリップ・フォレスト『さりながら』（白水社）『荒木経惟 つひのはてに』『夢，ゆきかひて』（以上，共訳，白水社）などがある．

黒川 学（くろかわ・まなぶ）

1958年，神奈川県生まれ。東京都立大学大学院博士課程単位取得退学．明治大学，青山学院大学非常勤講師．フランス文学．共著に『サルトル──21世紀の思想家』（思潮社），『サルトル読本』（法政大学出版局，近刊），共訳に，ベルナール＝アンリ・レヴィ『サルトルの世紀』（藤原書店），サルトル『家の馬鹿息子』第4巻（人文書院，近刊）他．

《叢書・ウニベルシタス　1015》
創造と狂気
精神病理学的判断の歴史

2014 年 8 月 8 日　初版第 1 刷発行

フレデリック・グロ
澤田 直・黒川 学 訳
発行所　一般財団法人　法政大学出版局
〒102-0071 東京都千代田区富士見 2-17-1
電話03(5214)5540 振替00160-6-95814
組版：HUP　印刷：三和印刷　製本：積信堂

Printed in Japan

ISBN978-4-588-01015-6

人名一覧

〔本書に登場する主な精神科医および医師を中心に訳者が作成した.〕

ア行

アイスキュロス［Eschyle. 紀元前 525 ころ – 紀元前 456］——85

アザン［Eugène Azam. 1882–1899］フランスの精神科医. ボルドー大学教授. 多重人格症への関心や, 催眠状態に関する研究がある. ——223

アス［Eugène Asse. 1830–1891］フランスの文人, 書誌学者. ——212

アベラール［Pierre Abélard. 1079–1142］神学者で, 唯名論の創始者となる大学者. 才媛の弟子エロイーズ［Heloïse. 1101–1164］との激しい恋愛と, 二人が引き裂かれた後に書かれた往復書簡で知られる. ——19

アポリネール［Guillaume Apollinaire. 1880–1918］——57

アリスティッポス［Aristippe. 紀元前 384– 紀元前 322］——171

アルディティ［Luigi Arditi. 1822–1903］イタリアのヴァイオリニスト, 作曲家. ——242

アルトー［Antonin Artaud. 1896–1948］フランスの詩人, 劇作家. 1937 年, 旅行先のダブリンにて拘束され, ソットヴィル=レ=ルーアンの精神病院に強制入院. いくつかの病院を転院した後, アヴェロンのロデス精神病院を退院したのは 1946 年. ——4, 216, 263

アレー［Alphonse Allais. 1854–1905］黒いユーモアの作家. ——224

アレクサンドロス［Alexandre le Grand. 紀元前 356 年 – 紀元前 323 年］——171

アロイーズ［Aloïse Corbaz. 1886–1964］ローザンヌに生まれる. ポツダムのヴィルヘルム二世の宮廷で働いた後, 地元に帰った 1918 年に統合失調症を発症. 1920 年からはスイスのジメルにあるラ・ロジェール精神病院に入院し, 生涯をそこで過ごす. 午前中はアイロンがけ, 午後は絵画制作に没頭する. 1948 年, デュビュッフェによってその鮮やかな色彩の絵画が, 世に広く知られるようになり, 高い評価をえる. ——4

イカール［Séverin Icard. 1860–1932］フランスの医師. 『月経期の女性』(1890). ——176

イプセン［Henrik Johan Ibsen. 1828–1906］ノルウェーの劇作家. ブラントは『ブラント』(1866), グレゴワールは『野鴨』(1884), ノラは『人形の家』(1879), ヒルデは『棟梁ソルネス』(1892) の登場人物. ——90, 182

ヴァンション［Jean Vinchon. 1884–1964］フランスの精神科医, 医学史家. 博

士論文は，子どもの妄想に関するもの．狂気と芸術に関する著作もある．
——55, 57, 58
ヴィエル［Fernand Vielle. 1881–19…］リヨン大学提出の医学博士論文は『ベートーヴェンの精神状態』（1905）．——114
ヴェルレーヌ［Paul Verlaine. 1844–1896］——106, 109–111, 113, 199, 216, 217
ヴォルテール［Voltaire. 1694–1778］——109, 170, 219
ヴォワヴネル［Paul Voivenel. 1880–1975］フランスの精神科医．第一次世界大戦中は医師として戦場へ．両大戦間は文学とラグビーに関する評論を多数寄稿する．——99, 197, 200
ヴォワザン［Felix Voisin. 1794–1872］フランスの精神科医．ル・マンに生まれ，パリで医学を学ぶ．エスキロールの弟子．パリに隣接するヴァンヴにファルレとともに私立の療養所を創設．骨相学研究．若年性白痴の研究の先駆者．——161
エウリピデス［Euripide. 紀元前 480 ころ – 紀元前 406］——85
エー［Henri Ey. 1900–1977］フランスの精神科医．1933–70 年ボンヌヴァル精神病院長．ドレー，バリュック，ラカンとならぶ現代フランスの代表的精神医学者の一人．精神医学におけるジャクソニズムの数少ない応用者．——35, 121
エスキロール［Jean Etienne Dominique Esquirol. 1772–1840］フランスの精神科医．ピネルの一番弟子，19 世紀前半で最も重要な精神科医の一人．サルペトリエール，シャラントンで医師．ピネルの疾病分類を発展させ，モノマニーの概念を確立．1838 年の精神病患者に関する法律の制定にも参与．——19, 30, 41, 45, 59–61, 85, 89, 118, 120, 121, 133, 161, 163
エスキロス［Alphonse Esquiros. 1812–76］ロマン主義の作家．共和派の政治家としても活躍．——153, 209, 211
エヌカン［Emile Hennequin. 1858–1888］フランスの文芸学者，批評家．——97
エフェール［Dr. Eifer］科学，文学を扱う隔月刊の『医学通信』の中心的寄稿者．——109, 111–113
エラスムス［Érasme. 1469–1539］——220
エリュアール［Paul Eluard. 1895–1952］——246
エンペドクレス［Empédocle. 紀元前 490 ころ – 紀元前 430 ころ］——195

カ行

カエサル［Galius Julius Caesar. 紀元前 100 – 紀元前 44］——195
カバネス［Augustin Cabanès. 1862–1928］フランスの精神科医．医学史の専門

家としての著作に加えて，一般向けの歴史ものの著作も多数ある．——95, 98, 100, 141

ガル［Franz Joseph Gall. 1758–1828］ドイツの医師，骨相学の創始者．脳の精神機能の局在を頭蓋の外形と対応させる説を主張．脳機能局在論の先駆的存在となる．ストラスブール大学，ウィーン大学で医学を学び，開業．理論が反キリスト教的とされ，追放．1807 年からパリで活動した．——155, 247

ガルニエ［Émile Garnier. 1848–1905］フランスの精神科医．マニャンの弟子．警視庁特別医務室で，ルグラン・デュ・ソールを補佐し，次いでその医長となる．犯罪をめぐる多数の論考がある．——22, 24, 25, 31

カンディンスキー［Wassily Kandinsky. 1866–1944］ロシア出身の画家．——253

ギスラン［Joseph Guislain. 1797–1860］ベルギーの医師．ベルギーの精神医学の開拓者の一人．——85

キュジャス［Jacques Cujas. 1522–1590］フランス人文主義法学の代表者の一人．——169

キュレール［Alexendre Cullerre. 1849–1934］フランスの精神科医．ヴァンデ県のラ・ロシュ・シュル・ヨン精神病院で医長を勤める．『神経症素質と神経症』（1887）．——87, 91, 186, 187

グラセ［Joseph Grasset. 1849–1918］フランスの精神科医．モンプリエ大学で学び，そこで教える．神経組織に関わる疾病を研究．オカルトに関する著作もある．——30, 95, 98, 114, 115, 119, 139, 191, 195

クルトリーヌ［Georges Courteline. 1858–1929］フランスの劇作家．——93

クレー［Paul Klee. 1878–1940］スイスの画家．——253

ゲーテ［Johann Wolfgang von Goethe. 1749–1832］——150, 169, 199

ゲラン［Pierre-Narcisse Guérin. 1774–1833］フランス新古典主義の画家．——150

ゴーギャン［Paul Gauguin. 1848–1903］——260, 265

ゴーゴリ［Nikolai Gogol. 1809–1852］——173

ゴーティエ［Théophile Gautier. 1811–1872］——35, 210, 211, 213, 221

コクトー［Jean Cocteau. 1889–1963］——246

コットン［Fulmen Cotton. 1826–1906］ヴォクリューズの職人の家に生まれ，村の司祭のもとで教育を受ける．8 歳から法王になるという固定観念を持つ．33 歳ごろ発症，収容され，そこでカンパーニュ博士と会う．法王や代議士になるという欲望を示す．膨大な量の文章と描画を生産し，精神科医たちの関心を引いた．ビセートルに 1866 年から 90 年まで入院．——58

ゴッホ［Vincent van Gogh. 1853–1890］オランダ出身の画家．1888 年，夢見ていたアルルでの芸術家の共同体は，ゴーギャンとの衝突に終わり，耳切り

事件が起きる．アルルの病院に入退院を繰り返した後，1889年からはサン＝レミの精神病院に入院．1895年5月までそこに留まるが，その間も多くの作品を描く．同年7月，移った先のオーヴェル＝シュル＝オワーズで，銃により自死．——3, 10, 218, 219, 223, 262, 264, 265

コペ［François Coppée. 1842–1908］詩人・劇作家．庶民の生活を描いた劇で人気を博す．アカデミー・フランセーズ会員（1984）．——110

コラルドー［Charles-Pierre Colardeau. 1732–1776］詩人．アベラールとエロイーズを歌った，英詩人アレキサンダー・ポープの詩の翻案で知られる．——19

ゴンクール兄弟［Les Goncourt. Edmond (1822–1896), Jules (1830–1870)］——91, 161, 194, 215

コンスタン［Benjamin Constant. 1767–1830］——106

コント［Auguste Comte. 1798–1857］——95, 98

サ行

サド［Donatien Alphonse François de Sade. 1740–1814］——57, 201

サン＝テヴルモン［Charles de Saint-Évremont. 1613–1703］——220

サン＝シモン［Claude Henri de Rouvroy, comte de Saint-Simon. 1760–1825］フランスの社会主義思想家．——98

サンド［George Sand. 1804–1876］——177, 200, 201

サントゥー［Henri Sentoux. 1835–1880］フランスの精神科医．トゥールーズ精神病院，シャラントン病院で内勤医．ジャーナリズムからの精神科医批判に対して書かれた論争的文書『フィガロとシャラントン』（1867）は採取した精神病者の散文や詩を多く掲載しており，その後，繰り返し引用される資料となっている．——9, 45, 228–231, 233, 239–243, 246, 257

サント＝ブーヴ［Charles-Augstin Sainte-Beuve. 1804–1869］——97, 149

シェークスピア［William Shakespeare. 1564–1616］——85–87

ジェリコー［Théodore Géricault. 1791–1824］フランスの画家．ロマン派の先駆者と見なされる．精神障害者をモデルとした人物画連作を描いた．——87

ジェリノー［Jean-Baptiste-Edouard Gélineau. 1828–1906］フランスの精神科医．ジロンド県ブラーユに生まれる．ロシュフォール海軍医学校で学ぶ．軍医として海外植民地を回る．そのあとでモンペリエ大学に医学博士論文を提出．初めてナルコレプシー（睡眠発作）を記述した．——188, 194

シモン［Paul-Max Simon］ブロワ精神病院の医師．「狂気における想像力」，「精神病者の文章と描画」によって，芸術療法の先駆者の一人ともいわれる．——22, 36, 39, 42, 43, 47, 49, 54, 56, 57, 59, 79, 98, 121, 215

シャトーブリアン［François-René de Chateaubriand. 1768–1848］──98, 105, 106, 150

シャトラン［Auguste Chatelain. 1838–1923］スイスの精神科医．ヌーシャテル生まれ．ベルリン，ヴュルツブルクで勉学．ヌーシャテルのプレフィジエ精神病院の医長を務める──101

ジャネ［Pierre Janet. 1859–1947］20世紀前半のフランス心理学界の泰斗．パリに生まれ，高等師範学校に学ぶ．1882年に哲学博士，1893年に心理自動症の研究で，医学博士．シャルコーのもとで，ヒステリー，催眠治療の研究に従事．解離の研究で知られる．コレージュ・ド・フランス教授．──72, 73, 100, 121

シャバネックス［Paul Chabaneix. 1875–1948］フランスの医師．ジャック・ネルヴァの筆名の下で妻マリーと執筆活動を行う．──192, 193

シャルコー［Jean-Martin Charcot. 1825–1893］フランスの神経病学者．1860–93年，パリ大学病理解剖学教授であり，62年からサルペトリエール病院に勤務し，神経学の第一人者として，ヒステリーと催眠術を研究する．1887年発表の『芸術における悪魔憑き』においては，アンドレ・デル・サルトやラファエロやルーベンスが描く，悪魔にとりつかれた人間やその奇蹟的な治癒のうちに，ヒステリー患者を認める．──7, 59, 60, 92

ジャンヌ・ダルク［Jeanne d'Arc. 1412–1431］──133

シャンフルリ［Jules Champfleury. 1821–89］レアリスムの作家．美術批評を行い，セーヴル焼，北斎の専門家．『エキセントリックな者たち』に登場するのは，悪魔主義者ベルヴィギエ，フーリエの使徒ジャン・ジュルネ，シャルル・ボネ，ビュグ・ジャルガルなど．──220, 221, 225

シューマン［Robert Schumann. 1810–1856］──173

ジュフロワ［Théodore Jouffroy. 1796–1842］ヴィクトール・クザンの影響下に出発した哲学者．高等師範学校やパリ大学で教えた．──136

ジョフロワ［Alix Joffroy. 1844–1908］フランスの精神科医．パリ大学で学び，サルペトリエール病院に勤務．後にサン=タンヌで，臨床指導教授．シャルコーの指導の下，神経病理学の先駆者の一人になる．──61

ジョリ［Henri Joly. 1839–1925］フランスの哲学者，社会学者．幅広い分野での著作があるが，とくに犯罪学で知られていた．──97, 147, 150, 186

ジョルジェ［Etienne-Jean Goerget. 1795–1828］フランスの精神科医．ピネル，エスキロールに学んだあと，サルペトリエール病院に勤務．モノマニーの分類で知られ，画家ジェリコー（1791–1824）にその例示として狂人の絵を描くように依頼したといわれる．──87

シラー［Friedrich von Schiller. 1759–1805］──170, 195

スウェーデンボルグ［Emanuel Swedenborg. 1688–1772］──134, 135

(5)

スーポー［Philippe Soupault. 1897–1990］――246
スタール夫人［Anne Louise Germaine de Staël. 1766–1817］――101
ストラコシュ［Maurice Strakosh. 1825–1887］ピアニスト，作曲家．――242
セアーユ［Gabriel Séailles. 1852–1922］フランスの哲学者．――149
セガレン［Victor Segalen. 1878–1919］フランスの医師，作家．ブレストに生まれ，ボルドーの海軍衛生学校で医学を学ぶ．ボルドー大学で医学博士号取得後，船医として仏領ポリネシアに赴き，タヒチに滞在．1908 年には中国で医療活動に携わる．民俗学者，考古学者，詩人として再評価されている．――94, 95
セグラ［Jules Séglas. 1856–1939］フランスの精神科医．サルペトリエール，ビセートルの医師．シャルコーの助手を務めた．幻覚の問題を扱い，とりわけ精神病者に特徴的な言語表現を記述，分類した．ラカンに影響を与えたことでも知られている．――23, 39, 45, 47, 57, 60, 71
セザンヌ［Paul Cézanne. 1839–1906］――56
セリゥ［Paul Sérieux. 1864–1947］パリ生まれの精神科医．マニャンの弟子．スイスのマルサン精神病院，パリ近郊のヴィル・エヴラール精神病院，サンタンヌ病院に勤務．カプグラとの共著で，「解釈妄想」の概念を出す．精神活動は保たれているが，実際の感覚や出来事の誤った解釈に起因する妄想は固定的，慢性的で，進行するのが特徴．――31, 33, 35, 207
セルバンテス［Miguel de Cervantes. 1547–1616］――85
ソクラテス［Socrate. 紀元前 470/469– 紀元前 399］――118, 122–126, 132, 170, 195, 257
ゾラ［Emile Zola. 1840–1902］――17, 91, 93–95, 110, 153, 182, 189–191, 215
ソリエ［Paul Sollier. 1861–1933］サントル地方のブレレ生まれの精神科医．サルペトリエールで，シャルコーの指導を受ける．1905 年，プルーストが，ブーローニュ・シュル・メールにあった診療所に入院していたことでも知られる．『記憶の問題』（1900）などの著作もある．――55

タ行

ダーウィン［Charles Darwin. 1809–1882］――46
ダカン［Joseph Daquin. 1732–1815］フランスの医師．ピネルと並ぶ精神医学の開拓者の一人．サヴォワ地方のシャンベリに生まれ，トリノで医学を修める．1788 年シャンベリ市立病院で医師となるが，そこには狂人を収容する区画があった．その診療経験から『狂気の哲学』（1791）を発表する．――79, 80, 81, 148
ダゴネ［Henri Dagonet. 1823–1902］フランスの精神科医．1849 年，パリで医

学博士となったあと，アルザスのステファンスフェルト精神病院で医長．ストラスブール大学医学部教授を経て，1867年，サンタンヌ病院の開院時に医長として迎えられる．――30, 43

タルデュー［Auguste Ambroise Tardieu. 1818–1879］フランスの法医学者．犯罪医学，薬物学に通じ，重要犯罪事件の捜査にもあたった．――22, 27, 33, 36, 41, 49, 51, 55–57, 59, 98, 106

チェーホフ［Anton Tchekhov. 1860–1904］――187

ツァラ［Tristan Tzara. 1896–1963］――261

ディケンズ［Charles Dickens. 1812–1870］――232

ディドロ［Denis Diderot. 1713–1784］――78

テヴォー［Michel Thévoz. 1936–］ローザンヌ生まれの美術史家．1976年から2001年までローザンヌのアール・ブリュット美術館の運営に携わる．――249, 263

テーヌ［Hippolyte Taine. 1828–1893］――71, 97, 217

テオグニス［Théognis. 紀元前6世紀］――171

デシャネル［Émile Deschanel. 1819–1904］作家，政治家．ナポレオン三世治下，『カトリック教と社会主義』によって亡命を余儀なくされるが，後にコレージュ・ド・フランス教授，元老院議員．大統領ポール・デシャネルの父．――97, 147–151

デシャン［Antony Deschamps. 1800–69］『神曲』の仏訳者，ロマン派詩人，エミール・デシャンの弟．――209, 211, 213, 219

デスノス［Robert Desnos. 1900–45］詩人，ジャーナリスト．パリに生まれる．1919年にブルトンと知り合う．シュルレアリスト・グループのなかでももっとも催眠状態に入りやすく，実験の中心的存在．29年にブルトンと決別．チェコスロヴァキアのテレジン収容所にてチフスのために死去．――247

デモクリトス［Démocrite. 紀元前460ころ–紀元前370］――171

デュ・カン［Maxime Du Camp. 1850–1894］――20, 21, 56, 194, 195

デュボワ・ダミアン［Frédéric Dubois d'Amiens. 1797(1799)–1873］フランスの医師，歴史家．代表作に『ヒポコンドリーとヒステリーの哲学史』(1833)．また動物磁気説への批判でも名高い．――101

デュマ［Georges Dumas. 1866–1946］フランスの医師，心理学者．サン＝タンヌ病院での講義には広範な聴衆が集まった．当時の心理学者を総動員した『心理学概論』(1923–24)，『新心理学概論』(1930)を執筆・編纂．――98

デュメニル［René Dumesnil. 1879–1967］ルーアン生まれの医師，文芸批評家．20世紀前半の代表的なフローベール研究者．音楽評論の著作も多い．――195

テレジア（聖）［Thérèse d'Avila. 1515–1582］——187
ド・クインシー［Thomas De Quincey. 1785–1859］——114, 117, 194
トゥールーズ［Edouard Toulouse. 1865–1947］フランスの精神科医．マルセイユ出身．学位論文は，鬱病に関するもの．ヴィルジュイフ精神病院で内勤医．ゾラ当人の承諾を得たゾラ論がある．——97, 123, 189–191
ドゥルピエール［Octave Delepierre. 1802–79］ロンドンで活動したベルギーの外交官，歴史家，作家．——221
ドービニェ［Agrippa d'Aubigné. 1552–1630］——168
ドストエフスキー［Fiodor Dostoïevsky. 1821–1881］——87, 114
トマ［Ambroise Thomas. 1811–1896］フランスのオペラ作曲家．代表作『ミニョン』．——169
トレラ［Ulysse Trélat. 1795–1879］フランスの精神科医，政治家．シャラントンでインターンとなる．七月王政に反対する政治行動に進み，投獄も経験する．その後医学に戻り 1840 年からはサルペトリエールで精神科医．1848 年の二月革命時には，臨時政府で公共事業相を務める．国営作業場の解散を提言し，六月蜂起を招くが，その直前に辞任．——9, 15, 18–21, 30, 38, 227

ナ行

ニーチェ［Friedrich Nietzsche. 1844–1900］——182, 183
ニュートン［Isaac Newton. 1642–1727］——80, 81, 150, 173, 195
ネルヴァル［Gérard de Nerval 1808–1855］フランスの詩人，小説家．1841 年以降，たび重なる精神錯乱に襲われる．1855 年，縊死．『オーレリア，あるいは夢と人生』（1853–54）．——7, 98, 103, 114, 116, 159, 173, 210–213, 219–221, 247
ノディエ［Charles Nodier. 1780–1844］——210, 211–213, 218, 220, 221
ノルダウ［Max Simon Noudau. 1849–1923］ハンガリー出身の医師，作家．シオニズム指導者としても知られる．ブダペストのユダヤ人家庭に生まれ，医学部を卒業．ブダペスト，ベルリンでジャーナリストとして暮らした後，1873 年パリへ．生涯をほぼパリで過ごす．ドイツ語で書かれた大部な『変質』（1892）は 1896 年に仏訳が出ている．——7, 9, 99, 110, 153, 180–183, 186, 189, 257

ハ行

パイジェッロ［Giovanni Paisiello. 1740–1816］イタリアのオペラ歌手．——169

バイヤルジェ［Jules Gabriel Francois Baillarger. 1809-1890］フランスの精神科医．1843年に今日まで続く雑誌『医学心理学年報』を創刊，1852年には医学心理学会を設立．二重神病（現在の躁鬱病）の研究やクレチン病の研究で知られる．──35, 68, 120, 135-137

パウロ（聖）［Paul de Tarse. 5-67］──195

パスカル［Blaise Pascal. 1623-1662］──128, 132, 133, 187, 191, 199, 257

パラケルスス［Paracelsus. 1493/1494-1541］──195

バリヌ［Arvède Barine. 1840-1908］フランスの文芸評論家．──193

バル［Benjamin Ball. 1833-1893］フランスの精神科医．パリで医学を学び，ビセートルに勤務．シャルコーによって，サン゠タンヌ病院の初代臨床指導教授に任命される．薬物研究で知られる．1881年『アンセファル』誌を創刊．──27, 32, 33, 35, 100

バルザック［Honoré de Balzac. 1799-1850］──86, 89, 98, 118, 119, 135, 141, 169

バレ［Gibert Ballet. 1853-1916］フランスの精神科医，神経病学者．サルペトリエール病院に勤務．シャルコーの弟子．パリ大学医学部の医学史教授．──60, 61, 71, 135

ピエロン［Henri Piéron. 1881-1964］フランスの心理学者．フランスにおける科学心理学の中心人物．──71

ピカソ［Pablo Picasso. 1881-1973］──248, 259

ピゴー［Jackie Pigeaud. 1937-］ナント大学名誉教授．古典文学の専門家．医学史に関する著述も多い．──79, 123

ビネ［Alfred Binet. 1857-1911］フランスの心理学者．法律，生物学，医学を学んだあと，心理学を専攻．実験的・経験的方法による研究を進めた．サルペトリエール病院のシャルコーのもとで神経学者として勤務．後に，児童の知能検査の基礎をつくる．──72, 73, 100

ビネ゠サングレ［Charles Binet-Sanglé. 1868-1941］フランスの医師．『イエスの狂気』（1908-15）で物議を醸す．──96, 197, 198

ピネル［Philippe Pinel. 1745-1826］フランス近代精神医学の父．精神病院の改革者で，フランス革命の自由思想にのっとりビセートルで患者40人を鎖から解放したとされる．ビセートル，サルペトリエールの内科医長を歴任．マニー，メランコリー，デマンス（錯乱），イディオティスム（痴呆）などの疾病分類は後の分類の基礎となった．主著は『精神疾患に関する医学‐哲学的論考』（1801年）．──15, 30, 45, 85, 125, 137, 163, 227, 261

ピョートル大帝［Pierre Le Grand. 1672-1725］──175

ビョルンソン［Bjørnstjerne Bjørnson. 1832-1910］ノルウェーの文学者．ノーベル文学賞受賞（1903）．『人の力を超えるもの』（1901）は戯曲．──92

ファルレ［Jean-Pierre Farlet. 1794–1870］フランスの精神科医．エスキロールの弟子，サルペトリエール院長を務める．臨床的方法を重視し，モノマニー概念を批判，ピネル＝エスキロール医学の解体を目ざした．循環精神病を提唱，バイヤルジェと論争．——158

フィロムネスト（本名：ギュスターヴ・ブリュネ）［Philomneste [pseudonyme de Gustave Brunet]. 1805–96］フランスの作家，郷土史家．——221

フーコー［Michel Foucault. 1926–1984］——3 ,5, 6, 11, 264, 265

フェリ［Enrico Ferri. 1856–1929］イタリアの犯罪学者．ロンブローゾの教え子だが，遺伝よりも社会・経済的要因を重視する．社会主義者として政治活動を行い，代議士にも選ばれている．——88

フェレ［Charles Féré. 1852–1907］フランスの精神科医．ルーアンの医学校で学ぶ．このとき市立病院外科医アシル・フローベールに習う．後，サルペトリエール病院でシャルコーの指導を受ける．ビセートルでは研究所医長．ビネの友人で，実験心理学，睡眠に関する論文の共著多数．——72, 160, 161. 165

フォントネル［Bernard le Bovier de Fontenelle. 1657–1757］——171

ブジョー［Alfred Bougeault. 1817–93］文学史家．ルソーの死因に関して，服毒後のピストル自殺説を主張．——101

フッサール［Edmund Husserl. 1859–1938］——264

プラトン［Platon. 紀元前 427– 紀元前 347］——78, 149, 171, 199

フランケル［Théodore Fraenkel. 1896–1964］フランスの作家，医師．中学からブルトンの同級生として影響しあい，ともに医学部に進学する．パリ・ダダまで活動を続けるが，その後医学の道に戻った．1925 年にはアルトーらと「精神病院長各位への手紙」を執筆．——163, 271

ブランシュ［Esprit Blanche. 1796–1852］フランスの精神科医．モンマルトルに私立療養所（精神病院）を開設する．ネルヴァルは彼の患者の一人．1846 年にパシィに移転．彼の死後，息子のエミール・ブランシュ Émile Blanche（1820–1893）がこの医院を引き継ぐ．——10, 98, 209

フランチェスコ（聖）［François d'Assise. 1182–1226］——187

ブリュンチエール［Ferdinand Brunetière. 1849–1906］フランスの文学史家，批評家．——95, 97, 101, 106, 208

プリンツホルン［Hans Prinzhorn. 1886–1933］ドイツの精神科医，美術史家．1914 年より，ハイデルベルク大学の精神病院でデッサンなどの資料を集め，『精神病者の絵画』（1922）を発表し，クレー，エルンスト，デュビュッフェなどの芸術家に影響を与える．——3

フルーランス［Jean Pierre Flourens. 1794–1867］生理学者．動物実験による脳神経科学の開拓者の一人．——147, 148, 151

ブルッセ［François-Joseph-Victor Broussais. 1772–1838］フランスの医師．サン＝マロ生まれ．1805 年以降，ナポレオン軍の従軍医として各地に赴く．その後，生理学研究．晩年は骨相学を講義する．——139

ブルトン［André Breton. 1896–1966］——5, 71, 73, 162, 163, 246, 260

フルリィ［Marice de Fleury. 1860–1931］フランスの精神科医．シャルコーの弟子．精神医学を大衆に普及することに貢献した．ゾラに心酔し，交友を持ち，『パスカル博士』執筆に際し，情報を提供した．——97, 188, 189, 193

ブレイク［William Blake. 1757–1827］イギリスの画家，詩人．——57

フローベール［Gustave Flaubert. 1821–1880］——91. 93, 98, 106, 121, 194, 195, 215, 216

フロイト［Sigmund Freud. 1856–1939］精神分析の創始者．ウィーン大学医学部で学んだ後，パリのシャルコーのもとに留学．本書との関係に限れば，「レオナルド・ダ・ヴィンチの幼年期の思い出」（1910）で，私生児として育った画家の幼少期の「ハゲタカ」をめぐる記憶に着目し，そこから『聖アンナと聖母子』などの絵画を解釈していく．——4, 35, 167, 202, 255, 261, 262, 265

ベートーヴェン［Ludwig van Beethoven. 1779–1827］——114, 175

ベルナール［Claude Bernard. 1813–1878］生理学者．『実験医学研究序説』（1865）はゾラの『ルーゴン＝マカール叢書』（1870–93）に影響を与える．——93

ベルビギエ［Berbiguier de la Terre-Neuve du Thym. 1765–1851］南仏カルパントラ出身の作家，悪魔学者．生涯悪魔にとりつかれ，『ファルファデ（小悪魔）もしくはすべての悪魔が別の世界から来たわけではない』（1818–20）が代表作．ファルファデは真夜中，蛇や鳥などさまざまなものに姿を変え，絶えず増殖しながら，ベルビギエに襲いかかってくる．時には学者の姿をとることもある．作家はピネル指導下のサルペトリエールで治療を受けたが効果はなかったとされる．——33, 35

ヘンデル［Georg Friedrich Händel. 1685–1759］——195

ポー［Edgar Allan Poe. 1809–1849］——97, 114–116, 118, 121, 194, 195, 199

ボードレール［Charles Baudelaire. 1821–1867］——95, 106, 107, 170, 173, 208, 215–219, 225

ポーラン［Frédéric Paulhan. 1856–1931］フランスの哲学者，心理学者．ニーム生まれ，司書として働きながら独学．後にパリに出る．『精神活動と精神の諸要素』（1889）．作家ジャン・ポーラン（1884–1968）の父．——65

ボシュエ［Jaques-Bénigne Bossuet. 1627–1704］——169

ポティケ［Henri-Albert Potiquet. ?］『シャトーブリアンとヒステリー』，『シャトーブリアンの〈嘘〉』の著者．——105

ホフマン［Ernst Theodor Amadeus Hoffmann. 1776–1822］──121, 173, 193–195, 210–213, 215, 217
ホフマンスタール［Hugo von Hofmannsthal. 1874–1929］──264
ホメロス［Homère. 紀元前8世紀(?)］──150
ボレル［Petrus Borel. 1809–1859］──214
ボワモン［Alexandre Brierre de Boismont. 1797–1881］フランスの精神科医．ルーアン生まれ，パリで医学博士号取得．サント・コロンブ療養所や，サン・マンド療養所などで医師．「幻覚」の研究で知られる．──21, 28, 34–36, 55, 59, 84–87, 121, 127, 133, 135, 136, 152

マ行

マイネルト［Theodor Meynert. 1833–1892］ドイツの精神科医，神経学者．脳各部の構造と機能の研究．ウィーン大学付属病院の精神科教授であり，フロイトやブロイアーも彼の学生だった．──197
マニャン［Valentin Magnan. 1835–1916］フランスの精神科医，精神病理学者．サン゠タンヌ病院の医師．変質の理論家として，多くの精神病には遺伝的因子があり，身体的，精神的な欠損の上に生じると考えた．「優秀変質」の概念を提唱．──25, 43, 251
マネ［Edouard Manet. 1832–1883］──21, 56
マラルメ［Stéphane Mallarmé. 1842–1898］──106, 113, 208, 216
マランドン・ド・モンティエル［Évariste Marandon de Montyel. 1851–1908］フランスの精神科医．──164, 166, 167, 190
マルク［Franz Marc. 1880–1916］──253, 260
マルセ［Louis-Victor Marcé. 1824–1864］フランスの精神科医．ナントの高校で作家ジュール・ヴェルヌと同級生．ナント，ついでパリで医学を学ぶ．当初，外科を志していたが，1856年から，エスキロールがイヴリに建てた診療所に勤務するようになり，精神病に関する論文を発表しはじめる．高い評価を受けるが，早世．──2, 7, 14, 15, 20, 21, 25, 27, 28, 31, 33, 36, 37, 42, 43, 47, 49, 54, 59
マルチノ［Henri Martineau. 1882–1958］フランスの精神科医．医者の家に生まれ，ポワティエの医学校，パリの医学部で学ぶ．元来詩を書くことを好み，博士論文ではゾラを扱い高い評価を得る．詩人，文芸評論家．とくにスタンダール研究で知られる．──94
マルブランシュ［Nicolas de Malebranche. 1638–1715］フランスの哲学者．
マルロー［André Malraux. 1901–1976］──259, 262, 263
ミュッセ［Alfred de Musset. 1810–1857］──97–99, 106, 199

ミラボー［Comte de Mirabeau. 1749–1791］大革命期の政治家．貴族の出だが，庶民性と雄弁によって大衆的人気を得る．ルイ 16 世と取り交わした書簡でも知られる．——19

ミルトン［John Milton. 1608–1674］——169

ミルボー［Octave Mirbeau. 1848–1917］フランスの作家，劇作家．代表作に『小間使いの日記』．——211

メビウス［Paul Julius Möbius. 1853–1909］ドイツの神経学者．ライプチヒ生まれ．哲学，神学を学んだあと，医学の道へ．神経生理学，内分泌学．ゲーテ，ショーペンハウアー，ニーチェに関する精神病理学からの著作もある．——100, 101

モーツァルト［Wolfgang Amadeus Mozart. 1756–1791］——170

モーパッサン［Guy de Maupassant. 1850–1893］『オルラ』(1887) は目に見えない存在に対する恐怖をつづる怪奇幻想小説．1892 年のピストル自殺未遂のあと，ブランシュ博士の療養所に入り，そこで死去．——10, 91, 98, 99, 106, 193, 199, 201, 215

モーラス［Charles Maurras. 1868–1952］．ジャーナリスト，作家，詩人．ドレフュス事件をきっかけに王党派の「アクション・フランセーズ」を発足させる．第二次大戦中は，ヴィシー体制の擁護の論陣をはる．評論，時評は膨大．アカデミー会員でもあった．『ヴェネツィアの恋人たち ジョルジュ・サンドとミュッセ』は，1902 年発表．——99

モリエール［Molière. 1622–1673］——85, 170

モレアス［Jean Moréas. 1856–1910］アテネ生まれの詩人．1882 年以来パリで活動し，86 年に象徴主義宣言を発表するが，のちに象徴派からは離れ，古代の伝統への回帰をめざす．1906 年にレジオン・ドヌール勲章を受勲．——110

モレル［Bénédict Augustin Morel. 1809–1873］フランスの精神科医．ウィーンで生まれ，パリで医学を学ぶ．サルペトリエール病院でファルレについて働く．欧州各国の精神病院を訪問．ナンシーのマレヴィル精神病院に勤務，イル・ド・フランスのサン＝ティヨン精神病院で指導．変質理論を唱え，心身の障害は遺伝する，変質は進行性で，その種は絶滅するとした．——47, 74, 75, 87, 100, 135, 137, 155, 156, 158–161, 222, 223, 261

モロー・ド・トゥール［Jacques-Joseph Moreau de Tours. 1804–1884］フランスの精神科医．トゥールで医学を学んだ後，パリへ．1826 年，シャラントン精神病院でエスキロルにつく．1861 年からはサルペトリエール病院の医師．ハシッシュ（大麻）に関心を持ち，薬物による幻覚と精神病者の幻覚との関係について，研究と実験を重ねた．——7, 9, 28, 123, 132, 136–139, 141, 144, 145, 147, 148, 150–152, 195, 231, 251

モロー・ド・トゥール（子）［Paul Moreau de Tours. 1844–1904］フランスの精神科医，犯罪学者．父の元で，サルペトリエールで学び，社会病理学の分野で活躍．——222

ヤ行

ヤスパース［Karl Jaspers. 1883–1969］ドイツの実存主義哲学者，精神科医．1913年からハイデルベルク大学で精神医学を教えはじめ，1921年から37年までは哲学教授を務める．『ストリンドベルクとヴァン・ゴッホ』（1922）はスウェーデンの劇作家とオランダの画家を精神分裂病［統合失調症］と捉える病理学的研究．——3

ユイスマンス［Joris-Karl Huysmans. 1848–1907］——216

ユレ［Jules Huret. 1863–1915］ジャーナリスト．多くの作家へのインタヴューで名をはせる．——110

ユゴー［Victor Hugo. 1802–1885］——98

ラ行

ラ・ロシュフーコー［François de la Rochefoucauld. 1613–1680］——84

ライプニッツ［Gottfried Wilhelm Leibniz. 1646–1716］——80, 169

ラカン［Jaques Lacan. 1901–1981］フランスの精神分析者．パリに生まれ，高等師範学校で哲学を学び，ついでパリ大学で医学を学ぶ．サン＝タンヌ病院で医師．エメという女性患者の症例からまとめた「人格との関連からみたパラノイア性精神病」（1932）が医学博士論文．その後，徐々にフロイトに傾倒．パリ・フロイト学派を創設した．——33, 61, 258

ラシーヌ［Jean Racine. 1639–1699］——84, 226

ラゼーグ［Charles Lasègue. 1816–1883］フランスの精神科医．パリに生まれ，当初哲学を学ぶ．31歳の時パリ大学医学部博士．サルペトリエール，ネッケル病院に勤める．パリ警視庁特別医務室の初代医長．ボードレールがルイ・ル・グラン校に在籍したとき，哲学の復習教師として教えたことでも知られる．——161

ラセール［Pierre Lasserre. 1867–1930］文芸批評家．のち『アクション・フランセーズ』の論客．——104, 105

ラボー［Etienne Rabaud. 1868–1965］フランスの医師．動物行動学の著作も多い．——19, 197

ランソン［Gustave Lanson. 1857–1934］20世紀初頭の代表的文学史家，文学批評家．『フランス文学史』（1894）．——93

ランボー［Arthur Rimbaud. 1854–1891］——106, 113, 152, 153, 217

リシェ［Charles Richet. 1850–1935］フランスの精神科医．パリに生まれ，パリ大学に学び，生理学を志す．医学博士と理学博士を取得．パリ大学医学部の生理学教授（1887）．アナフィラキシーショックの研究でノーベル医学・生理学賞受賞（1913）．心霊現象の研究もある．——7, 179, 199, 213

リシュリュー［Armand Jean du Plessis de Richelieu. 1585–1642］——170, 175

リトレ［Emile Littré. 1801–1881］フランスの哲学者・言語学者．「リトレ辞典」とよばれる『フランス語大辞典』を編纂．——46

リュカス［Prosper Lucas. 1808–1885］フランスの精神科医．ブルターニュ地方のサン＝ブリューに生まれ，パリで医学を学ぶ．ビセトール，次いでサン＝タンヌ病院で医師．——156

ルグラン・デュ・ソール［Henri Legrand du Saulle. 1830–1886］フランスの精神科医．シャラントン病院で内勤医を務めた後，ビセートル病院，次いでサルペトリエール病院に転ずる．パリ警視庁特別医務室で司法鑑定にも携わった．——24, 26, 30, 31, 43, 53, 59, 155, 159, 161, 167, 207, 222, 223, 251

ルソー［Jean-Jaques Rousseau. 1712–1778］——19, 33, 35, 75, 80, 81, 99–104, 106, 169, 199, 200, 258, 262, 263

ルター［Martin Luther. 1483–1545］——195

ルナン［Ernest Renan. 1823–1892］フランスの宗教史家，思想家．『イエス伝』の著者．——187

ルニャール［Albert Adrien Regnard. 1836–1903］フランスの医師，運動家．パリ病院内勤医との試験に合格するが，社会主義活動家としての活動により，放校なる．ブランキ主義者学生のリーダー．——107, 197, 198, 233

ルメートル［Jules Lemaître. 1853–1914］フランスの批評家，劇作家．——99, 101, 106, 111

ルモワーヌ［Albert Lemoine. 1824–74］哲学者．『魂と肉体』（1862）で，モロー・ド・トゥールを批判．ここで「スピリチュアリスム」と呼ばれているのは，狂気を心の問題として，器質的な損傷を二義的なものと考えたことによる．——147

ルレ［François Leuret. 1797–1851］フランスの精神科医．ナンシーに生まれる．エスキロールの弟子．ビセートル病院の医長．——133, 211, 227

レヴェイエ＝パリーズ［Joséph-Henri Réveillé-Parise. 1782–1852］フランスの精神科医．ナポレオン戦争時に兵役でヨーロッパを転戦．パリのグロ・カイユの軍病院で軍医．——144, 145, 188

レジス［Emmanuel Régis. 1855–1918］フランスの精神科医．ボルドー精神病院の医長．ボルドー大学医学部で教えた．古典的な教科書となった『精神医学提要』の著者．——22, 35, 37, 65, 66, 74, 85–87, 91, 92, 100, 102, 106, 114,

115, 119, 160–163, 192, 251

レジャ［Marcel Réja. 1873–1957］フランスの精神科医ポール・ムニエ Paul Meunier の文学上の筆名．精神病者の芸術表現に注目した先駆的著作『狂人たちの芸術――デッサン，散文，詩』で知られる．1905 年の刊行当時，ヴィルジュイフ精神病院に勤務していた．――7, 9, 55, 57, 233, 248, 249, 251–253, 255, 259

レニョ［Felix Régnault. 1863–1938］フランスの医師，考古学者．――195

レリュ［Louis-Francisque Lélut. 1804–1877］フランスの医師，哲学者．ビセートル，サルペトリエールで勤務したほか，パリ大学教授などを歴任．『ソクラテスのダイモーン』（1836），『パスカルの護符』（1846）で，幻覚にとらわれた狂人としての哲学者を描く．第二帝政期に立法議会議員．――9, 118, 121–129, 133, 135, 136, 146, 152, 231, 242, 257

ロイグ［Pierre-Gaston Loygue. 1881–19］『ドストエフスキーの医学・心理学的研究――天才の病的状態に関する考察」によって医学博士号．指導教授はラカサーニュ．――87, 114

ローヴリエール［Émile Lauvrière. 1866–1954］．英文学者，アカディア研究で知られる歴史家．――100

ローグ・ド・フュルサック［Joseph Rogues de Fursac. 1872–1942］フランスの精神科医．ジョフロワの弟子．パリ大学医学部の臨床教育担当医でもあった．――15, 24, 41–43, 53, 55, 57, 60, 61, 63, 68, 233

ロッシーニ［Gioacchino Rossini. 1792–1868］――169

ロラン［Jean Lorrain（本名 Paul Alexandre Martin Duval）. 1855–1906］フランスの作家．世紀末に過激なデカダンスの作家として知られた．――216

ロラン［Emile Laurent. 1861–1904］サンテ刑務所の中央医務室，サン＝タンヌ病院でのインターンの経験からまとめた『パリの刑務所の常連』（1890）や『人類学，心理学，社会的視点からの犯罪者』（1908）がある．――106, 111, 113

ロリナ［Maurice Rollinat 1846–1903］詩人．ピアノを能くし，キャバレー「黒猫」では弾き語りもした．『神経症』（1883）はその代表的詩集．――217

ロンブローゾ［Cesare Lombroso. 1835–1909］イタリアの精神科医．犯罪人類学の創始者．ヴェローナのユダヤ人家庭に生まれ，トリノ，パヴィーア，ウィーンの大学で学ぶ．『天才論』（1864）や，骨相学，観相学，社会学，人類学を動員した『犯罪人論』（1864）で知られる．――7, 9, 80, 81, 95, 123, 147, 153, 167, 168, 173, 175–182, 186, 189, 198, 199, 201, 233, 263

参考文献

＊参照した資料体《アルシーヴ》

第1部

BALL (B.), *Du délire des persécutions (ou maladie de Lasègue)*, Asselin & Houzeau, 1890.

BALLET (G.) (1), *Le langage intérieur et les diverses formes de l'aphasie*, Alcan, 1886.

BALLET (G.) (2), *Traité de pathologie mentale*, Doin, 1903.

BINET (A.) et FÉRÉ (C.), Recherches expérimentales sur la physiologie des mouvements chez les hystériques, *Archives de physiologie normale et pathologique*, 1887 (320-373).

BINET (A.) (1), Note sur l'écriture hystérique, *Revue philosophique*, 1887 (67-70).

BINET (A.) (2), Recherches sur les altérations de la conscience chez les hystériques, *Revue philosophique*, 1889 (135-170).

BLOCQ (P.), L'écriture médianimique. Le spiritisme au point de vue scientifique, *Bulletin médical*, 1889 (1435-1437).

BRIERRE DE BOISMONT (A.) (1), *Du suicide et de la folie suicide Considérations de leurs rapports avec la statistique, la médecine et la philosophie*, Germer-Baillière, 1856.

BRIERRE DE BOISMONT (A.) (2), Analyse des derniers sentiments exprimés par les suicidés, *Annales médico-psychologiques*, 1853 (381-395).

BRIERRE DE BOISMONT (A.) (3), De quelques incapacités civiles, *Annales d'hygiène publique*, 1863, 19/2 (361-388).

BRIERRE DE BOISMONT (A.) (4), De la responsabilité générale des aliénés, *Annales médico-psychologiques*, 1863 (174-215).

BRIERRE DE BOISMONT (A.) (5), Des écrits des aliénés, *Annales médico-psychologiques*, 1, 1864 (257-263).

BRIERRE DE BOISMONT (A.) (6), Du caractère de l'écriture et de la nature des écrits chez les aliénés au point de vue du diagnostic et de la médecine légale, *Union médicale*, 1864 (289-297).

CAMPAGNE (D^{r}), *Traité de la manie raisonnante*, Masson, 1869.

CAPGRAS (J.), Une persécutée démoniaque : présentation d'écrits et de dessins, *Bulletin de la Société clinique de médecine mentale*, 1911 (523-526).

DAGONET (H.), Observation de manie ambitieuse, accès maniaques transitoires. Prédisposition héréditaire, aliéné persécuteur, *Annales médico-psychologiques*, 1871 (161-181).

GARNIER (E.), *Essai sur les écrits des aliénés*, thèse de médecine de Paris, n° 36, 1894.

GARNOT (P.), *Étude sur l'écriture ou langage écrit et sur ses troubles au point de vue médico-légal et spécialement des articles 901 et 970 du Code civil*, thèse de médecine de Lyon, n° 101, 1898.

GIBIER (P.), *Le spiritisme (fakirisme occidental)*, Doin, 1891 .

GLEY (E.), Expérience relative au pouvoir moteur des images ou représentations mentales, *Revue philosophique*, 1889, (539-542).

JANET (P.) (1), *L'Automatisme psychologique*, Alcan, 1889 (réédition de 1973).

JANET (P.) (2), *L'état mental des hystériques*, Charcot-Debove, 1893-1894 (2e éd., 1911, Alcan).

JOFFROY (A.), Les troubles de la lecture, de la parole et de l'écriture chez les paralytiques généraux, *Nouvelle iconographie de la Salpêtrière*, novembre-décembre 1904 (416-432).

LAUZIT (C.), *Aperçu général sur les écrits des aliénés*, thèse de médecine de Paris, n° 351, 1888.

LEGRAND DU SAULLE (H.) (1), *Étude médico-légale sur les testaments contestés pour cause de folie*, Delahaye, 1879.

LEGRAND DU SAULLE (H.) (2), *Le Délire des persécutions*, Plon, 1871.

LEROY (R.), Dessins d'un dément précoce avec état maniaque, *Bulletin de la Société clinique de médecine mentale*, 1911, (303-308).

MARCÉ (L.-V.) (1), *Traité pratique des maladies mentales*, Baillière, 1862.

MARCÉ (L.-V.) (2), De la valeur des écrits des aliénés au point de vue de la sémiologie et de la médecine légale, *Annales d'hygiène publique*, 1864 (379-426).

MARCÉ (L.-V.) (3), Des écrits des aliénés, *Annales médico-psychologiques*, 1864 (254-263).

MARIE (A.), Les dessins stéréotypés des aliénés, *Bulletin de la Société clinique de médecine mentale*, 1912 (311-319).

MARIE (A.) et MEUNIER (Dr), Note sur les dessins stêréotypés d'un dément précoce, *Journal de psychologie normale el pathologique*, 1907 (342-346).

MARIE (A.) et PAILHAS (B.), Sur quelques dessins de déments précoces, *Bulletin de la Société clinique de médecine mentale*, 1912, 5 (311-319).

MATHIEU (A.), *Essai sur les indications séméiologiques qu'on peut tirer de la forme des écrits des épileptiques*, thèse de médecine de Lyon n° 498, 1890.

MESLEY (E.), *Étude graphologique sur les variations de l'écriture des aliénés*, thèse de médecine de Paris, n° 80, 1899.

PAILHAS (B.), Dessins et manifestations d'art chez deux aliénés circulaires. Contribution à l'étude des dispositions artistiques, et plus spécialement de leur intermittence dans la déséquilibration psychique et la folie, *Nouvelle iconographe de la Salpêtrière*, mars-avril 1908 (162-174).

PARCHAPPE (M.), Symptomatologie de la folie, *Annales médico-psychologiques*, 1850 (2-

54, 232-269).

PASTUREL (D^{r}), Dessins anatomiques et conceptions médicales d'un dément précoce, *Encéphale*, 1911 (358-360).

PEAT (N.), De la littérature des aliénés en Angleterre, *Revue contemporaine,* juin (750-774) et juillet (69-95), 1863.

RÉGIS (E.) (1), *Précis de psychiatrie*, Doin, 1906.

RÉGIS (E.) (2), Les aliénés peints par eux-mêmes, *Encéphale*, 1882 (184-198, 373-382, 547-564).

RÉGIS (E.) (3), Les aliénés peints par eux-mêmes, *Encéphale,* 1883 (642-655).

RÉGIS (E.) (4), Méthode graphique appliquée à l'étude de la folie à double entrée, *Encéphale*, 1884 (725).

ROGUES DE FURSAC (J.) (1), *Les écrits et les dessins dans les maladies mentales et nerveuses*, Masson, 1905.

ROGUES DE FURSAC (J.) (2), *Manuel de psychiatrie*, Alcan, 1903.

SÉGLAS (J.), *Les troubles du langage chez les aliénés*, Bibliothèque Charcot-Debove, 1892.

SÉRIEUX (P.) et CAPGRAS (J.), *Les folies raisonnantes,* Alcan, 1909.

SIMON (M.) (1), L'imagination dans la folie : étude sur les dessins, plans, descriptions et costumes des aliénés, *Annales médico-psychologiques,* 1876, 16 (358-390).

SIMON (M.) (2), Les écrits et les dessins d'aliénés, *Archives d'Anthropologie criminelle*, 1888, 3 (318-355).

SOLLIER (P.), *Psychologie de l'idiot et de l'imbécile*, Alcan, 1891 .

TAINE (H.), *De l'intelligence*, Hachette, 1878.

TARDIEU (A.), *Étude médico-légale sur la folie,* Baillière, 1872.

TRELAT (U.), *La folie lucide étudiée et considérée au point de vue de la famille et de la société*, Delahaye, 1861 (réédité Frénésie Éditions, 1988).

VINCHON (J.), Le catalogue de « l'*Enfer* de la Bibliothèque nationale », *Revue de psychiatrie*, 1913, 17, (155-158).

第2部

BAGENOW (M.), Guy de Maupassant et Dostoïevsky, *Archives d'anthropologie criminelle*, 1904 (1-39).

BAILLARGER (J.), *Recherches sur les maladies mentales*, 2 vol., Masson, 1890.

BALLET (G.), *Swedenborg. Histoire d'un visionnaire au XVIIIe siècle*, Masson, 1890.

BALZAC (H. de) (1), *La Peau de Chagrin* (1831), Éd. Fasquelle.〔バルザック『あら皮――欲望の哲学』小倉孝誠訳，「人間喜劇」セレクション，藤原書店，2000年〕

BALZAC (H. de) (2), *Louis Lambert* (1832), Éd. Fasquelle.〔バルザック『ルイ・ランベール』私市保彦訳，『神秘の書』，水声社，2013年〕

BALZAC (H. de) (3), *Séraphîta* (1835), Éd. Fasquelle.〔バルザック『セラフィタ』加藤尚宏・大須賀沙織訳，『神秘の書』，水声社，2013年〕

BALZAC (H. de) (4), *Correspondance générale*, Calmann-Lévy, 1877.

BARBIER (G.), *Étude médico-psychologique sur Gérard de Nerval,* thèse de médecine de Lyon, n° 30, 1907.

BARINE (A.) (1), *Essais de littérature pathologique* (I. Le vin : Hoffman. II. L'opium : Thomas de Quincey. III. L'alcool : Edgar Poe. IV. La folie : Gérard de Nerval), *Revue des deux mondes,* novembre 1895 à novembre 1897, articles repris dans *Névrosés*, Hachette, 1908.

BARINE (A.) (2), *Alfred de Musset,* Hachette, 1908.

BAUDIN (D^{r}), Charles Nodier médecin et malade, *Chronique médicale*, 1903 (165-173).

BERGSON (H.), *Le rire, essai sur la signification du comique*, Alcan, 1900.〔ベルクソン『笑い』林達夫訳，岩波文庫，1976年〕

BERVILLE (A.), Un prétendu suicide de J.-J. Rousseau, in *Questions d'histoire littéraire,* Maillet, 1868.

BIAUTÉ (D^{r}), *Étude médico-psychologique sur Shakespeare et ses œuvres, sur Hamlet en particulier*, Nantes, Vier, 1889.

BINET-SANGLÉ (C.) (1), L'anthropologie surnormale, *Chronique médicale*, 1898 (625-630, 657-662).

BINET-SANGLÉ (C.) (2), L'épilepsie chez G. Flaubert, *Chronique médicale*, 1900 (62-63, 641-650).

BJÖRNSON (B.), *Au-dessus des forces humaines,* Éd. La Revue blanche, 1901 (préface de TISSOT).

BOUGEAULT (A.), *Étude sur l'état mental de Jean-Jacques Rousseau et sa mort à Ermenonville*, Plon, 1883.

BOURGET (P.), Charles Baudelaire, in *Études de psychologie contemporaine,* Lemerre, 1883.

BRIERRE DE BOISMONT (A.) (1), *Des hallucinations ou histoire raisonnée des apparitions, des visions, des songes, de l'extase, du magnétisme et du somnambulisme,* Germer-Baillière, 1845.

BRIERRE DE BOISMONT (A.) (2), Études psychologiques sur les hommes célèbres. Lear folie maniaque, *Annales médico-psychologiques*, 1869 (1-19).

BRIERRE DE BOISMONT (A.) (3), Études psychologiques sur les hommes célèbres. Hamlet mélancolie, *Annales médico-psychologiques,* 1868 (329-345).

BROUSSAIS (F.-J.-V.), *De l'irritation et de la folie*, Delaunay, 1828.

BRUNETIÈRE (F.) (1), Voltaire et Rousseau, in *Études critiques sur la littérature française,* troisième série, Hachette, 1887.

BRUNETIÈRE (F.) (2), Charles Baudelaire, in *Questions de critique,* Calmann-Lévy, 1889.

BRUNETIÈRE (F.) (3), Symbolistes et décadents, in *Nouvelles questions de critique,* Calmann-

Lévy, 1890.

BRUNETIÈRE (F.) (4), La folie de J.-J. Rousseau, in *Études critiques sur l'histoire de la littérature française*, 4e série, 1894.

BURLAT (A.), *Le roman médical,* thèse de médecine de Montpellier, n° 42, 1898.

CABANÈS (A.) (1), *Le cabinet secret de l'histoire*, troisième série (J.-J. Rousseau), Albin Michel, 1897-1900.

CABANÈS (A.) (2), *Balzac ignoré*, A. Charles, 1899.

CABANÈS (A.) (3), Guy de Maupassant chez le docteur Blanche, *Chronique médical,* 1897, (682-686).

CABANÈS (A.) (4), Mégalomanie (?) de V. Hugo, *Chronique médicale,* 1902 (157-164).

CABANÈS (A.) (5), La psychiatrie dans le théâtre d'Ibsen, *Chronique médicale*, 1902 (181-185).

CABANÈS (A.) (6), Le sadisme chez Baudelaire, *Chronique médicale*, 1902 (725-735).

CABANÈS (A.) (7), La dipsomanie d'Alfred de Musset, *Chronique médicale,* 1906 (142-145).

CABANÈS (A.) (8), Les infirmités du génie, *Annales de psychiatrie et d'hypnologie,* 1894 (1-7).

CARRÈRE (B.), *Dégénérescence et dipsomanie d'Edgar Poe*, thèse de médecine de Toulouse, n° 759, 1907.

CHABANEIX (P.), *Le subconscient chez les artistes, les savants et les écrivains,* J.-B. Baillière & fils, 1897.

CHATELAIN (A.), *La folie de Rousseau*, Fischbacher, Neufchâtel, 1890.

COLOMBANI, J.-J. Rousseau, psychopathe urinaire, *Revue de psychiatrie,* 1901 (238-242).

COLONNA D'ISTRA, Les métamorphoses du génie dans la folie, *Revue philosophique,* 1889 (385-392).

CONSTANZA PASCAL (Dr), Les maladies mentales de R. Schumann, *Journal de psychologie normale et pathologique,* 1908.

CULLÈRE (A.) (1), *Les frontières de la folie,* Baillière, 1888.

CULLÈRE (A.) (2), L'œuvre de Balzac en regard de la psychologie morbide, *Chronique médicale*, 1899 (349-350).

DAQUIN (J.), *Philosophie de la folie* (1791), réédité Frénésie édition, 1987.

DELACROIX (R.), *Montaigne, malade et médecin*, thèse de médecine de Lyon, no 31, 1907.

DELASIAUVE (L.), A propos de « la mort de J.- J. Rousseau » par M. Dubois (d'Amiens), *Journal de médecine mentale,* 1866.

DELAUNAY (P.), Alcooliques et névrosés. E. Poe, *Journal de médecine de Paris*, 1897 (143-145, 154-156).

DEMELLE (A.), *La pathologie documentaire dans le roman,* thèse de médecine de Montpellier, no 1, 1908.

DEMERLIAC (M.), *Étude médico-psychologique sur Hoffmann,* thèse de médecine de Lyon, nº 5, 1908.

DESCHANEL (E.), *Physiologie des écrivains et des artistes*, Hachette, 1864.

DESPINE (P.), Le somnambulisme de Socrate, *Revue philosophique*, 1880 (323-326).

DESRUELLES (C.), *Relation de la maladie qui a tourmenté la vie et déterminé la mort de Jean-Jacques Rousseau*, Baillière, 1846.

DROMARD (G.), La poésie, le rêve, la folie, *Revue des idées*, vol. IV, 1907 (830-855).

DOUMIC (R.), Pathologie du romantisme, *Revue des deux mondes*, 15 avril 1907.

DUBOIS (F.), Recherches sur le genre de mort de J.- J. Rousseau, *Bulletin de l'Académie de médecine*, 1866.

DU CAMP (M.), Flaubert, in *Souvenirs littéraires*, Hachette, 1892.〔デュ・カン『文学的回想』戸田吉信訳，冨山房百科文庫，1980年〕

DUMAS (G.) (1), *Psychologie de deux messies positivistes Saint-Simon et Auguste Comte,* Alcan, 1905.

DUMAS (G.) (2), La folie d'Auguste Comte, *Revue de Paris*, 1897 (321-345).

DUMESNIL (R.), *Flaubert et la médecine*, thèse de médecine de Paris, n° 232, 1905.

EIFER (D^{r}), La poésie décadente, *Le Correspondant médical*, 31 mars 1897.

EYRIÈS (E.), *Les idées médicales dans le théâtre contemporain*, thèse de médecine de Montpellier, n° 34, 1904.

FATH (R.) (1), *De l'influence de la science sur la littérature française dans la seconde moitié du XIXe siècle*, Payot, Lausanne, 1901.

FATH (R.) (2), La méthode scientifique en littérature, *Chronique médicale,* 1902 (646-650).

FAUVEL (H.), Les maladies mentales et la littérature, *Chronique médicale*, 1904, (165-169).

FÉRÉ (C.) (1), *La pathologie des émotions*, Alcan, 1892.

FÉRÉ (C.) (2), *La famille névropathique. Théorie tératologique de l'hérédité et de la prédisposition morbide et de la dégénérescence*, Baillière, 1894.

FERRI (E.), *Les Criminels dans l'art et la littérature*, Alcan, 1897.

FERRIÈRES (G.), *Gérard de Nerval. La vie et l'œuvre*, Lemerre, 1906.

FIESSINGER (C.), Les races morales, *Médecine moderne*, 1899 (401-403, 481-482, 633-635).

FLEURY (M. de) (1), *Introduction à la médecine de l'esprit*, Alcan, 1897.

FLEURY (M. de) (2), La documentation du Dr Pascal, *Chronique médicale*, 1902 (600-652).

FLOURENS (P.), *De la Raison, du Génie et de la Folie,* Garnier, 1861.

FORTIN (D^{r}), Le subconscient chez Flaubert, *Chronique médicale*, 1901 (28-31).

FOVILLE (A.), Compte rendu de *La Psychologie morbide*, *Annales médico-psychologiques*, 1860 (151-162).

GÉLINEAU (J.-B.) (1), *Penseurs et savants. Leurs maladies. Leur hygiène*, Vigot, 1904.

GÉLINEAU (J.-B.) (2), Les épileptiques célèbres, *Chronique médicale,* 1900 (545-557, 670-672).

GÉNIES DE SIRGARD (P.-G.-P.-A.), *Quelques considérations sur les inventeurs*, thèse de Bordeaux, n° 83, 1903.

GEYER (R.) (1), *Étude médico-psychologique sur le théâtre d'Ibsen*, thèse de médecine de Paris, n° 159, 1902.

GEYER (R.) (2), La psychiatrie dans le théâtre japonais, *Nouvelle iconographie de la Salpêtrière*, 1902 (359).

GLEY (E.), *Études de psychologie physiologique et pathologique*, Alcan, 1903.

GONCOURT (E. et J.), *Madame Gervaisais*, Lacroix-Verboeckhoven, 1869.

GRASSET (J.) (1), *Demi-fous et demi-responsables*, Alcan, 1908.

GRASSET (J.) (2), *La supériorité intellectuelle et la névrose*, Montpellier, Coulet & fils, 1900.

GRASSET (J.) (3), L'alcoolisme insidieux et inconscient, in *Deux conférences sur l'alcoolisme*, Montpellier, Coulet & fils, 1903.

GRASSET (J.) (4), *Un demi-fou de génie : Auguste Comte déséquilibré constant et fou intermittent*, Montpellier, 1911 , Roumégons & Déhan.

GUERRIER (P.), *Étude médico-psychologique sur Thomas de Quincey*, thèse de médecine de Lyon, n° 50, 1907.

HAMON (A.) et GHIL (R.), Enquête sur l'état psychique des artistes et des scientistes, *Archives d'anthropologie criminelle*, 1896 (310-312).

HENNEQUIN (E.), Flaubert, in *Quelques écrivains français*, Perrin & Cie, 1890.

HILLEMAND (C.) et CABANÈS (A.), La folie d'Auguste Comte, *Chronique médicale*, 1897 (63).

HURET (J.), *Enquête sur l'évolution littéraire* (1891), Éditions Thot, Vanves, 1982.

JOLY (H.) (1), *Psychologie des grands hommes*, Hachette, 1891.

JOLY (H.) (2), La folie de J.- J. Rousseau, *Revue philosophique*, 1890 (42-67).

JOUBERT (M.), *La notion de l'hérédité dans les Rougon-Macquart. Contribution à l'étude de l'œuvre scientifique de Zola*, thèse de médecine de Bordeaux, n° 14, 1906.

LACASSAGNE (Z.), *La folie de Maupassant*, thèse de médecine de Toulouse, n° 261, 1907.

LAFONT (J.), *La médecine mentale dans les œuvres de Georges Courteline*, thèse de médecine de Paris, n° 263, 1909.

LALLEMAND (Pr), La maladie de Jean-Jacques Rousseau, in *Des pertes séminales involontaires*, t. II, 1828.

LASSERE (P.), *Le romantisme français*, Mercure de France, 1907.

LASTIC (D^r DE), *La pathologie mentale dans les œuvres de Gustave Flaubert*, thèse de médecine de Paris, 1906.

LAURENT (E.), *La poésie décadente devant la science psychiatrique*, Maloine, 1897.

LAUVRIÈRE (E.), *Edgar Poe. Sa vie et son œuvre. Étude de psychologie pathologique*, Alcan, 1904.

LEGRAND DU SAULLE (H.), *Les signes physiques des folies raisonnantes*, Delahaye, 1878.

LÉLUT (L.-F.) (1), *Le génie, la raison et la folie. Le démon de Socrate. Application de la science psychologique à l'histoire* (1836), Baillière, 1856 (2e éd. avec une importante préface).

LÉLUT (L.-F.) (2), *L'Amulette de Pascal pour servir à l'histoire des hallucinations*, Baillière, 1846.

LEMAITRE (J.) (1), *J.-J. Rousseau*, Calmann-Lévy, 1907.

LEMAITRE (J.) (2), M. Paul Verlaine et les poètes symbolistes et décadents (1888), in *Les Contemporains*, vol. IV, Lecène & Oudin, 1887-1896.

LEMOINE (A.) (1), *L'aliéné devant la philosophie*, Didier, 1862.

LEMOINE (A.) (2), *L'âme el le corps*, Didier, 1862.

LEURET (F.), *Fragments psychologiques sur la folie*, Crochard, 1834.

LOMBROSO (C) (1), *L'homme de génie* (1889), Schleicher Frères, 1903 (1re éd. franç. de 1896).〔ロンブロゾオ『天才論』辻潤訳，三陽堂書店，1916年〕

LOMBROSO (C) (2), *Les palimpsestes des prisons*, Masson, 1894.

LOYGUE (G.), *Étude médico-psychologique sur Dostoïevski. Considérations sur les états morbides liés au génie*, thèse de médecine de Lyon, n° 58, 1903.

LUCAS (P.), *Traité philosophique et physiologique de l'hérédité naturelle dans les états de santé et de maladie du système nerveux, avec l'application méthodique des lois de la procréation au traitement général des affections dont elle est le principe*, Baillière, 1847-1850.

MAGNAN (V.) et LEGRAIN (P.-M.), *Les dégénérés*, Rueff, 1895.

MARANDON DE MONTYEL (E.), La parenté du génie avec la névropathie, *La France médicale*, 23 avril 1897.

MARTIN (H.), Névrose et poésie, *Études*, 1898 (145-166, 338-360).

MARTINEAU (H.), *Le roman scientifique d'Émile Zola. La médecine et les Rougon-Macquart*, thèse de médecine de Paris, n° 231, 1907.

MAURRAS (C.), *Les Amants de Venise*, Fontenoing, 1902.〔モーラス『ヴェネチアの恋人たち』後藤敏雄訳，弥生選書，弥生書房，1972年〕

MERCIER (A.), Explication de la maladie de Rousseau et de l'influence qu'elle a eue sur son caractère et ses œuvres, *Annales de psychiatrie et d'hypnologie*, 1860, (10-24, 49-61, 79-87).

MICHAUT (P.) (1), La mort de Flaubert, *Chronique médicale*, 1900 (703-704).

MICHAUT (P.) (2), Un livre à écrire sur G. Flaubert, *Chronique médicale*, 1900 (771-776).

MICHAUT (P.) (3), Comment est mort Baudelaire, *Chronique médicale,* 1902 (28).

MICHAUT (P.) (4), Un dernier mot sur Baudelaire, *Chronique médicale*, 1903 (27).

MICHAUT (P.) (5), Une observation d'incompatibilité sexuelle (G. Sand), *Chronique médicale*, 1904 (426-429).

MICHELET (E.), Le théâtre pathologique, *Le correspondant médical,* 15 février 1902.

MOREAU (J.-J.) dit MOREAU DE TOURS (1), *Du haschich et de l'aliénation mentale,* Masson, 1845.

MOREAU (J.-J.) dit MOREAU DE TOURS (2), *La psychologie morbide dans ses rapports avec la philosophie de l'histoire*, Masson, 1859.

MOREAU (J.-J.) MOREAU DE TOURS (3), T*raité pratique de la folie névropatique (vulgo-hystérique)*, Germer-Baillière, 1869.

MOREAU (J.-J.) MOREAU DE TOURS (4), Réponse, *Union médicale,* 7 Juillet 1863.

MOREAU (J.-J.) MOREAU DE TOURS, Édgar Poe au point de vue morbide, *Annales médico-psychologiques*, 1894 (5-26).

MOREL (B.-A.) (1), *Traité des dégénérescences physiques, mentales et morales de l'espèce humaine*, Baillière, 1857.

MOREL (B.-A.) (2), *Traité des maladies mentales*, Masson, 1860.

MOREL (B.-A.) (4), *Swedenborg, sa vie, ses écrits, leurs influences sur son siècle, ou coup d'œil sur le délire religieux*, Rouen, A. Péron, 1859.

NASS (L.), Les types pathologiques dans Balzac, M. de Mortsauf, *Chronique médicale*, 1902 (757-762).

NORDAU (M. S.) (1), *Dégénérescence* (2 vol.), Alcan, 1894.

NORDAU (M. S.) (2), *Psychophysiologie du génie el du talent*, Alcan, 1897.

NORDAU (M. S.) (3), *Vus du dehors. Essai de critique scientifique et philosophique sur quelques auteurs français contemporains*, Alcan, 1903.

NORDAU (M. S.) (4), La prétendue originalité de M. Zola, *Chronique médicale*, 1902 (655-660).

ODINOT (R.), *Étude médico-psychologique sur Alfred de Musset*, thèse de médecine de Lyon, n° 13, 1906.

OGÉ (E.), *Quelques considérations sur les rapports de la littérature et de la médecine (Vulgarisation médicale)*, thèse de médecine de Paris, n° 26, 1904.

OSSIP-LOURIÉ (O.), *La psychologie des romanciers russes du XIXe siècle*, Alcan, 1905,

PETIT (G.), *Étude médico-psychologique sur E. Poe,* thèse de médecine de Lyon, n° 59, 1906.

POE (E.), *Histoires extraordinaires*, Lévy, 1856 (trad. et préface de C. Baudelaire).

POTIQUET (D^{r}), *Chateaubriand et l'hystérie*, Laisney, 1911.

QUINCEY (T. DE), *L'Anglais mangeur d'opium*, Le Moniteur du bibliophile, 1878. 〔ド・ク

インシー『阿片常用者の告白』野島秀勝訳，岩波文庫，2007年〕

RABAUD (E.), *Le génie et les théories de Lombroso*, Mercure de France, 1908.

RÉGIS (E.) (1), *Précis de psychiatrie*, Doin, 1906.

RÉGIS (E.) (2), *La médecine et le pessimisme contemporain*, Bordeaux, impr. Gounouilhon, 1898.

RÉGIS (E.) (3), Le personnage d'Hamlet et l'interprétation de Mme Sarah Bernhardt, *La Revue philomatique de Bordeaux et du Sud-Ouest*, octobre 1899.

RÉGIS (E.) (4), La neurasthénie de Jean-Jacques Rousseau, *La Revue philomatique de Bordeaux et du Sud-Ouest*, IIIe année, n° 7, 1900.

RÉGIS (E.) (5), Étude médicale sur Jean-Jacques Rousseau, *Chronique médicale*, 1900 (65-76, 132-140, 173-177, 194-206, 353-371).

RÉGIS (E.) (6), La folie dans l'art dramatique. Discours d'ouverture du XIIe Congrès des médecins aliénistes et neurologistes de France, *Congrès annuel de médecine mentale*, Grenoble, 1902.

REGNARD (A.), *Génie et folie, réfutation d'un paradoxe*, Doin, 1899.

RÉGNAULT (F.) (1), Les épileptiques célèbres, *Chronique médicale*, 1900 (606-607).

RÉGNAULT (F.) (2), L'épilepsie chez les hommes de génie, *Chronique médicale*, 1901 (31-32).

RENAN (E.), *La vie de Jésus*, Lévy, 1863 (repris in *Œuvres complètes*, t. IV, Calmann-Lévy, 1949).

RÉVEILLÉ-PARISE (J.-H.), *Physiologie el hygiène des hommes livrés aux travaux de l'esprit ou Recherches sur le physique et le moral, les habitudes, les maladies et le régime des gens de lettres, artistes, savants, hommes d'État, jurisconsultes, administrateurs, etc.*, Dentu, 1834.

RITTER (E.), *La famille et la jeunesse de J.-J. Rousseau*, Hachette, 1896.

ROUBINOVITCH (J.), *Hystérie mâle et dégénérescence*, J. Rueff & Cie, 1890.

SÉAILLES (G.), *Essai sur le génie dans l'art*, Germer-Baillière, 1883.

SÉGALEN (V.-J.-A.), *L'observation médicale chez les écrivains naturalistes*, thèse de médecine de Bordeaux, n° 60, 1902.

SIMON (M. P.) (1), *Swift : étude psychologique et littéraire*, Baillière, 1893.

SIMON (M. P.) (2), *Temps passé, journal sans date*, Battaille, 1896.

TARDIEU (E.), L'ennui, étude psychologique, *Revue philosophique*, 1900 (1-30, 144-175, 237-255).

TCHEKOFF (A.), Le Moine noir, *Revue de Paris*, août 1897.

TOULOUSE (E.) (1), *Enquête médico-psychologique sur les rapports de la supériorité intellectuelle avec la névropathie : Émile Zola*, Société d'éditions scientifiques, 1896.

TOULOUSE (E.) (2), Enquête médico-psychologique sur les rapports de la supériorité intellectuelle avec la névropathie, *Annales médico-psychologiques*, (séances du 25 janvier, 22 février, 29 mars 1897).

Toulouse (E.) (3), La névropathie de Zola, *Chronique médicale*, 1902 (664-672).
Tschisch (H.), Les criminels de Dostoïevski, *Congrès d'Anthropologie criminelle d'Amsterdam*, 1901.
Vialard (M.), *Essai médical sur Molière*, Imprimerie du Midi, Bordeaux, 1908.
Vigen (H.), *Le talent poétique chez les dégénérés*, thèse de médecine de Bordeaux, n° 110, 1904.
Villechauvaix (J.), *Cervantès, malade et médecin*, thèse de médecine de Paris, n° 62, 1888.
Viollis (J.) (1), Les dégénérés réclament justice, *Le correspondant médical*, 30 septembre 1897.
Viollis (J.) (2), La littérature pathologique (I), *Le Correspondant médical*, 15 décembre 1901.
Viollis (J.) (3), La littérature pathologique (II), *Le Correspondant médical*, 15 septembre 1902.
Voivenel (P.), *Littérature et folie. Étude anatomo-pathologique du génie littéraire*, Alcan, 1908.
Vurpas (C.) et Vaschide (N.), Qu'est-ce qu'un dégénéré ?, *Archives d'Anthropologie criminelle*, 1902 (478-509).
Wechniakoff (T.), *Savants, penseurs et artistes. Biologie et pathologie comparées*, Alcan, 1899.
Wulflang (M.), *Étude de la pathologie nerveuse et mentale chez les anciens Hébreux et dans la race juive*, thèse de médecine de Paris, 1907.
Zola (É.) (1), *L'œuvre* (1886), Éd. Fasquelle.〔ゾラ『制作』清水正和訳，岩波文庫，1999年〕
Zola (É.) (2), *Le docteur Pascal* (1893), Éd. Fasquelle.〔ゾラ『パルカル博士』小田光雄訳，「ルーゴン=マッカール叢書」第20巻，論創社，2005年〕
Zola (É.) (3), *Le roman expérimental* (1881), Éd. Fasquelle.〔ゾラ『実験小説論』古賀照一訳，『新潮世界文学』第21巻，新潮社，1970年〕

第3部と結論

Alkan (A.), *Berbiguier. Un halluciné et son livre*, L.-J. Synes, 1889.
Artaud (A.), *Œuvres complètes*, Gallimard.
Azam (E.), *Les toqués*, Alcan, 1891.
Baudelaire (C.) (1), *Correspondance générale*, Conard, 1947-1954.
Baudelaire (C.) (2), Biographie des excentriques (1850), in *Œuvres posthumes*, Mercure de France, 1908.
Bell (G.), *Gérard de Nerval*, V. Lecou, 1855.

BRETON (A.), *Œuvres complètes*, t. I et II, Bibliothèque de La Pléiade, Gallimard, 1988.

CEZANNE (P.), *Correspondance* (1858-1906), Grasset, 1978.

CHAMPFLEURY (J.-F.-F. HUSSON dit), *Les Excentriques*, Lévy Frères, 1852.

Le Conte fantastique (de Balzac à Pierre Louÿs), Éditions Gérard, Verviers, Belgique, 1973.

DELEPIERRE (O.), *Histoires littéraires des fous*, Trübner, Londres, 1860.

ÉLUARD (P.), *Œuvres complètes*, Gallimard, La Pléiade, 1968.

ESQUIROS (A.), *Paris, les institutions et les mœurs au XIXe siècle*, 2 vol., Comptoir des imprimeurs unis, 1847.

FRANCE (A), *Les fous dans la littérature* (1887), Le Castor Astral, 1993.

La France frénétique de 1830 (dir. J.-L. Steinmetz), Phébus, 1978.

FREUD (S.), *Un souvenir d'enfance de Léonard de Vinci* (1910), Gallimard, 1927.〔フロイト『レオナルド・ダ・ヴィンチの幼年期の想い出』甲田純生・高田珠樹訳，『フロイト全集』第11巻，岩波書店，2009年〕

GAUGUIN (P.) (1) *Lettres* (1873-1903), Grasset, 1946.

GAUGUIN (P.) (2), *Avant Après* (1903), G. Crès et Cie, 1923.

GAUTIER (T.) (1), La pipe d'opium, Onuphrius, in *Œuvres humoristiques*, Lecou, 1851.〔ゴーチエ「オニュフリユス、あるいはホフマン崇拝者のファンタスチックな焦燥」井村実名子訳，『若きフランスたち――諧謔小説集』，国書刊行会，1999年〕

GAUTIER (T.) (2), *Voyage en Italie*, Charpentier, 1875.

GAUTIER (T.) (3), *Les Grotesques*, Charpentier, 1882.

HOFFMANN (E.-T.-A.) (1), *Contes fantastiques*, Charpentier, 1878.

HOFFMANN (E.-T.-A.) (2), Kreisleriana, in *Les Romantiques allemands*, Gallimard, La Pléiade, 1976.

KANDINSKI (W.), *L'Almanach du Blaue Reiter* (1912), Klincksieck, 1981.〔カンディンスキー，フランツ・マルク編『青騎士』岡田素之・相澤正己訳，白水社，2007年〕

KLEE (P.), *Journal* (1898-1918), Grasset, 1959.〔クレー，W・ケルステン編『新版クレーの日記』高橋文子訳，みすず書房，2009年〕

LORRAIN (J.), *Monsieur de Phocas*, UGE, 1974.〔ロラン『フォカス氏』篠田知和基訳，妖精文庫30，月刊ペン社，1981年〕

MARIE (A.-A.), Le Musée de la folie, *Je sais tout*, 15 octobre 1905.

MAUPASSANT (G. de) (1), *Lettres d'un fou* (1885), Le Castor Astral, 1993.

MAUPASSANT (G. de) (2), *Un fou ?, Lui ?, Qui sait ?, Le Horla, Conte de Noël, Sur l'eau, La Folle*, in *Contes et Nouvelles*, Gallimard (1979-1985).

MÉRIMÉE (P.), *Lokis*, Éditions d'aujourd'hui, 1977.

MIRBEAU (O.), *Les vingt et un jours d'un neurasthénique*, Fasquelle, 1901.

MOREAU (P.) dit MOREAU DE TOURS (1), *Les Excentriques ou déséquilibrés du cerveau*, Société d'éditions scientifiques, 1894.

MOREAU (P.) dit MOREAU DE TOURS (2), La poésie chez les aliénés, *Annales de psychiatrie et d'hypnologie*, 1892 (p.72-80, 115-120).

NERVAL (G. de) (1), *Les Illuminés*, Lecou, 1852 in *Œuvres II*, Bibliothèque de La Pléiade, Gallimard, 1961.〔『幻視者――あるいは社会主義の先駆者たち』入澤康夫訳，『ネルヴァル全集』第4巻，筑摩書房，1999年〕

NERVAL (G. de) (2), *Correspondance*, in *Œuvres complètes* (3 vol.), Bibliothèque de la Pléiade, Gallimard, 1984, 1989, 1993.

NODIER (C.) (1), *Bibliographie des fous* (1835), Le Castor Astral, 1993.

NODIER (C.) (2), La Fée aux miettes, Jean-François les-bas-bleus, Une heure, *Œuvres complètes*, Slatkine Reprints, Genève, 1968.

PAILHAS (B.) (1), Projet de création d'un Musée réservé aux manifestations artistiques des aliénés, *Encéphale*, 1908 (426-427).

PAILHAS (B.) (2), De l'art primitif chez l'aliéné, *Encéphale,* 1908 (196-198).

PARANT (V.), *La raison dans la folie*, Doin, 1888.

PHILOMNESTE JUNIOR (pseudonyme de P.-G. BRUNET), *Les Fous littéraires*, Gay et Doucé, Bruxelles, 1880.

RÉGIS (E.) (1), Poésie et paralysie générale, *Encéphale*, 1906 (175-177).

RÉGIS (E.) (2), La poésie dans les maladies mentales, *Encéphale*, 1906 (262-281).

RÉGIS (E.) (3), Poésie et folie, *La Revue philomatique de Bordeaux et du Sud-Ouest,* 1906.

REGNARD (P.), *Les maladies épidémiques de l'esprit : sorcellerie, magnétisme, morphinisme, délire des grandeurs*, Plon-Nourrit, 1887.

RÉJA (M.) (pseudonyme de P.-G. MEUNIER) (1), *L'art chez les fous* (1907), réédité Z'Éditions, Nice, 1994.

RÉJA (M.) (pseudonyme de P.-G. MEUNIER) (2), L'art malade : Dessins de fous, *La Revue universelle,* 1901 (913-915 et 940-942).

ROLLINAT (M.), *Les Névroses*, Charpentier, 1883.

ROUY (H.), *Mémoires d'une aliénée*, Ollenddorff, 1883.

SENTOUX H. (1), *De la surexcitation des facultés intellectuelles dans la folie*, thèse de médecine de Paris, n° 13, 1867.

SENTOUX H. (2), *Figaro et Charenton. Les Fous journalistes, et les journalistes fous. Morceaux de prose et de poésie composés par des aliénés et recueillis par H. Sentoux,* Hurtau, 1867.

STRINDBERG (A.) (1), *Le plaidoyer d'un fou*, Langen et Nilsson, 1890.

STRINDBERG (A.) (2), *Inferno*, préface de M. Réja, Mercure de France, 1898.

TCHERPAKOFF (I.) (pseudonyme de LADRAGUE A.), *Les Fous littéraires*, Gautier, Moscou, 1883.

VAN GOGH (V.), *Lettres à son frère Théo* (1878-1889), Grasset, 1937.〔ゴッホ『ファン・ゴッホの手紙』二見史郎編訳・圀府寺司訳，みすず書房，2001年〕

＊現代の批評的著作

この書誌は網羅的なものではない．資料体《アルシーヴ》研究に際して，刺激と情報を与えてくれた読書時間の報告である。その点で，これは不十分にして，恣意的な書誌である．

ARTIÈRES (P.), *Clinique de l'écriture, une histoire du regard médical sur l'écriture ordinaire*, thèse de doctorat, Université Paris VII, 1996, ex. dactyl.

AUBAT (A.), *Les Frénétiques*, thèse de médecine, Paris, 1986.

BECKER (G.), *The Mad Genius Controversy,* Beverly Hills, Calofomia, 1978.

BERCHERIE (P.), *Les fondements de la clinique* (2 vol.), Éditions universitaires, 1991.

BLAVIER (A.), *Les Fous littéraires*, Veyrier, 1982.

BONNET (M.), *André Breton : naissance de l'aventure surréaliste*, Corti, 1975.

BRENOT (P.), *Le génie et la folie*, Plon, 1997.

COLLÉE (M.) ET QUETEL (C.), *Histoire des maladies mentales*, PUF, coll. « Que sais-je ? », n° 2345, 1987.

DIDI-HUBERMANN (G.), *L'invention de l'hystérie*, Macula, 1983.〔ディディ=ユベルマン『ヒステリーの発明――シャルコーとサルペトリエール写真図像集』上下，谷川多佳子・和田ゆりえ訳，みすず書房，2014年〕

DOWBIGGIN (I.), *La folie héréditaire*, EPEL, 1993.

ELLENBERGER (H.), *La découverte de l'inconscient*, SIMEP, Lyon, 1974.

FOUCAULT (M.), *Histoire de la folie à l'âge classique*, Plon, 1961.〔フーコー『狂気の歴史――古典主義時代における』田村俶訳，1975年〕

FOUCAULT (M.), *Dits et écrits* (4 vol.), Gallimard, 1994.〔蓮實重彥・渡辺守章監修，小林康夫・石田英敬・松浦寿輝編『ミシェル・フーコー思考集成』全10巻，筑摩書房，1998～2002年〕

GAUCHET (M.), *L'inconscient cérébral,* Le Seuil, 1992.

GOLDSTEIN (J.), *Console and clasify*, Columbia, 1987.

HULAK (F.) (dir.), *La Mesure des Irréguliers*, Z'Éditions, Nice, 1990.

HULAK (F.) (dir.), *Folie et psychanalyse dans l'expérience surréaliste*, Z'Éditions, Nice, 1992.

HULAK (F.), *La Nudité de l'art, préface à L'art chez les fous*, Z'Éditions, Nice, 1994.

JASPERS (K.), *Strindberg et Van Gogh* (1922), Minuit, 1953.〔ヤスパース『ストリンドベルクとファン・ゴッホ』村上仁訳，みすず書房，1959年〕

LACAN (J.), *De la psychose paranoïaque en rapport avec la personnalité*, Le Seuil, 1975.〔ラカン『人格との関係からみたパラノイア性精神病』宮本忠雄・関忠盛訳，朝日出版社，1987年〕

LANTÉRI-LAURA (G.), *Histoire de la phrénologie,* PUF, 1970.

LEHEL (F.), *Notre art dément : quatre études sur l'art pathologique*, Jonquières, 1926.

LETHÈVE (J.), *Impressionnistes et symbolistes devant la presse*, A. Colin, 1959.

LECHNER (J.), *Berbiguier de la Terre Neuve du Thym*, thèse de médecine, Strasbourg, 1983.
LE YAOUANC (M.), *Nosographie de l'humanité balzacienne*, Maloine, 1959.
MOREL (P.), *Dictionnaire biographique de la psychiatrie,* Synthélabo, 1996.
OURY (J.), *Création et schizophrénie*, Galilée, 1989.
PÉLICIER (Y.), *Histoire de la psychiatrie*, PUF, coll. « Que sais-je ? », n° 1428, 1979.
PICHOT (P.), *Un siècle de psychiatrie*, Synthélabo, 1996.
PIGEAUD (J.), Le génie et la folie : Étude sur la « Psychologie morbide… » de J. Moreau de Tours, *Littérature Médecine et Société*, n° 6 (p. 1-28).
PONNAU (G.), *La folie dans la littérature fantastique*, CNRS, Toulouse, 1987.
POSTEL (J.) (dir.), *Nouvelle histoire de la psychiatrie*, Privat, Toulouse, 1983.
POSTEL (J.) (dir.), *Dictionnaire de psychiatrie et de psychopathologie clinique,* Larousse, 1993.
POSTEL (J.), *La psychiatrie*, Larousse, coll. « Textes essentiels », 1994.
POSTEL (J.) (dir.), colloque « Art et folie », *Littérature, Médecine et Société*, n ° 6.
PRINZHORN (H.), *Expressions de la folie*, Gallimard, 1984.
SAINT-MARTIN (P. de), *Élaboration du portrait médico-psychologique de l'écrivain en France de 1860 à 1900,* thèse d'histoire, Université Paris VII, 1986.
SANGSUE (D.), *Le Récit excentrique*, Corti, 1987.
STEINMETZ (J.-L.), *La littérature fantastique*, PUF, coll. « Que sais-je ? », n° 907, 1990.
STEINMETZ (J.-L.), Jeune-France, bousingots, marginaux, in *Histoire littéraire de la France*, t. VIII, Éditions Sociales, 1977.
SWAIN (G.), *Le sujet de la folie*, Privat, Toulouse, 1977.
THÉVOZ (M.), *L'Art brut,* Skira, 1975.
THÉVOZ (M.), *Le langage de la rupture*, PUF, 1978.
THÉVOZ (M.), *Écrits bruts*, PUF, 1979.
THÊVOZ (M.), *Art brut, psychose et médiumnité*, La Différence, 1990.
VINCHON (J.), *L'art et la folie*. Stock, 1924 (2e éd. en 1950).
VOLMAT (R.), *L'art psychopathologique*, PUF, 1953.
WEISS (E.), *Peindre le fou et sa folie. Les Portraits d'aliénés de Th. Géricault*, thèse de médecine, Paris, 1977.
WILL-LEVAILLANT (F.) (1), L'analyse des dessins d'aliénés et de médiums en France avant le Surréalisme, *Revue de l'art*, 1980, 50, (24-39).
WILL-LEVAILLANT (F.) (2), Signes de l'automatisme graphique : Psychopathologie ou Surréalisme ?, *Psychologie médicale,* 1981, vol. 13, n° 9, (1421-1427).
YVOREL (J.-J.), *Les poisons de l'esprit*, Quai Voltaire, 1990.